口をまもる 生命をまもる

改訂
第3版

基礎から学ぶ 口腔ケア

JN013605

監修

菊谷 武

日本歯科大学 教授
日本歯科大学口腔リハビリテーション多摩クリニック 院長

Gakken

●**監修**

菊谷　　武　日本歯科大学 教授
　　　　　　日本歯科大学口腔リハビリテーション多摩クリニック 院長

●**著者**（執筆順）

菊谷　　武　（前掲）
吉田　光由　広島大学大学院医系科学研究科先端歯科補綴学 准教授
田村　文誉　日本歯科大学 教授
　　　　　　日本歯科大学口腔リハビリテーション多摩クリニック 科長
渡邊　　裕　北海道大学大学院歯学研究院口腔健康科学分野 准教授
阪口　英夫　医療法人永寿会陸北病院 副院長
母家　正明　母家歯科医院 院長
菅　　武雄　鶴見大学歯学部高齢者歯科学講座 講師
蔵本　千夏　医療法人静和会浅井病院歯科診療部
岸本　裕充　兵庫医科大学歯科口腔外科学講座 主任教授
田中　　彰　日本歯科大学新潟生命歯学部口腔外科学講座 教授
田中　法子　日本デンタルスタッフ学院 学院長 / 歯科衛生士
有友たかね　日本歯科大学口腔リハビリテーション多摩クリニック 歯科衛生士

編集担当：海辺雛子，黒田周作
編集協力：重森 献
カバー・表紙・本文デザイン・DTP：下村成子
本文イラスト：（株）メタ・コーポレーション・ジャパン，渡辺富一郎，青木隆

口をまもる 生命をまもる

　口腔ケアの必要性が謳われて久しい.

　「世界で最も口腔ケアの研究が進んでいるところはどこか」と問われれば,「わが日本」と答える人は多いだろう. そのきっかけは 1999 年, 米山武義先生によってランセットに "Oral care and pneumonia" という論文が掲載され, 口腔ケアに科学的根拠が与えられたことに端を発する. 論文は介護現場による成果を報告するものであったが, 介護現場にとどまらず, 医療現場においても注目を集め, 現場で実践する多くの歯科, 看護, 介護関係者に勇気を与えた. この論文を根拠に, 介護保険においては, 介護予防のサービスに位置づけられ, さらに, 介護保険施設における口腔機能維持管理に対する加算という, 施設での口腔ケアの実践を促進する制度が創設された. 医療機関においても, NST（栄養支援チーム）や病棟ケアの必須項目として口腔ケアが実践されるようになった.

　さらに近年, がん患者の周術期や放射線療法, 化学療法患者に対する口腔ケアの取り組みも, その目的が, 術後に合併する肺炎の予防にとどまらず, 口内炎を緩和し, 患者の療養を支える支持療法としても注目されている. また, 手術によっては術後感染予防によって, その成功そのものにも影響をあたえるケアとして注目されるようになった.

　このように口腔ケアへの期待が高まるなか, 口腔ケアに対する標準化が求められている. 狭義の口腔ケアの目的が口腔内に存在する細菌の除去とするならば, その目標は口腔内細菌をやみくもに少なくすることではない. なぜなら, もし細菌数を少なくすることができたとしても, 口腔は常に睡液で湿潤され, 食事によってもたらされる十分なる栄養源があるため, 細菌にとってきわめて生息環境として恵まれている場であり, 数時間でその数を復元するからである. 口腔ケアはどこまですればいいのか？ 残念ながら本書も, それに十分に答えているとはいえないかもしれない. しかし, 最新の知見を含んだよい指南書といえるだろう.

　「口腔ケアの実践が最も進んでいる国はどこか」と言われたとき, 自信をもって「日本」と答えられる. そんな現場でありたいと願っている.

　2021 年 2 月

菊谷 武

日本歯科大学 教授

日本歯科大学口腔リハビリテーション多摩クリニック 院長

CONTENTS

第1章 口腔ケアの必要性

1	口腔ケアの基礎知識	菊谷 武	2

第2章 顔面・下顎，口腔の基礎知識

1	顔面・下顎の解剖と機能	吉田 光由	20
2	口腔の解剖と機能	吉田 光由	26

第3章 口腔ケアの基本技術

1	物品編	田村 文誉	38
2	方法編	田村 文誉	46

第4章 さまざまな患者へのケア

1	摂食嚥下障害のある患者の口腔ケア	菊谷 武，田村 文誉	56
2	意識障害のある患者の口腔ケア	渡邊 裕	62
3	人工呼吸器装着患者の口腔ケア	渡邊 裕	71
4	口腔麻痺のある患者の口腔ケア	菊谷 武	81
5	認知症がある患者の口腔ケア	阪口 英夫	91
6	神経難病がある患者の口腔ケア	阪口 英夫	100
7	重症心身障害のある患者の口腔ケア	田村 文誉	107
8	口腔ケアを拒否する患者への対応	渡邊 裕	114
9	頭頸部がん患者の口腔ケア	母家 正明	122

10 開口障害のある患者の口腔ケア 　　　　　　　　阪口 英夫 　　136

11 口内炎のある患者の口腔管理 　　　　　　　　　　菅 武雄 　　143

12 歯肉出血，出血傾向のある患者の口腔管理 　　　　菅 武雄 　　148

13 口腔乾燥がある患者の口腔管理 　　　　　　　　　菅 武雄 　　153

14 糖尿病と口腔ケア 　　　　　　　　　　　　　　　蔵本 千夏 　　163

15 妊婦と口腔ケア 　　　　　　　　　　　　　　　　蔵本 千夏 　　170

16 歯科医師に紹介すべき口腔粘膜疾患 　　　　　　　渡邊 裕 　　177

17 がん患者に対する周術期の口腔ケア・オーラルマネジメント 　岸本 裕充 　　186

18 災害被災地における口腔ケア 　　　　　　　　　　田中 彰 　　202

19 訪問診療における口腔ケア 　　　　　　　　　　　菊谷 武 　　213

20 COVID-19 における歯科口腔ケア 　　　　　　　渡邊 裕 　　218

Column

チームアプローチと口腔ケア 　　　　　　　　　　田村 文誉 　　18

食品を活用した口腔ケア 　　　　　　　　　　　　田村 文誉 　　45

キシリトール（ガム，タブレット）の利用 　　　　田村 文誉 　　53

重度の嚥下障害が回復した例 　　　　　　田村 文誉，田中 法子 　　54

急性期医療における気道感染予防 　　　　　　　　渡邊 裕 　　80

ケアスタッフの感染予防 　　　　　　　　　　　　菅 武雄 　　152

口腔乾燥と口腔乾燥症 　　　　　　　　　　　　　菅 武雄 　　159

保湿からはじまる口腔ケア──口腔ケア用湿潤剤 　菅 武雄 　　160

低出生体重児と妊婦の歯周病との関連性 　　　　　蔵本 千夏 　　176

院内における口腔ケア教育 　　　　　　　　　　　有友 たかね 　　199

index 　　　　　　　　　　　　　　　　　　　　　　　　　228

本書の構成

第1章では口腔ケアの必要性を解説しています．

第2章では口腔ケアに必要な解剖と機能を解説しています．

第3章では口腔ケアに必要な物品と基本技術を解説しています．

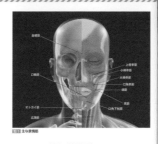

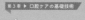

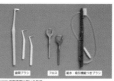

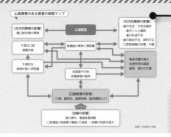

●病態マップ
各疾患や障害の誘因・原因，病態が口腔におよぼす影響や，口腔との関係が，一目でわかるように整理しています．

第4章は疾患別，障害別の口腔ケアについてまとめてあるので，さまざまな患者に適した口腔ケアを学ぶことができます．

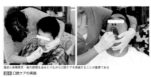

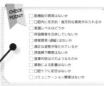

CHECK POINT　口腔ケアを行うにあたり，アセスメントすべきポイントや注意すべきポイントを，簡潔に箇条書きにして示しています．

第 1 章

口腔ケアの必要性

1 口腔ケアの基礎知識

1 口腔ケアの基礎知識

はじめに

　フローレンス・ナイチンゲール（Florence Nightingale）とともにその名を知られている看護教育の指導者であるヴァージニア・ヘンダーソン（Virginia Henderson）が，1960年，著書『看護の基本となるもの』のなかの冒頭ともいうべき章「看護婦の独自の機能，すなわち基本的看護ケア」において，「歯を磨くこともごく簡単なことであると多くの人は思っているが（実際には口腔衛生について十分知っている人はほとんどいない），意識を失っている人の口腔を清潔に保つのは非常にむずかしくまた危険な仕事であり，よほど熟練した看護婦でないと有効にしかも安全に実施できない．実際，患者の口腔内の状態は看護ケアの質を最もよく表すもののひとつである」[1]と記し，口腔という敏感で人間の尊厳にかかわる器官のケアの難しさと重要性を述べている．

　近年，口腔ケア（oral health care）は，う蝕や歯周病など歯科疾患の予防を目的としたものから，口腔のもつあらゆるはたらき（摂食，咀しゃく，嚥下，構音，審美性，顔貌の形成）を健全に維持するものとして発展し，人間の生活の基礎をサポートするものとして実践されている．また，その効果は口腔のみにとどまらず，呼吸器をはじめ，さまざまな感染症の予防に及ぶことが知られるようになってから，加速度的に認知されてきた．

なぜ口腔ケアが必要なのか

　口腔は，食物を摂取するはたらきだけでなく，発音や呼吸という大切な役割を担っている．生物として生命を永らえる意味においても，人間として質の高い生活をおくるうえにおいても，口腔は，非常に重要な器官といえる．

1 口腔と全身疾患の関連

　口腔は，温度，湿度，栄養などあらゆる点において，微生物が繁殖しやすい条件がそろっていることから，呼吸器感染症をはじめ，全身の疾患の発症と密接に関連している．したがって，口腔機能を向上させる口腔ケアは，生活の質

を維持するだけでなく，種々の疾患の予防や介護予防にとっても必要不可欠となる．

　最近では，口腔機能の低下による口腔内細菌の増殖と誤嚥性肺炎の関係が指摘されている（**図1**）．また，口腔内細菌と糖尿病，心疾患との関係が明らかにされ，口腔ケアがこれらの疾患の予防につながる可能性も示唆されている．

2 口腔の自浄作用

　口腔内には，唾液の分泌，摂取した食物の咀しゃくや嚥下に伴う舌・口腔周囲の筋の動きなどによる自浄作用，すなわち，自らきれいになろうとするメカニズムが存在する．これは，生物学的清掃作用ともいうべきものである．この作用は，さまざまな疾患の発症や治療過程に伴う食物の経口摂取禁止や口腔内に及ぶ麻痺などによって，著しく低下する．とくに，経口摂取を行っていない場合やほとんど噛むことを必要としないペースト食などの食物を摂取している場合は，口の動きが制限される．

　また，唾液分泌量も少なくなると，この自浄作用による清掃効果がほとんど期待できなくなる．その結果，口腔内の汚れは悪化し，細菌数が増加（いわゆる悪玉菌の増加）するようになる．

3 口腔清掃の自立度

　要介護高齢者においては，口腔清掃の自立度に関する3つの構成要素（歯磨き：brushing，義歯着脱：denture wearing，うがい：mouth rinsing）[2] が低下したとき，口腔環境は一気に悪化し，療養が長引くとその影響ははかりしれない．口腔における自浄作用が低下し，口腔清掃の自立度が低下したとき，看護・介護による何らかの適切な対応が行われないかぎり，楽しい食事の入り口である口腔が悪の入り口と化してしまうことになりかねない．

4 8020運動
はちまるにいまる

　清掃面を重視した口腔ケアは，歯科疾患の予防や口腔を病巣とする疾患の予防に不可欠である．厚生労働省と日本歯科医師会では8020運動を展開し，80歳になっても自分の歯を20歯維持しようと訴えている．これは，十分な咀しゃく機能を維持することで，健康を維持していくことが目標となっている．口腔ケアの習慣化は，歯を失う原因の2大疾患であるう蝕や歯周病の進行の抑制や予防に欠かせない重要な要素である．

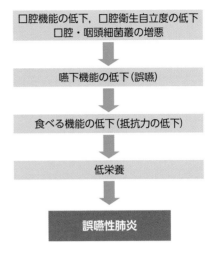

口腔機能の低下，口腔衛生自立度の低下
口腔・咽頭細菌叢の増悪

↓

嚥下機能の低下（誤嚥）

↓

食べる機能の低下（抵抗力の低下）

↓

低栄養

↓

誤嚥性肺炎

図1　口腔機能の低下と誤嚥性肺炎

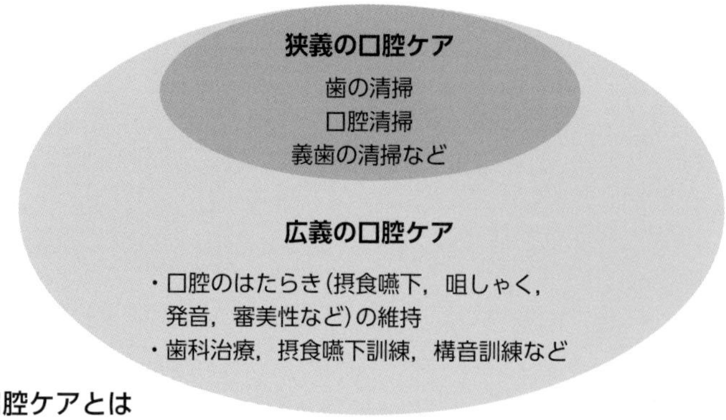

狭義の口腔ケア
歯の清掃
口腔清掃
義歯の清掃など

広義の口腔ケア

・口腔のはたらき（摂食嚥下，咀しゃく，発音，審美性など）の維持
・歯科治療，摂食嚥下訓練，構音訓練など

図2 口腔ケアとは

表1 口腔ケアの目的

- う蝕や歯周病を予防する
- 口腔疾患（口内炎，舌炎，カンジダ症など）を予防する
- 口臭を取り除き，不快感をなくす
- 誤嚥性肺炎（嚥下性肺炎）を予防する
- 全身的な感染症（病巣感染）を予防する
- 気分を爽快にし，食欲を増進する
- 口唇，舌，頬，咽頭の刺激やマッサージによって，摂食嚥下訓練の一助となる
- 発音，構音に関与する口唇，舌，軟口蓋のリハビリテーションとなる
- 唾液の分泌を促進し，自浄作用を促し，口腔の乾燥を防ぐ
- 味覚を保つ
- 健康的な口もとは，対人関係をスムーズにする
- 日常生活にメリハリをつける
- 敏感な口腔を刺激することによって，全身の緊張をほぐす
- 歯磨きによる上肢，手指のリハビリテーションを促す

（米山武義，菊谷武：口腔ケア．一番ヶ瀬康子監：介護技術．リーディングス介護福祉学15．p.105，建帛社，2005一部改変）

口腔ケアの定義

　口腔ケアという言葉には，広義と狭義の意味がある．広義には，口腔のもつあらゆるはたらき（咀しゃく，嚥下，発音，呼吸など）のケアを意味する．狭義では，口腔衛生の維持・向上を主眼におく一連の口腔清掃を中心とした口腔ケアを指す（**図2**）．

　口腔ケアは，単に食物残渣を除去して口の中をきれいにしたり，習慣的に行われている歯磨きを少し援助したりするとものとは違い，微生物による感染予防を念頭においたものでなければならない．さらに，介護予防における口腔ケアにおいては，リハビリテーションの観点からも口腔機能の増進・賦活化を目的とした，口腔機能の向上に重点をおくことになる（**表1**）．

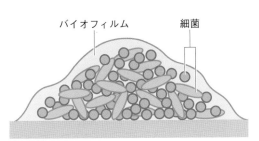

バイオフィルム　　　細菌

a：細菌を覆うバイオフィルム

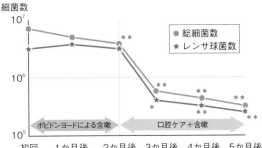

b：バイオフィルムの破壊に抗菌薬や消毒薬は無効である
　　ことが多い（＊p＜0.05，＊＊p＜0.01）

（石川昭ほか：口腔ケアによる咽頭細菌数の変動．厚生省平成10年度老人保健強化推進特別事業．社会福祉施設等入所者口腔内状態改善研究モデル事業報告書）

図3 バイオフィルム

口腔ケアの基本

1 バイオフィルムの形成

「歯周病にならない抗菌薬は？」「口腔ケアに有効な消毒薬は？」との質問を受けることがしばしばあるが，いつも「特効薬といえるものはありません」と答えざるを得ない．なぜ，口腔内細菌には薬物が有効に作用しないのであろうか．

歯や義歯などに存在する細菌は多糖体に覆われ，強固な力で付着する「バイオフィルム（biofilm）」といわれる状態で存在する．

バイオフィルムはその名のとおり，生物（細菌）を包むフィルムであり，細菌が自ら産生する菌体外多糖体によって形成される（**図3a**）．このフィルムのはたらきによって，さまざまな免疫細胞や抗菌物質による効果は無力と化す．バイオフィルムは舌の上にも付着し舌苔を形成する．

2 バイオフィルムの破壊

バイオフィルムは台所の流しや排水管に付着するヌルヌルした汚れと同様，薬を流しただけでは除去は不可能である．これらを除去するには，バイオフィルムを直接破壊するこすり洗いが重要である．

また，硬組織である歯は粘膜と異なり，身体の内側より唾液の分泌や血液を介する免疫細胞や抗菌物質の供給が期待できない．義歯も同様で，これらの生体防御メカニズムがはたらきにくい部位といえる．さらに，口腔内は，数多く存在する歯，舌，狭い口腔前庭部などによって複雑さを増す．歯や義歯などはバイオフィルムが形成されやすく，歯ブラシなどでていねいにくまなく清掃し

表2 要介護高齢者の日常生活における関心事（施設で楽しいこと）

施設区分	1位		2位		3位	
特別養護老人ホーム入居者（773名）	食事	44.8%	行事参加	28.0%	家族訪問	25.3%
老人保健施設入居者（1,324名）	食事	48.4%	家族訪問	40.0%	行事参加	35.2%
老人病院入院患者（362名）	食事	40.0%	家族訪問	39.4%	テレビ	28.3%
療養型病院入院患者（50名）	食事	55.1%	家族訪問	55.1%	テレビ	30.0%

複数回答可 文献3）をもとに作成

なければ，バイオフィルムを十分に破壊できない．

　口腔ケアの研究においては，物理的清掃（機械的清掃）を中心とした口腔ケアによって咽頭部の細菌が減少することが示されているが，ポビドンヨード（イソジン）などの含嗽のみのケアでは，十分な効果が認められないことが報告されている（**図3b**）．

口腔ケアの重要性

1 食行動の変化

　要介護高齢者の日常生活における楽しみの1位は，介護の軽度・重度にかかわらず，食事との報告がある[3]．食事がいかに重要かがうかがわれる結果である．食事への支援は高齢者の自立支援に必要で，かつ高齢者のQOLを支えるうえでも非常に重要な援助といえる（**表2**）．

　高齢者の食行動を生理的・機能的な面から考えてみたい．8020運動が認知された現在においても，高齢者では，う蝕や歯周病のために多数歯を喪失し，咀しゃく機能が減退している場合が少なくない．そうなると，しだいに軟らかい食品を好むようになり，また，口腔乾燥のため，パサパサした食品が敬遠される．さらに，味覚が減退するために味の濃い食品を摂りがちになる．

　これらの食行動の変化は，栄養の偏りや低栄養につながる場合があることから，口腔ケアを通じて口腔の健康維持をはかり，良好な栄養状態を保つことが重要になる．

2 脳への刺激

　高齢者に対する研究で，十分な口腔ケアを行ったグループは，認知機能の低下予防につながるという研究結果を**図4**に示した．

　脳の運動野において，顔，とりわけ口が大きな位置を占めているのは，大脳皮質における機能局在を示す"ペンフィールドの図"（**図5**）で明らかである．

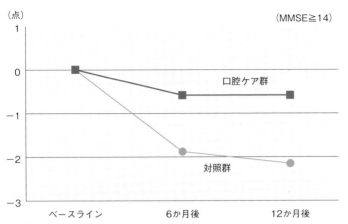

（点） 　　　　　　　　　　　　　　　　　　　（MMSE≧14）

口腔ケアを行った介入群は，口腔ケアを行わなかった非介入群に比べて，認知機能の低下が抑えられた
MMSE：簡易知能検査（mini mental state examination）

（Kikutani T, et al.：Effect of oral care on cognitive function in patients with dementia, Geriatr Gerontol Int, 10：327-328, 2010）

図4 認知機能と口腔機能との関係

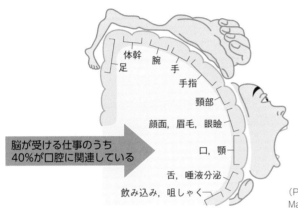

脳が受ける仕事のうち40％が口腔に関連している

（Penfield W, et al.：The cerebral cortex of man. Macmillan, p.248, 1950）

図5 脳の運動野の構成

口腔ケアで加えられた刺激が，口腔内の感覚器を経て脳神経から脳に伝わり，認知機能に影響を与えると考えられる．

3 クリティカルケアと口腔ケア

　急性期の患者に対するクリティカルケアの現場では，感染管理の点から口腔ケアは重要である．

　クリティカルケアを必要とする患者の病態は多岐にわたり，嚥下障害や安静臥床による呼吸筋の筋力低下によって，呼吸器感染症を引き起こしやすいといわれる．

　また，原疾患発症直後は栄養摂取方法が変化するために，栄養状態が悪化し，感染症を引き起こす可能性も大きい．合併症の軽減や患者のQOL向上を目的として，栄養サポートチーム（NST）による口腔ケアが実施される医療機関も増えつつある[4]．

NST
nutrition support team
栄養サポートチーム

表3 一般病棟患者とクリティカルケアを必要とする患者の違い

	一般病棟患者	クリティカルケアを必要とする患者
疾患	各科で疾患が限定	疾患が多岐にわたる
基礎疾患	把握しやすい	把握しにくい
疾病に対する治療の緊急度	低い	高い
患者の病態	ほぼ安定	急変が多い
易感染性	低い	高い
栄養療法	ほぼ確立している	確立されておらず，試行錯誤が多い
入院時の栄養状態	おおむね良好なことが多い	不良あるいは不明
栄養学的パラメーター	血清アルブミン値をパラメーターとして用いやすい	血清アルブミン値が栄養状態を反映しない
栄養療法の開始時期と変更	原疾患の治療前から可能，変更が少ない	原疾患の治療が先んじられ，変更が多い
中心静脈カテーテル	少ない	多い

(疋田茂樹ほか：クリティカルケアにおけるNSTの重要性. ICUとCCU, 30(9)：642, 2006一部改変)

　一般病棟患者とクリティカルケアを必要とする患者とでは，異なるいくつかの特徴がみられる（**表3**）．したがって，口腔ケアを実施する際にも，十分な全身管理を行い，全身状態の安定に注意する必要がある．

　クリティカルケアにおける口腔ケアの目的の1つに，前述した脳への刺激により，意識レベル改善の期待があげられる．口腔ケアの際には患者の安全性を考慮し，全身の安全管理を行えるように他職種とチームを組んで実施する．

疾患との関連

1 う蝕

　近年，う蝕は減少傾向にあり，とくに小児のう蝕は激減してきている．しかし，障害児においては，多数歯う蝕の問題は改善しているとはいいがたい状況である．

　2016（平成28）年度に厚生労働省が行った歯科疾患実態調査では，80〜84歳の平均残存歯数が，前回の調査（2011〈平成23〉年）では12.2歯であったのに対し，15.3歯と増加を示し，80歳で20歯を維持する人の割合（8020達成者）は，51.2％（前回38.3％）と報告され[5]，着実に高齢者の喪失歯は減少傾向にあるとはいえ，まだ多くの歯が失われているのが現状である．

　歯を喪失する原因のほとんどが，う蝕と歯周病であることから，これらの対策が重要になる．

う蝕とは，歯が口腔常在細菌の感染を受け，限局的かつ進行性に破壊されて生じる疾患である．歯の表層にあるエナメル質表面へ細菌の付着を許す環境，酸を産生する細菌の存在，細菌の栄養となる単糖類の存在が，う蝕の三大因子といわれている[6]．

う蝕の原因菌として，1960年代後半からミュータンスレンサ球菌（mutans streptococci［ストレプトコッカス・ミュータンス，*Streptococcus mutans*]）が重要視されている[6]．

一般にう蝕に罹りやすい歯面は，歯間部や咬合面の溝だが，運動障害や麻痺があると，口腔の自浄作用がはたらかなくなることから，特定の部位にう蝕が多発する．また，摂食嚥下障害があると，摂取している食形態がペースト食などのように粘稠性であることが多いため，口腔内に長時間停滞し，口腔環境が不良となりがちである．

さらに，高齢者においては，歯肉が退縮しやすくなることから，根面う蝕が増加する．そして，う蝕による歯冠部の崩壊，一度処置した歯の二次的なう蝕によって，残根状態の歯も多発する．高齢者のう蝕には，このような特徴があるため，根面う蝕や残根への対応が必要となる．

2 歯周病

歯を喪失する大きな原因の1つに歯周病がある．歯周病は，成人の90％が罹患しているとされる疾患で，口腔細菌によって，歯周組織（歯肉，歯根膜，歯槽骨，セメント質）を破壊する．

歯周病を引き起こす主な細菌は，歯肉縁下（歯周ポケットの中）の歯垢（プラーク）に生息している偏性嫌気性菌が75％を占める[7]．

歯周病は種々のリスクファクターがあるが，予防法は，ブラッシングで歯垢を除去するプラークコントロールである．

歯が多く残っている人は，生命予後がよいという研究が数多くある[8]．このことから，う蝕と歯周病を予防するための口腔ケアは，生命予後を左右するうえでも重要な位置づけであるといえる．

3 誤嚥性肺炎

肺炎発症のメカニズム

日本人の主な死因は，周知のとおり第1位が「がん（悪性新生物）」，「心臓病」，「老衰」と続く．そして，5位と6位に「肺炎および誤嚥性肺炎」が続く．

高齢者では年齢が高くなると男女ともに肺炎が死因となる割合が高くなる．また，高齢者の肺炎は再発を繰り返し，治りにくく，心不全を合併しやすいといわれる．

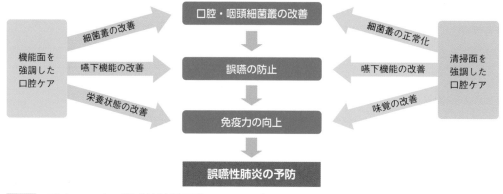

図6　口腔ケアによる誤嚥性肺炎予防のメカニズム

致死的な肺炎の多くは，細菌などに汚染された唾液や食物を誤嚥することで起こる誤嚥性肺炎が原因といわれる．

口腔には肺炎の原因になるような常在菌が多く存在しており，ストレプトコッカス・ミレリ（*Streptococcus milleri*）や歯垢内の偏性嫌気性菌も関与する．これらが，顕性・不顕性に唾液とともに誤嚥され，肺炎を生じさせる．このことは，肺炎予防における口腔ケアの重要性を裏づけている．

高齢者の口腔衛生状態悪化の原因は，口腔衛生習慣，つまり日常の歯ブラシや口腔ケア習慣の欠如・不十分さが最も多い．また，視力の低下や上肢機能の低下によって，口腔ケア能力が障害されることも原因となっている．

口には，本来，自浄作用が備わっている．しかし，この作用は，口腔機能が十分な人には効果が期待できるが，口腔機能が低下した人にはほとんど期待できない．つまり，口腔機能が低下した人は，口腔衛生が維持できないハイリスク者といえる．

継続的な口腔ケアは，誤嚥性肺炎の予防に有効であることが，研究で明らかになっている[9, 10]．これらの結果は，口腔ケアによって，肺炎発症を40%減少させ，さらに，肺炎による死亡率を50%に減少させることを示唆しており，「介護予防」における口腔ケアの地位を不動のものにした（**図6，7**）．

嚥下反射・咳嗽反射の低下

ヒトは通常，1〜1.5L/日の唾液を分泌しているが，高齢者では生理的な影響のほか，薬物の副作用による口腔乾燥が多くみられる．しかし，高齢者でも，睡眠中16〜18mL/時の唾液が分泌されている．

通常，唾液は無意識のうちに嚥下され，誤嚥することはまれである．ヒトの生体には本来，誤嚥を防ぐメカニズムが備わっているためで，この誤嚥を防ぐ主要なしくみは2つある．

1つは，食べ物を飲み込むときにはたらく嚥下反射，もう1つは気管・気管

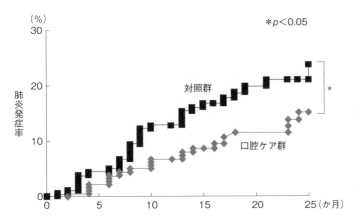

図7 口腔ケアによる誤嚥性肺炎予防の効果

全国11か所の特別養護老人ホームで，専門的口腔ケアを受けた人と受けなかった人に分け，2年間にわたる追跡調査を行ったところ，肺炎の発症率の明らかな差がみられた

（米山武義ほか：要介護高齢者に対する口腔衛生の誤嚥性肺炎予防効果に関する研究，日歯医学会誌，20：63，2001を引用）

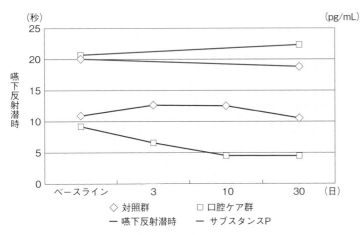

◇ 対照群　　　□ 口腔ケア群
ー 嚥下反射潜時　ー サブスタンスP

図8 口腔ケアによる嚥下反射改善の効果

口腔ケアは，唾液中のサブスタンスP（神経伝達物質）の濃度を高め，嚥下反射を改善させた

（Yoshino, A., et al.: Daily oral care and risk factors for pneumonia among elderly nursing home patients, JAMA, 286: 2235-2236, 2001を引用）

支内に入り込もうとする異物を押し出そうとする喀出に関連する咳嗽反射である．とくに，嚥下反射の障害は，不顕性誤嚥（サイレントアスピレーション）の主な原因になる．たとえば，不顕性誤嚥のある人は口腔内に唾液がたまっても，それがたまっていると感知できず，嚥下反射が起こらない．このような人は，咳嗽反射も低下している可能性が高い．

　最近，この2つの反射改善に口腔ケア（口腔清掃）の有効性が示された．それは，1か月間にわたる集中的な口腔ケアを提供することで，嚥下反射の改善がみられ[11]（**図8**），咳嗽反射の改善がみられた[12]（**図9**）という研究である．

　口腔清掃を中心とした口腔ケアは，感染源対策としての細菌の除去ばかりでなく，嚥下反射や咳嗽反射を活性化する感染経路対策としても，有効であることが明らかになった．

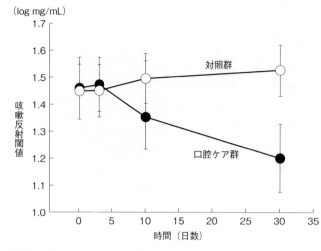

（Watando, A., et al.: Daily oral care and cough reflex sensitivity in elderly nursing home patients. Chest, 126: 1066-1070, 2004を引用）

口腔ケアは，咳嗽反射の閾値を低下させた

図9 口腔ケアによる咳嗽反射改善の効果

4 人工呼吸器関連肺炎

　最近，人工呼吸器管理中に起こる合併症のなかで，最も頻度が高く重篤な人工呼吸器関連肺炎（VAP）予防のための口腔ケアが注目されている．

　VAPは人工呼吸開始48時間以降に発症する肺炎で，気管内チューブのカフをすりぬけて口腔・咽頭内分泌物が流れ込み，起こるとされる[13]．

　VAPの感染経路には，口腔・咽頭内分泌物の誤嚥による感染のほか，胃内容物の誤嚥による感染，人工呼吸器回路を経由した感染，遠隔感染巣（中心静脈カテーテルなど）からの感染がある．誤嚥を主とした発症機序に対しては，口腔ケアが重要になる．また，人工呼吸器管理下の口腔ケアでは全身管理が重要であり，重症集中ケアの分野で，医科と歯科との連携により，チームを組んで対応している医療機関も増えつつある．

　VAP予防における口腔ケア効果の有無については，いまだ明確な根拠が示されていないという報告[14]もあるが，いずれにせよVAP発症のリスク要因を減少させるために，口腔ケアは必須といってよい．

VAP
ventilator associated pneumonia
人工呼吸器関連肺炎

5 口腔疾患と感染症

　口腔内細菌は，さまざまな病巣感染を起こすが，その直接的な因果関係を証明することは困難である．しかし，口腔の常在菌が全身へ移動する（バクテリア・トランスロケーション）ことによる感染の可能性が考えられている．感染症を防ぐ意味からも，口腔ケアの重要性は明らかである．

口腔内細菌と心疾患

　感染性心内膜炎は，検出される細菌の多くが口腔のレンサ球菌であることか

ら，歯科処置が誘因と考えられている．したがって，一過性の菌血症を引き起こす可能性のある，抜歯，スケーリング（歯石除去），感染根管処置などの歯科処置（観血的処置）には注意が必要である．

細菌性心内膜炎の予防のため，歯科治療では抗菌薬の術前予防投与が行われる．抗菌薬の予防投与に関しては論議もあるが[15]，現状では，細菌性心内膜炎の危険性が高い場合には，抗菌薬の予防投与を行ったうえで観血的歯科処置を行う．しかし，抗菌薬投与だけでは不十分で，術前の口腔ケアが重要になる．観血的歯科処置を行う部位が細菌の繁殖した歯垢や歯石で覆われたままになっていると，処置時に感染を引き起こす危険性が高い．したがって，十分な口腔ケアは，他臓器の感染症を予防するうえでも重要な処置といえる．

歯周病と糖尿病

また，歯周病と糖尿病との関連も指摘されている．これまで，糖尿病患者には歯周病の罹患率が高く，その理由として，糖尿病患者の組織の免疫力低下があげられていた．歯周組織が歯周病原因菌に対して感染しやすい状態になること，高血糖による創傷治癒能力の低下が背景にあることは，以前から知られていた．

最近になって，歯周病を放置するとインスリン抵抗性が高まり，血糖コントロールが困難になることがわかってきた．歯周病に対しては，抗菌薬投与，ブラッシング，スケーリングなどの歯周病の基本処置を行い，歯周組織を改善させると，これに伴って血糖コントロールが改善された．これは，糖尿病が歯周病の危険因子であると同時に歯周病が糖尿病の危険因子であることを証明したことになる[16]．

このように考えると，う蝕や歯周病を放置しておくことは，口腔内の問題のみならず，致死的な感染症を引き起こしうるといえる．

口腔ケアを支える看護師の役割

1 チームアプローチ

口腔ケアを実施するにあたり，チームアプローチによる取り組みがされるようになってきた．口腔ケアにかかわる職種には，歯科衛生士をはじめとして，医師，歯科医師，看護師，言語聴覚士，理学療法士，作業療法士，栄養士，介護職などがあげられる（**図10**）．このなかで，チームリーダーをおき，各職種間の連携をはかっていく．

職場により，これらの職種がすべてそろうことは難しく，またどの職種が適切であるかは，その職場によって異なる．しかし，チームリーダー，もしくは

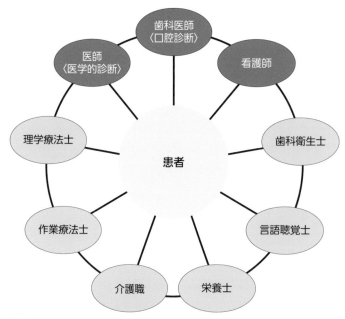

図10 患者の口腔ケアを取り巻くチームアプローチ

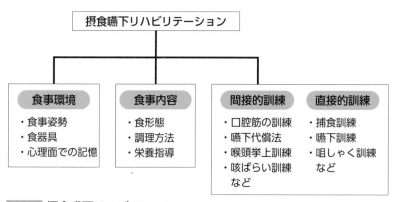

図11 摂食嚥下リハビリテーション

サブリーダー的な位置に看護師が入ることで，全身管理面においても，口腔ケアの技術的な面においても，患者への円滑な取り組みが可能になると考えられる.

2 摂食嚥下リハビリテーション(図11)

　摂食嚥下リハビリテーションには，食事環境に対するアプローチや食事内容に対するアプローチ，そして実際の訓練(間接的訓練，直接的訓練)がある.

　口腔機能が軽度に低下した高齢者には，摂食嚥下機能を高めるため，運動機能訓練を中心としたアプローチが有効である.

　個別訓練は，基礎的な能力を段階的に向上させる点において有利である．一方，複数の人数で同時に同じ種類のプログラムを行う集団訓練は，患者が自分

の能力を他者と比べることで客観的に能力評価ができること，他者とコミュニケーションをとりながら，より日常生活に近い状況で行うことで，モチベーションを高めることができる点で，効果が期待できる．

　舌を突出させたり，口唇を横に引くなどの粗大運動訓練，突出，横引き運動をできるだけ速く行う巧緻性や速度を高める訓練などを織り交ぜながら行う．また，早口言葉や言葉遊びなどを音読する構音訓練も利用しやすい．

　摂食嚥下障害がある場合は，必ず医師・歯科医師の診断・評価が必要になる．言語聴覚士や歯科衛生士などの専門家と連携し，適切なリハビリテーションを受けることが望まれる．

　食べこぼしのある患者への姿勢指導，むせのある患者に対する増粘剤使用の指導など，口腔機能の低下を補う代償的アプローチは効果が期待できる．また，効果が早く出ることで，患者のモチベーションにもなる．

　咀しゃく機能や嚥下機能に合致した食形態の指導は，窒息や低栄養の予防になる．食事の姿勢や上肢機能を補う食器具の提案については，理学療法士や作業療法士との連携が，咀しゃく機能や嚥下機能の評価については，歯科医師，歯科衛生士や言語聴覚士との連携が重要である．

3 NST（栄養サポートチーム）

　"starvation in hospital"という言葉がある．"starvation"とは"飢餓"，つまり病院の中に飢餓が存在するということである．

　地球上に存在する飢餓は2種類あり，1つは，発展途上国や紛争地域における子どもたちの飢餓で，もう1つは，とくに先進国の病院や高齢者施設にみられる"starvation in hospital"である．

　意外かもしれないが，ある調査では国内の高齢の施設入居患者の約40％に，タンパク質・エネルギー低栄養状態（PEM）といわれる飢餓一歩手前の段階が認められるという[17]（**図12**）．

　低栄養状態になると，原疾患以外の合併症を発症しやすく，また，死亡率も高くなる．ある調査では，栄養状態が良好な人と比べた場合，低栄養状態の人の合併症の発症率は3.4倍，死亡率は3.8倍高かったとの報告がある[18]．さらに，これによって，入院日数も長くなり，医療費も増大する結果となる[19]．

　これらの低栄養状態を改善し，合併症の発症を抑え，入院日数や医療費の低減を目指すNSTは，栄養管理に関する専門知識・技術をもった医師，看護師，栄養士，薬剤師などが中心となったチームである．

　NSTは，1970年代に米国シカゴで誕生した．当時，米国では中心静脈栄養などの高カロリー輸液療法が普及し，手術前後や重症患者に多くの福音をもたらした．一方，カテーテル合併症などが多発したことから，NSTの重要性が叫

PEM
protein energy malnutrition
タンパク質・エネルギー低栄養状態

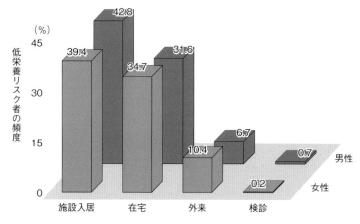

施設入居患者の30～40％にタンパク質・エネルギー低栄養状態（血清アルブミン値3.5g/dL未満）のリスク患者が存在する

（厚生省老人保健事業推進等補助金研究：高齢者の栄養管理サービスに関する報告書．1998）

図12 高齢者の低栄養の有病率

ばれ，多くの実践成績から，栄養管理による経済効果が認められるようになった．その後，多くの施設でNSTが稼働するようになり，中心静脈栄養管理のみならず，より生理的で安全かつ経済的な経管栄養などの経腸栄養や，経口栄養をも含めた栄養療法全体を支援するチームとなっている．

わが国は欧米に比べて遅れをとり，多くの病院や施設でNSTが稼動しているとはいえないものの，近年，その機運は急速な高まりをみせている．

NSTの取り組みのなかで，口腔機能向上を目的とした口腔ケアが重要視されてきている[20]．今後，さらに質の高い口腔ケアの提供が期待される．

4 食形態の工夫

摂食嚥下機能の低下あるいは障害のある人においては，機能にあわせた食形態の工夫が重要である（**図13**）．適切な食形態の選択は，誤嚥や窒息の危険性を回避するだけでなく，食べやすくなったことで摂食量が増加するなど，栄養状態の改善も期待できる．

咀しゃく器官（口唇，頬，顎，舌など）の力が弱い，協調運動が悪いといった場合は，徐々に食物の硬さを軟らかくしていく．咀しゃく力や協調運動は悪くないが，歯の喪失により咬み合う歯が少ない場合には，硬さを変えずに大きさを小さくする（刻む）ことで食べやすくなる．また，飲み込み（嚥下）に問題がある場合は，粒の残らない滑らかな食形態にするとよい．

食べる機能が弱ってきたら，患者の口腔機能にあわせてより食べやすい食品を選ぶ．食べやすい食品には，のどごしがよい，粒がない，口に入ってからの流れがゆっくり，水分と粒が分離しにくい，潰れやすい，見た目のおいしさ，必要な栄養がとれる，という条件が必要になる．

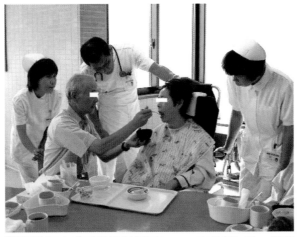

図13 摂食嚥下機能が低下している患者には，機能に合わせた食形態の工夫が求められる

引用・参考文献

1) ヴァージニア・ヘンダーソン（湯槇ます，小玉香津子訳）：看護の基本となるもの．p.14，日本看護協会出版会，1995.
2) 寝たきり者の口腔衛生指導マニュアル作成委員会・厚生省老人保健福祉局老人保健課監修：寝たきり者の口腔衛生指導マニュアル．新企画出版，1993.
3) 加藤順吉郎：福祉施設および老人病院等における住民利用者（入所者・入院患者）の意識実態調査分析結果．愛知医報，1434：2〜14，1998.
4) 繁永美栄子：感染管理と深部静脈血栓症予防．脳卒中のクリティカルケア3，月刊ナーシング，26(7)：66〜69，2006.
5) 厚生労働省：平成24年度歯科疾患実態調査報告．2012.
6) Keyes, P.H.：Present and future measures for dental caries control. J Am Dent Assoc, 79：1395-1404, 1969.
7) 奥田克爾：口腔の感染症とアレルギー．p.194〜199，一世出版，1998.
8) 吉田光由ほか：歯と生命予後．ジェロントロジーニューホライズン，17：210〜213，2005.
9) Yoneyama, T., et al.：Oral care and pneumonia. Lancet, 345：515, 1999.
10) 米山武義，吉田光由，佐々木英忠ほか：要介護高齢者に対する口腔衛生の誤嚥性肺炎予防効果に関する研究．日歯医学会誌，20：58〜68，2001.
11) Yoshino, A., et al.：Daily oral care and risk factors for pneumonia among elderly nursing home patients, JAMA, 286：2235-2236, 2001.
12) Watando, A., et al.：Daily oral care and cough reflex sensitivity in elderly nursing home patients. Chest, 126：1066-1070, 2004.
13) 原克紀ほか：人工呼吸器関連肺炎の発症と診断．丸川征四郎編著：ICUにおけるオーラルケア——口腔ケアのスタンダード確立をめざして．p.24〜33，メディカ出版，2000.
14) 木村史良：人工呼吸器関連肺炎に対して口腔ケアは効果があるか？　ナーシング・トゥデイ，21(12)：55，2006.
15) 坂本春生：口腔疾患と感染症．日本外科感染症学会雑誌，2：385〜393，2005.
16) 井上修二ほか：糖尿病患者・肥満症患者の口腔状況に関する研究——口腔と全身状態の相関関係．厚生科学研究費医療技術評価研究事業，平成13年度研究報告書，p.169〜177，2002.
17) 厚生省老人保健事業推進等補助金研究：高齢者の栄養管理サービスに関する報告書．1998.
18) Reilly, J. J. Jr., et al：Economic impact of malnutrition：a model system for hospitalized patients. JPEN J Parenter Enteral Nutr, 12(4)：371-376, 1988.
19) Bernstein, L. H., et al：Financial implications of malnutrition. Clin Lab Med, 13(2)：491-507, 1993.
20) 東口高志ほか：NSTにおける栄養管理と口腔機能の向上．総合ケア，16(6)：101〜107，2006.
21) 米山武義ほか：口腔ケア．一番ヶ瀬康子監：介護技術．リーディングス介護福祉学15，p.98〜120，建帛社，2005.
22) 石川昭ほか：口腔ケアによる咽頭細菌数の変動．デンタルハイジーン，21(2)：186〜187，2001.
23) Kikutani, T., et al.：Effect of oral care on cognitive function in patients with dementia, Geriatr Gerontol Int, 10：327-328, 2010.
24) Penfield, W., et al.：The cerebral cortex of man. Macmillan, p.248, 1950.
25) 疋田茂樹，坂本照夫，田中芳明ほか：クリティカルケアにおけるNSTの重要性．ICUとCCU，30(9)：641〜647，2006.

Column

チームアプローチと口腔ケア

異常行動がみられ，口腔ケアの拒否が強かった

　Kさん（女性，75歳）は半年前に脳血管障害を起こし，急性期を過ぎてI病院に転院してきた．経鼻経管栄養チューブが留置され常に開口状態で，口呼吸をしていた．口腔乾燥がひどく，乾燥した唾液と痰と剥がれた上皮，痂皮などが一塊の膜（バイオフィルム）となって，口蓋，歯面を覆っている状態だった．粘膜から出血があり，強い口臭もあった．バイオフィルムを除去するとさらに出血するため，手をつけかねているといった状況であった．

　全身状態は安定していたが，身体や顔面を触られることに対する拒否が強く，暴れたり奇声を発するなどの異常行動もしばしばみられた．それに加えて口腔内のあまりの惨状に，当初は誰もが「口から食べられるようになる」とは想像していなかった．

　担当看護師がKさんに「何か食べたい？」と問いかけるとうなずき，また，家族の強い希望もあり，経口摂取に取り組むことになった．

　しかし，このままでは食べられる口腔状態ではなく，口腔内を清潔にすることからはじめた．入院当初は，看護師が水で薄めたポビドンヨードをガーゼに含ませて口腔内を清拭していたが，口腔内を覆うバイオフィルムは一向に除去できない．そのうえ，口腔ケアへの拒否が強く，手ではらいのける，噛みつくなどの行為があり，口腔ケアの実施は非常に困難であった．

歯科医師・歯科衛生士による専門的口腔ケア介入による改善

　歯科医師に訪問診療を依頼し，週に1回のペースで歯科医師による口腔内診査および口腔機能の評価と，歯科衛生士による専門的口腔ケアを行いながら，病棟では看護師による日常の口腔ケアを継続した．その後の日常の口腔ケアでも，ポビドンヨードによる清拭だけでなく歯ブラシによる清掃を取り入れ，人工唾液などを利用して口腔乾燥を防ぐ取り組みが続けられた．

　しばらく続けていると，バイオフィルムが除去され，強度の口臭も軽減していった．すると，それまでひどかった異常行動が嘘のように消えたのである．さらに驚いたことに，Kさんから「のどが渇いた」という言葉が出たのである．それまで話せないと思われていたが，実はそうではなかった．

　Kさんは口腔内の不快感が強く，それが原因で異常行動がみられたり，発語による意思表示ができなかったのだろうと推測された．その後，病棟では主治医をはじめとする各職種とのチームアプローチが行われ，一部だが経口摂取が可能となった．入院当初は想像もできなかった変化に，Kさんや周囲の喜びは大きく，それまで足が遠のきがちだった家族が，毎日のように面会に訪れるようになった．

　Kさんの例は，チームアプローチで取り組んだ口腔ケアによって患者のQOLの向上が実感でき，ほかの患者のケアを行ううえでも看護師として貴重な経験であった．

第 2 章

顔面・下顎，口腔の基礎知識

1　顔面・下顎の解剖と機能

2　口腔の解剖と機能

1 顔面・下顎の解剖と機能

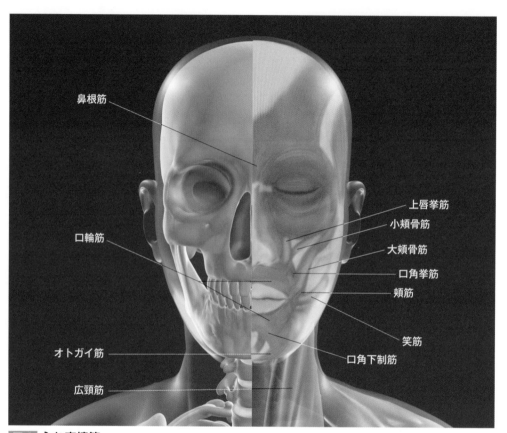

図1 主な表情筋

鼻根筋

口輪筋

オトガイ筋

広頸筋

上唇挙筋

小頬骨筋

大頬骨筋

口角挙筋

頬筋

笑筋

口角下制筋

顔面の基礎知識

　口腔ケアプランを立てるうえで，意識や覚醒のレベルを把握することは，リハビリテーションを行うか否かを考えるうえで，きわめて重要な要素となる．そのため，患者の顔を観察する際には，まず，覚醒しているか，また，呼びかけに応答できるかどうかを確認する．

1 表情筋のしくみ

　次に，表情の表出があるかどうかを確認する．感情表出がまったくみられな

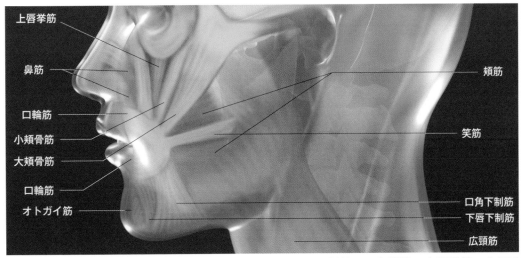

上唇挙筋
鼻筋
口輪筋
小頬骨筋
大頬骨筋
口輪筋
オトガイ筋
頬筋
笑筋
口角下制筋
下唇下制筋
広頸筋

図2 モダイオラスを構成する筋群（頬筋，口輪筋，口角下制筋，口角挙筋，大頬骨筋，小頬骨筋などが集まる筋結節）

い場合は，うつ病やパーキンソン病といった精神・神経疾患が疑われる．顔面の主な表情筋を**図1**に示す．

　一般に，筋（骨格筋）は，その両端が骨や腱とつながっており，筋が短くなろうとする収縮によって動くほうが停止，動かないほうが起始となる．このような収縮を等張性収縮といい，筋の長さが変わらずに緊張することを等尺性収縮という．上腕を例にとると，腕を曲げるような運動が等張性収縮，腕を伸ばしたまま力を入れる，ちょうどバケツを持つときのような運動が等尺性収縮ということになる．

　しかし，表情筋は，筋の両端が骨に付着していない特殊な筋で，互いにつながりあうことで起始と停止をつかさどっていたりする．とりわけ，モダイオラス（いわゆる，えくぼ）は，顔面の表情筋が集まる部位であり，ここから放射状に筋が走っていると考えるとわかりやすい（**図2**）．

2 表情筋の麻痺

　表情筋は顔面神経支配であり，中枢性の麻痺では通常片側性となる．これは，左脳が右側支配，右脳が左側支配といった脳の片側性支配によるものだが，顔面は両側支配であり，脳の病変部位により，体幹と同側が麻痺する完全片麻痺と体幹と反対側が麻痺する交代性片麻痺がある．

　麻痺があると，まぶたや口角が下がる，鼻翼と口角を結ぶように走る鼻唇溝がなくなるといった安静時の表情の変化や，頬を膨らますことができない，口を尖らせたり，横に引いたりできないといった運動障害による症状が出現するので，麻痺側を確認するとよい．

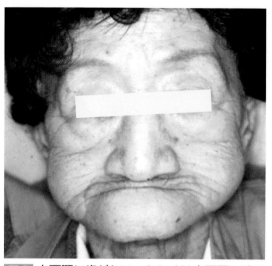

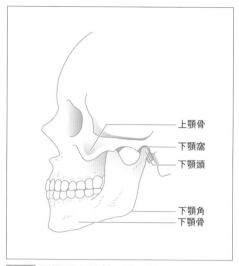

図3 上下顎に歯がない，もしくは上下顎に咬み合う歯のない人に特徴的な老人性顔貌

図4 下顎骨と頭蓋は顎関節によってつながっている

上顎骨
下顎窩
下顎頭
下顎角
下顎骨

一方，麻痺側の額のしわ寄せができないとき，またできても弱いときは，末梢性の顔面神経麻痺である可能性が高い．

3 老人性顔貌

高齢者に多くみられる，鼻唇溝が深くなる，口唇のしわが増える，鼻から下の顔の長さ（下顔面高）が短くなるといった特徴的な老人性顔貌は，上下顎に歯がない，もしくは上下顎に咬み合う歯のない人にみられる特有の顔貌である（**図3**）．

下顎の基礎知識

下顎の観察では，下顎の開閉口運動を確認する．下顎骨（**図4**）は，両側の耳介の約1cm前方にある顎関節（側頭骨の下顎窩と下顎頭のあいだに形成される関節）によって頭蓋とつながっており，咀しゃく筋によって支えられている．

1 咀しゃく筋群

咀しゃく筋群は口を閉じる閉口筋であり，咬筋，側頭筋，外側翼突筋，内側翼突筋からなる．

支配神経は三叉神経である．

両頬に掌をあて，カチカチと噛んだときに触れるのが咬筋，同様にこめかみで触れるのが側頭筋である．内側翼突筋は，咬筋の裏側を走行して咬筋とともにはたらいているのに対して，外側翼突筋は，下顎を前方に出したり，左右に

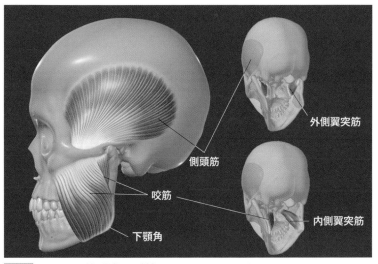

図5 咀しゃく筋群（閉口筋）

外側翼突筋

側頭筋

咬筋

下顎角

内側翼突筋

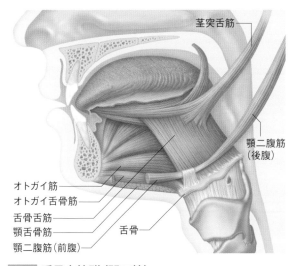

図6 舌骨上筋群（開口筋）

茎突舌筋

顎二腹筋
（後腹）

オトガイ筋
オトガイ舌骨筋
舌骨舌筋
顎舌骨筋
顎二腹筋（前腹）

舌骨

動かす際にはたらく筋肉である（**図5**）．

2 舌骨上筋群，舌骨下筋群

　舌骨上筋群は口を開ける開口筋で，舌骨上筋群には，下顎と舌骨をつなぎ，開口をつかさどるオトガイ舌骨筋や顎舌骨筋，舌骨と頭蓋をつなぎ，舌骨を支えている顎二腹筋（前腹・後腹），茎突舌筋がある（**図6**）．

　このうち，顎舌骨筋と顎二腹筋前腹は三叉神経の下顎神経支配，顎二腹筋後腹と茎突舌筋は顔面神経支配である．また，オトガイ舌骨筋は舌下神経支配ではあるが，頸神経C1支配ともいわれている．なぜこのようにいくつもの神経により動かされているかは謎であるが，それだけ複雑な動きをしていること

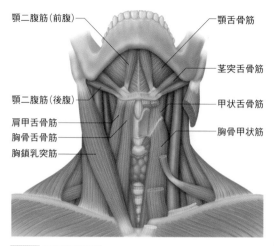

顎二腹筋(前腹)
顎舌骨筋
茎突舌骨筋
顎二腹筋(後腹)
甲状舌骨筋
肩甲舌骨筋
胸骨舌骨筋
胸骨甲状筋
胸鎖乳突筋

図7 舌骨下筋群

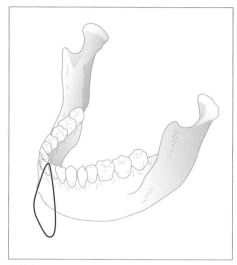

食物を咀しゃくすると，下顎は赤線のように回旋
運動を行う

図8 下顎の咀しゃく運動

は確かである．

　舌骨下筋群は，胸骨，甲状軟骨，肩甲骨を舌骨と連絡する筋群で，胸骨舌骨筋，肩甲舌骨筋，甲状舌骨筋，胸骨甲状筋の4つからなる．舌骨下筋群は頸神経ワナにより支配されている．

　開口（下顎を下げる）時には，舌骨上筋群は等張性収縮することで筋が短くなり下顎が動く．このとき，筋の起始となる舌骨が固定されている必要がある．舌骨の固定には，舌骨下筋群がはたらく（**図7**）．すなわち，舌骨と喉頭，胸郭をつなぐこれら舌骨下筋群が緊張（等尺性収縮）している．

　また，舌骨上筋群は，嚥下時の喉頭挙上もつかさどっている．舌骨と喉頭は甲状舌骨膜によりつながって一体となって動くことから，嚥下時，舌骨上筋群が等張性収縮することで喉頭が挙上される．この際，開口時とは逆に，下顎が動かないように固定されている必要があり，歯を軽く噛んで下顎を固定していることが多い．なお，喉頭挙上時，舌骨下筋群は弛緩している．

3 下顎運動と咀しゃく運動

　下顎の開口運動・閉口運動や左右側方運動が下顎運動の評価では一般に用いられているが，下顎のこのような単純な動きと咀しゃく運動時の下顎の動きは異なる．

　咀しゃく運動時，下顎は回転様の運動をする（**図8**）．また，この動きに合わせて舌も回旋運動を行っている．咀しゃく運動のパターンは，食物の大きさや硬さによって異なり，食物から食塊に粉砕されていくに従って変化する．

咀しゃく運動によって，食物は粉砕され唾液と混和されて，口腔から咽頭に送り込める食塊となる．したがって，咀しゃく運動ができなければ，通常の食事は摂取できない．

　歯の有無はもちろん，このような回転様の下顎の動きができるかどうかが，食形態を調整する目安になると覚えておくとよい．

　口元を観察していると，咀しゃくしている側の口角のみが引かれており，それが順次入れ替わっている様子がうかがえる．咀しゃく運動が低下してくると，運動時に口唇が軽く開いたり，口角の動きがわかりにくくなってくる．

　咀しゃく運動は口腔内が空では再現できない．食べているときにしか観察できないので，食事摂取時の状態を観察することが大切になる．

2 口腔の解剖と機能

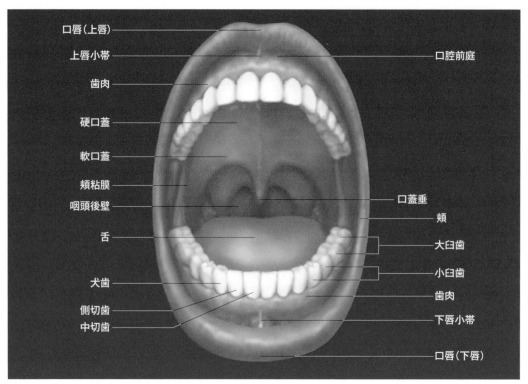

図1 口腔のしくみ

口唇（上唇）
上唇小帯
歯肉
硬口蓋
軟口蓋
頬粘膜
咽頭後壁
舌
犬歯
側切歯
中切歯

口腔前庭
口蓋垂
頬
大臼歯
小臼歯
歯肉
下唇小帯
口唇（下唇）

口腔の基礎知識

口を大きく開けると，**図1**のような口腔の軟組織ならびに硬組織が確認できる．

1 舌

開口時に見えるのは舌前方部2/3である．舌はそのまま奥へと伸びて（舌根），喉頭蓋谷とつながっている．

舌前方部2/3を支配する知覚神経は顔面神経，後方部1/3は舌咽神経で，その境目は有郭乳頭である（**図2**）．

舌体の表面に存在する小突起は舌乳頭といわれ，舌縁にある葉状乳頭，舌表

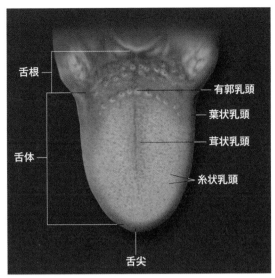

図2 舌のしくみ

舌根

有郭乳頭

葉状乳頭

茸状乳頭

舌体

糸状乳頭

舌尖

面全体にある白く見える糸状乳頭，ブツブツに見える茸状乳頭があり，これらを舌苔と見間違えることがある．

　舌の表面は人によりさまざまだが，黒くなっていたり（黒毛舌），溝が深くなっていたり（溝状舌），表面が滑らかになっている（平滑舌）場合は，なんらかの疾患を疑う必要がある．

【味覚】

　舌の表面には味蕾が無数に存在する．味覚を感じる味蕾は味細胞の集まりで，大部分は茸状乳頭，有郭乳頭，葉状乳頭に存在する．

　味覚は，甘味，苦味，酸味，塩味の4種類が基本となり，その混合から多様な味を感じる．4種類の味は舌のどこでも感じるが，部位により量的な差があり，苦味は舌根，酸味は舌縁，甘味と塩味は舌尖で主に感じる．

　味蕾の味細胞が化学物質により刺激されると，舌神経，舌咽神経の感覚枝により大脳の味覚中枢に伝えられ味を感じる．この際，唾液がこれら化学物質を溶解することで味細胞に刺激が伝わる．したがって，口腔乾燥などによって，唾液が減少すると味覚が減退することになる．

【舌運動】

　舌運動の評価は，前方・左右側方ならびに挙上運動を行ったり，押しつける力をみて把握する．前方では口唇を越えるかどうか，側方では左右の口角に達するかどうか，挙上や押しつけでは舌打ちができるかどうかといった基準で評価するが，いまのところ具体的な判断基準はない．

　下顎に総義歯が装着されている場合は，舌運動は制限され，舌を口唇を越えて突出させると義歯が浮き上がってしまう．これは，舌骨舌筋や顎二腹筋前腹

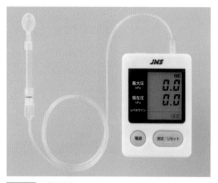

図3 舌圧計

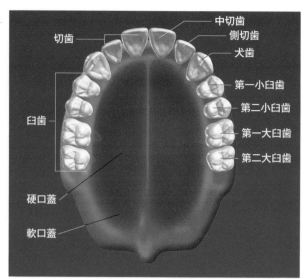

図4 上顎の永久歯（硬口蓋と軟口蓋）

といった口腔底を形成している筋肉が収縮することで口腔底が浅くなり，下顎義歯床縁を押し上げることによる．舌の限界運動を評価する際には，下顎義歯は外したほうが評価しやすい．

　このほか最近では，舌圧計（**図3**）を用いた舌の筋力の評価や，オーラルディアドコキネシスといって，1秒間に「パ」「タ」「カ」が何回言えるかで，舌の巧緻性を評価するといったことも行われている．

2 硬口蓋・軟口蓋

　口腔の天井を口蓋といい，前方の骨に裏打ちされている部分を硬口蓋，「あ」と発音すると挙上される後方の部位を軟口蓋という（**図4**）．

　硬口蓋は舌で食物を押しつぶしたりして食塊を形成する場であり，味蕾や小唾液腺が存在する．一方，軟口蓋は鼻腔との交通を遮断する役割を果たす．

3 口唇・頬・唾液腺

　口唇や頬は口腔の前壁，側壁を形成しており，小帯により顎堤とつながる（**図1**）．頬粘膜と顎堤のあいだを口腔前庭といい，頬の力が弱くなると食物残渣のたまりやすい部位となる．また，義歯の床縁は口腔前庭の最深部に設定されるので，義歯装着者は，食物残渣がよりたまやすくなる．

　頬粘膜の上顎第一大臼歯と接するあたりに唾液腺の1つである耳下腺開口部がある．頬のあたりを押すとここから唾液が出てくるのが確認できる（**図5**）．

　唾液腺には，ほかに顎下腺と舌下腺があり，これらの開口部は舌の裏側の舌小帯のそばの舌下小丘にある．下顎骨の内側を押さえると，ここからも唾液が

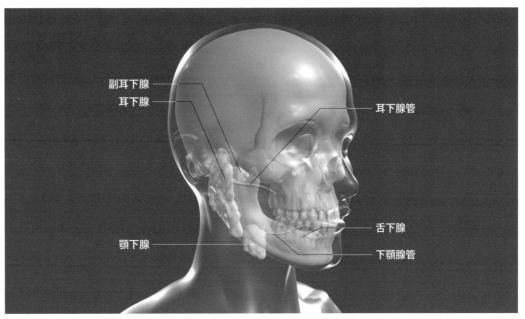

図5 唾液腺のしくみ

出てくるのが確認できる.

　耳下腺は漿液腺主体であり, 咀しゃくなどの刺激により分泌が高まる. 一方, 舌下腺は粘液腺主体で, 顎下腺は粘液腺と漿液腺の混合腺である. 刺激による唾液分泌は, 加齢によって, あまり減少しないといわれているが, 安静時唾液は, 加齢とともに減少する. とりわけ漿液成分が減少しやすいので, 結果として唾液がネバネバする, 唾液が苦いといった訴えにつながる.

　唾液分泌は自律神経支配だが, 唾液分泌量が減少するメカニズムはいまだ不明なところが多く, また薬などの副作用による減少もあるので, 注意する.

4 歯・歯周組織

　上下顎それぞれの歯列の口腔内写真と歯式を**図6**に, 歯の構造を**図7**に示す.

　歯は食物を噛み切ったりすることで捕食したり, 砕いたり磨りつぶして咀しゃくすることで, 食塊を形成するのに重要である. また, 発音にも役立っている.

　ヒトの歯は, 一生のあいだに2回生え替わる. 最初に生える乳歯は計20本だが, 永久歯は計28本(親知らずといわれる第三大臼歯を含めると計32本)である.

歯のしくみ

　歯は, 口腔に露出している歯冠外側のエナメル質, 内側の象牙質, 歯根外側のセメント質の3つの硬組織からなる. 象牙質の内側には, 神経や血管が通る歯髄が存在する. 歯根は歯根膜を介して顎骨内で植立している.

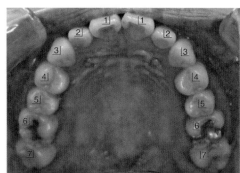

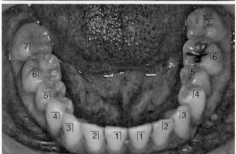

上顎

上顎右側第二大臼歯	上顎右側第一大臼歯	上顎右側第二小臼歯	上顎右側第一小臼歯	上顎右側犬歯	上顎右側側切歯	上顎右側中切歯	上顎左側中切歯	上顎左側側切歯	上顎左側犬歯	上顎左側第一小臼歯	上顎左側第二小臼歯	上顎左側第一大臼歯	上顎左側第二大臼歯
7	6	5	4	3	2	1	1	2	3	4	5	6	7
7	6	5	4	3	2	1	1	2	3	4	5	6	7
下顎右側第二大臼歯	下顎右側第一大臼歯	下顎右側第二小臼歯	下顎右側第一小臼歯	下顎右側犬歯	下顎右側側切歯	下顎右側中切歯	下顎左側中切歯	下顎左側側切歯	下顎左側犬歯	下顎左側第一小臼歯	下顎左側第二小臼歯	下顎左側第一大臼歯	下顎左側第二大臼歯

右側　　　　　　　　　　　　　　左側

下顎

図6 口腔内写真と歯式

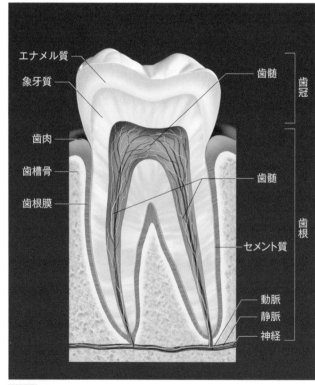

図7 歯のしくみ

エナメル質
象牙質
歯肉
歯槽骨
歯根膜
歯髄
歯髄
セメント質
動脈
静脈
神経
歯冠
歯根

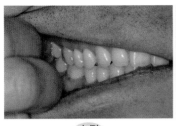
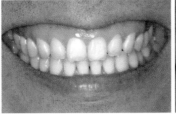
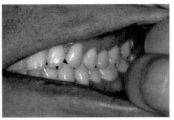

右側　　　　　　　　　　　正面　　　　　　　　　　　左側

図8 **上下歯の咬合関係**

歯式

　中切歯から大臼歯に向かって順に1〜7の番号を振りあて，右上の3番とか左下の6番と呼ぶことが一般的で，右上の3番の歯は3⌋，左下の6番の歯は⌈6と書き示される．

歯の修復

　加齢によって，高齢者ではすべての歯がそろっていることはまれで，多数の歯を喪失していたり，残っていても歯肉が退縮して歯根が露出していたり，さらにさまざまな修復がなされていることも多い．

　金属で修復されている歯をインレーやクラウン，1〜2歯の欠損を両隣の歯とつないで修復してあるものをブリッジという．前歯部などでは歯と同色による修復が行われることが多く，一見ではわからない場合もある．

　また，取り外しのできる装置を義歯と呼ぶ．最近では，インプラントといって顎の骨に金属等を植立して，人工歯を作る方法も広まってきている．

咬み合わせ（咬合）

　図8のように上下の歯が咬み合っているかどうかを確認することも大切である．

　残存歯数が20歯未満で，臼歯部での咬み合わせ（咬合）がなくなっている人では，咀しゃく能力が有意に低下するといった報告もあることから，咀しゃくを要する食事を提供する際，上下の歯が咬み合っているかを確認することも1つの目安となる．

歯周組織

　歯を支えている組織を歯周組織といい，歯肉，歯槽骨ならびに歯根膜からなるが，口腔内で目に見えるのは歯肉だけである（**図9**）．健康な歯肉はピンク色をしており，赤く腫れていたりすると歯周病を疑うことになる．

歯周病

　歯周病は炎症が歯肉に限局している歯肉炎と，炎症がその他の歯周組織にまで波及した歯周炎に分かれる．

　歯周炎になると，歯槽骨が破壊され，歯根が見えるような状態になったり，

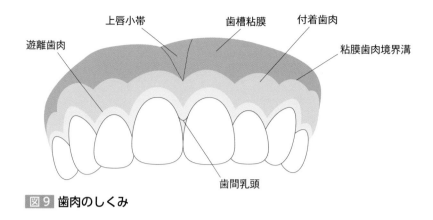

図9 歯肉のしくみ

歯がグラグラと動くようになる.

　これらの炎症の原因は歯垢（プラーク）で，歯の表面に膜状に張りついている細菌の塊である．この塊はバイオフィルムと呼ばれ，さまざまな細菌が集落を形成することで頑強な付着性をもち，歯ブラシなどで機械的に清掃する以外に除去する方法はない.

発声・発語の基礎知識

　患者との会話の内容や見当識の簡単な質問などにより，認知機能を確認することはもちろん，声の大きさや聞きとりやすさなどを確認する.

　発声・発語には，肺から口唇にいたる呼吸・嚥下に関連する諸器官（**図10**）が関与しており，肺からの空気の流れによって喉頭にある声帯でつくられた声の音源が，下顎，口唇，舌，軟口蓋などの構音器官の動きによって言語音として産出されるため，口腔機能の評価としても有用である.

母音

　舌と口唇の形によって音が出し分けられ，日本語では，[a] [i] [u] [e] [o] が相当する.

子音

　声門から口唇までのどこかを閉鎖したり，狭めたりすることで音がつくり出される．開閉したり狭めたりする場所を「構音点」，音をつくり出す方法を「構音方法」という（**表1，2**）.

　構音点には，口唇，歯，歯茎，軟口蓋などがあり，構音方法には閉鎖していた場所を勢いよく開いて「破裂音」をつくったり，鼻に息をまわして「通鼻音」をつくったり，狭めた場所に息を勢いよくこすって「摩擦音」をつくったり，舌尖で歯茎をはじいて「弾音」をつくったりする.

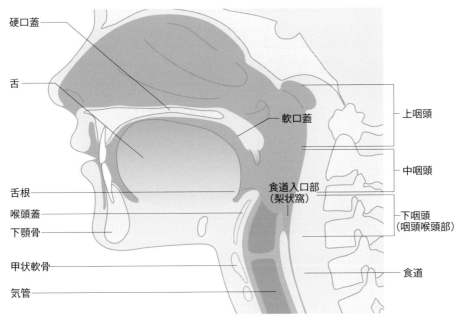

図10 口腔・咽頭のしくみ

表1 構音方法による子音の分類

子音の名称	息のさえぎられる場所（構音される場所）	子音の例	
両唇音	上下の唇の内側の歯で	パ行音，ピャ行音 バ行音，ビャ行音 マ行音，ミャ行音 フ，ワの子音	[p][pj] [b][bj] [m][mj] [f][w]
歯音	上下の内側に唇先を近づけ呼気を吹きつける	サ行音，ザ行音 ツ，ヅ（ズ）	[s][z] [ts][ds]
歯茎音	上歯茎と舌先の合同作用で	タ行音，ダデド ナ行，ニャ，ニュ，ニョ シャ行音，ジャ行音 チャ行音，ヂ（ジ） ラ行音	[t][d] [n][ŋ] [ʃ][ʒ] [tʃ][dʒ] [r]
硬口蓋音	硬口蓋と中舌面で	ヒ，ヤ，ユ，ヨ	[ç][j]
軟口蓋音	軟口蓋と奥舌面で	カ行音，ガ行音 パンのン	[k][g] [ŋ]
声門管	声門で	ハ，ヘ，ホ	[h]

　また，声帯の振動の有無で，有声音と無声音に分かれる．

　構音時の動きは，口腔機能の向上に向けた訓練などにも応用されているので，どの言葉が口腔のどの部分をよく使うのかを覚えておくとよい．

表2 構音点による子音の分類

子音の名称	息のさえぎられ方（息づかい）	子音の種類	
破裂音	呼気の通路が口唇，舌尖，舌根で閉鎖され，たまった呼気の力で急に押し出してくる	カ行音，ガ行音 パ行音，バ行音 タテト，ダデドの子音	[k][g] [p][b] [t][d]
通鼻音	破裂音とほとんど同じ場所で，呼気が鼻へ抜け鼻音管で共鳴する	マ行音，ナ行音 ニャ行音，ガ行音 パンのン	[m][n] [ŋ][g] [ŋ]
摩擦音	呼気流の出る道がせばめられ，そのせまい通路を勢いよく通るとき，こすれるようにして出てくる	サ行音，シャ行音 ザ行音，ジャ行音 ヤ行音，ハヘホの子音 フ，ヒ，ワの子音	[s][ʃ] [z][ʒ] [j][h] [f][ç][w]
破擦音	弱い破裂とともに呼気がこすれて出てくる	ツ，チ，チャ行音 ヅ（ズ），デ（ジ）	[ts][tʃ] [dz][dʒ]
弾音	舌尖を硬口蓋のところで，はね返るように運動させ，呼気を流す	ラ行音	[r]

嚥下の基礎知識

1 嚥下の過程

　嚥下は，一般に先行期，準備期，口腔期，咽頭期，食道期の5つのステージに分類される.

①先行期：食物を認知して口に取り込むまでの過程

②準備期：食物を口に取り込み嚥下しやすいように加工する過程

③口腔期：嚥下できるように加工された食物（食塊）を咽頭へと送り出す過程

④咽頭期：食塊が咽頭を通過する過程

⑤食道期：食塊が食道を通過し，胃まで運ばれる過程

　このうち口腔は，②準備期から③口腔期にはたらく器官で，食物の形態によって，どのようにして咽頭へ送り込むかを決定する部位である.

2 摂取物の種類と嚥下

液体の嚥下

　液体を摂取するとき，舌と軟口蓋のあいだが閉鎖されることにより液体を口腔内に保持する．このとき，舌の下の口腔底にためておく場合をディッパータイプ（dipper type），舌の上にとどめる場合をティッパータイプ（tipper type）といい，個人によって液体を口腔内にとどめる部位が違う（**図11**）．このように液体は舌・軟口蓋閉鎖により口腔内にて保持され，嚥下時に一気に咽頭へと

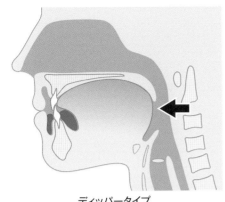
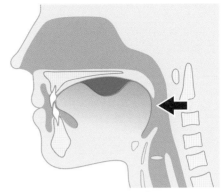

ディッパータイプ　　　　　　　　　　　　　ティッパータイプ

左：舌の下，口腔底に液体をためている状態（ディッパータイプ）
右：舌の上に液体をためている状態（ティッパータイプ）．舌・軟口蓋は閉じている（←）

図11 液体の嚥下パターン

送り込まれる．

半固形物の嚥下

　プリンやヨーグルトといった半固形物は，舌で口蓋に押しつけられて食塊を形成したのちに，咽頭へ徐々に送り込まれ，喉頭蓋谷に貯留後，嚥下される．

固形物の咀しゃく・嚥下

　その他の固形物では咀しゃくが必要であり，咀しゃくによって食物が嚥下できる食塊になると，そのつど，喉頭蓋谷へ食塊が運ばれ，ある程度の量が貯留されたのちに嚥下反射が誘発される．

舌・軟口蓋閉鎖

　このように液体と固形物とでは食塊を形成する部位が異なっており，液体は舌・軟口蓋閉鎖により口腔内に保持される．これは，ご飯が口の中にあってもしゃべれるが，水を含んでいるときにはしゃべれないということである．加齢や疾患などにより，舌・軟口蓋閉鎖が悪くなると早期咽頭流入が起こる．早期咽頭流入した液体は喉頭蓋谷に貯留しようとしても，すぐに溢れてこぼれ出てしまうために誤嚥につながる．

嚥下時の舌の位置

　また，嚥下反射惹起時には，下顎は固定されている．このため，嚥下時には上下歯が軽く接触するか，もしくは歯と歯のあいだに舌を入れたかたちとなっている（**図12**）．

　しかし，上下顎に歯のない無歯顎者は，上下の顎堤に舌を挟むことになる．したがって，上下顎に歯がなく義歯も使っていないような人では，顎堤で舌を挟めるように，舌が大きく広がっているのを観察できる．十分な舌の大きさがない人はうまく嚥下できないと考えてもよいだろう．

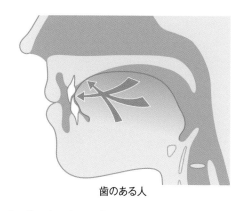
歯のある人

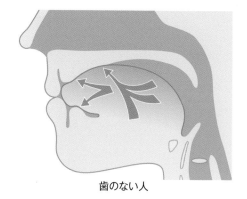
歯のない人

左：歯のある人は，嚥下時に上下歯が接触するか，歯のあいだに舌を挟み込む
右：無歯顎者は顎堤に舌を挟み込む

図12 嚥下時の舌の位置

　さらに，奥舌が少し前へと引かれていることになり，中咽頭腔が広くなりやすい．中咽頭の広がりは嚥下内圧を減じ，咽頭残留を増やすことにつながる．このような場合，頸部前突（いわゆる顎引き）嚥下が有効となる．

　舌は嚥下の中心的な役割を果たしているので，その役割を十分に理解しておく必要がある．

引用・参考文献

1）日本嚥下障害臨床研究会監：嚥下障害の臨床──リハビリテーションとその考え方と実際．第2版，医歯薬出版，2008.
2）渡邉誠ほか編：目で見る顎口腔の世界．歯科技工別冊，1996.

第3章

口腔ケアの基本技術

1　物品編
2　方法編

1 物品編

歯面清掃用品（図1）

1 手用歯ブラシ

　残存歯の状態も考慮して，細部にも毛先が届くように，小さめのヘッドを選択する．歯肉が腫れていたり，出血しやすいなどの炎症がある場合には，軟らかい毛のものを選ぶようにする．炎症が治まり歯肉が引き締まってきたら，毛の硬さを硬めのものに変えていくとよい．

　患者の握力が弱くなっている場合には，ハンドル部が太いほうが握りやすいが，太すぎてもかえって使いにくい場合がある．また，力が弱い患者には軽いものがよいが，振戦などがみられる場合には，少し重い歯ブラシを選んだほうが磨きやすい．

　麻痺などのために，手が口もとまで届かない患者には，持ち手の部分が曲がったものなど，工夫された商品もある．

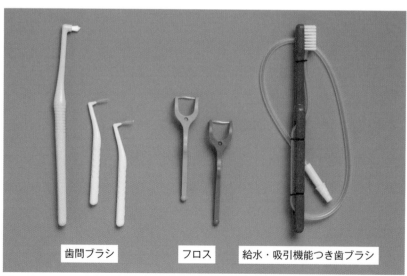

歯間ブラシ　　　フロス　　　給水・吸引機能つき歯ブラシ

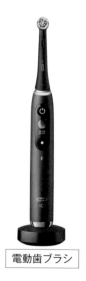

電動歯ブラシ

図1 歯面清掃に用いる物品

2 電動歯ブラシ

患者の手の動き（巧緻性）が悪い場合には，本来の歯磨きのようにブラシを細かく振動させて歯磨きをすることが難しく，汚れがきれいに取れないことがある．このような場合は，電動歯ブラシを利用するとよい．その際，ヘッドが小さめのものを選ぶようにする．

3 歯間ブラシ

歯と歯のあいだ（歯間鼓形空隙）にある歯肉（歯間乳頭部）は汚れがたまりやすく，歯ブラシだけでは磨ききれないため，歯肉が炎症を起こしやすくなる（**図2**）．この部位には，歯間ブラシを使うとよい．ブラシのサイズは，歯間の幅に合わせて選ぶ．歯間の幅より大きいブラシを無理やり歯間に押し込んで使うと，歯肉が傷つくことがあるので注意する．

4 フロス（糸ようじ）

歯と歯が接する部位（歯間隣接面）は，う蝕の好発部位であり，歯ブラシでも歯間ブラシでも磨くことができない．この部位には，糸状の清掃器具のフロス（糸ようじ）を使用する．慣れないと操作が難しいため，はじめは滑りのよいワックスつきのものが勧められるが，歯間隣接面にワックスが残留するという問題点がある．慣れてきたらワックスのついていないものを用いるとよい．

5 給水・吸引機能つき歯ブラシ

ベッドから移動できず寝たきりになっている患者の場合には，口腔内を湿潤させながら清掃することが難しく，たまった唾液や水分を排出することも難し

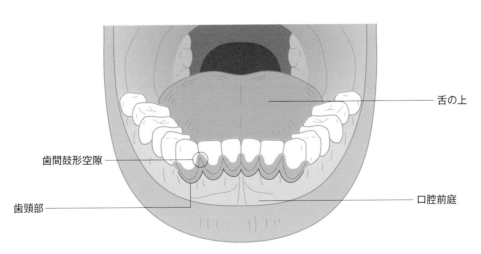

舌の上

歯間鼓形空隙

口腔前庭

歯頸部

図2 汚れがたまりやすい部位

い．そのため清掃しても効果が十分に得られず，また，たまった水分などを誤嚥する危険性があるため，給水・吸引機能のついた歯ブラシを用いるとよい．また，通常の歯ブラシの毛先部分にチューブをつけ，吸引しながら清掃できるものもある．

口腔粘膜（舌・口蓋・頬など）清掃用品（図3，4）

1 軟毛ブラシ

舌や口腔前庭，口蓋などの粘膜を清掃するため，毛先が大きくヘッド面積も広く，非常に軟らかい毛のブラシである．

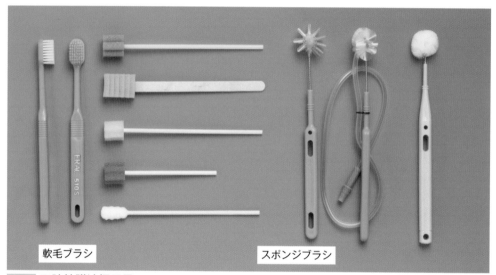

軟毛ブラシ　　スポンジブラシ

図3 口腔粘膜清掃用品

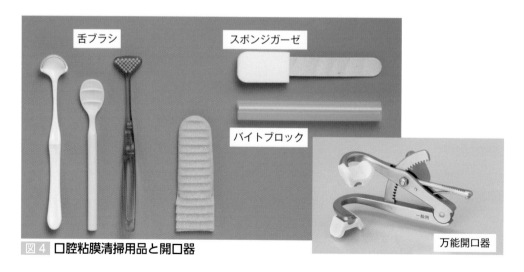

舌ブラシ　　スポンジガーゼ

バイトブロック

万能開口器

図4 口腔粘膜清掃用品と開口器

長期間口腔ケアを行っていない患者や，粘膜や歯に疼痛がある患者は，毛先の硬い通常の歯ブラシでブラッシングをすると不快に感じ口腔ケアを拒否しがちになる．そのような場合に，軟毛ブラシを利用するとよい．

2 スポンジブラシ

口腔ケア用のスポンジブラシは，紙製またはプラスチック製のハンドル部の先に，スポンジがついている清掃道具で，スポンジ部を少し湿潤させて，水分が落下しないようにしぼった状態で使用する．乾燥したまま使用すると粘膜を傷つける．スポンジは凹凸のある形状をしているものが多く，回転させながら汚れを拭うようにして使用する．先端部分が綿でできた口腔内清掃用綿棒もある．

3 舌ブラシ

舌の表面（舌背面）に付着した舌苔を清掃する際は，舌ブラシを用いる．プラスチック製の板状のものや，軟らかい毛のブラシがついたものなど形状はさまざまであるが，いずれも力を入れすぎないように，舌の奥から手前に向かってかき出すように使用する．

なお，舌の上が白くなっていても必ずしも汚れではないため，軽くこすっても取れない場合は無理をしないようにする．

4 口腔清拭ガーゼ

粘膜に傷や炎症があり，清掃器具を使用できない場合には，ガーゼを指に巻きつけて拭うように清掃する．また，ディスポーザブルのプラスチックグローブの指部分にガーゼをつけたものなどもある．

開口保持用器具

1 バイトブロック

自分で開口を保持できない患者に口腔ケアを行う場合に，プラスチック製の管やゴム状のバイトブロックを用いる．上下の臼歯部に挟んで使用する．

2 開口器

開口器はバイトブロックと同様，強制的に開口を保持させる器具である．上下の臼歯部に挿入し，ねじを回して力を加え，開口量を調節することができる．プラスチック製のものもあるが金属製が多いので，シリコンチップがついていない場合は，粘膜や歯を傷つけないよう，口腔内に挿入する部分にはガーゼを

巻くようにする．操作は簡単でなく，粘膜や歯を傷つけないよう十分注意すべきであり，医療者が扱うようにする．

3 日用品による代用

バイトブロックや開口器がない場合には，硬いゴムホースを短く切ったものや，割りばしにガーゼを巻いたもので代用する．咬み切られないよう，材質の弱いものは避ける．

義歯の清掃用品（図5）

1 義歯用歯ブラシ・義歯用ブラシ

義歯の清掃には，必ず義歯専用のブラシを用いて機械的清掃を行う．義歯の表面には，微生物が付着・増殖してバイオフィルムを形成しており，機械的清掃でしか除去できない．通常の歯ブラシと歯磨剤を用いて清掃を行うと，ブラシが義歯には硬すぎることと歯磨剤に含有される研磨剤により，義歯が削れてしまう．

また，麻痺などで上肢の動作が不自由な人のために，吸盤つき義歯用ブラシもある．

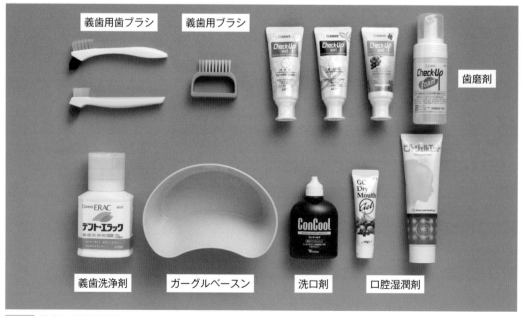

図5 義歯の清掃用品

2 義歯洗浄剤

　義歯洗浄剤には, 除菌効果や微生物の再付着を抑制する効果がある. しかし, 義歯洗浄剤を使用するだけで義歯の汚れが取れると勘違いし, ブラシでの機械的清掃を行わない患者も多くみられる. 義歯用ブラシと併用することで洗浄効果が高まることを理解してもらう.

その他

1 洗口剤

　機械的清掃後, 制菌効果のある洗口剤を使用することで, 口腔環境を良好に保つことが期待できる. ただし, 嚥下障害のある患者は洗口剤を誤嚥するおそれがあるので, ガーゼやスポンジブラシに洗口剤を含ませてしぼり, 粘膜や歯面を拭くようにして使用するとよい.

2 歯磨剤

　歯面の清掃効果を高めるためには, 歯磨剤を使用するとよい. 歯磨剤には, 研磨剤, 発泡剤, 保湿剤, 結合剤などの成分が含まれている. また現在では, フッ素のほかにも薬用成分を含有するものも多く市販されており, ペースト状や粉末状の製品がある. 歯面の清掃のために必ず使用する必要はないが, う蝕予防や歯周病予防などの効果がある成分が配合されているので, 口腔内の状態によって利用してみるとよい.

　ただし, うがいができない人が使うと, 歯磨剤が口腔内に残ってしまうという問題がある. その場合には, 歯面を清掃したのち, ガーゼなどで残った歯磨剤をぬぐう必要がある.

3 ガーグルベースン

　ベッドから洗面台まで移動できない患者は, うがい用にガーグルベースンを使用すると便利である. 口に含んだ水分を誤嚥しないよう, できるかぎり下を向かせた姿勢で使用する. 摂食嚥下障害のある患者は口腔内に水をためておくことができず, 口唇からこぼれる可能性もあるため, 下唇の下部にあわせて保持するようにする.

　また, ガーグルベースンがない場合でも, 大きめのペットボトルをカットしたものや, 洗面器やたらいなどで代用できる. ペットボトルをカットした場合は切り口で皮膚を傷つけないよう, 切り口をなめらかにするなど十分に配慮する.

4 細菌カウンタ (図6)

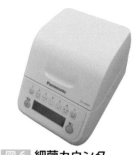

　口腔内には歯周病関連菌などの肺炎の原因となる細菌が多く存在するが[1]，肺炎の原因菌を選択的に減少させることは困難である．Inglis ら[2]は，肺炎発症には，誤嚥された細菌の種類より細菌の量に関係が深いことを報告している．専門的口腔ケアによって口腔内細菌数を減少することが可能で[3]，これにより，発熱日数の減少，肺炎の発症の抑制，さらには肺炎による死亡率が低下することが報告されている[4]．本装置は，口腔内の細菌の量を測定することで，口腔をもとにした感染症の予防を目的とするために開発された．

図6 細菌カウンタ
（パナソニックヘルスケア）

DEPIM
DiElectro Phoretic
Impedance
Measurement
デピム法

　開発された本機器は誘電泳動とインピーダンス計測によるデピム (DEPIM) 法を応用した測定機器で，約5mLの試料液および電極チップを装置にセットして

■本章で紹介した口腔ケアグッズの商品名および問い合わせ先

歯間ブラシ	DENT.EX onetuft	ライオン歯科材㈱
	DENT.EX 歯間ブラシ	ライオン歯科材㈱
フロス	DENT.EX ウルトラフロス	ライオン歯科材㈱
給水・吸引機能つき歯ブラシ	吸引ブラシ チューブつき	㈱オーラルケア
電動歯ブラシ	オーラルB i09 ブラックオニキス	P&Gジャパン合同会社
軟毛ブラシ	エラック510 ES，S	ライオン歯科材㈱
スポンジブラシ	ビバくるりん	㈱東京技研
	ハミングッド H，ハミングッド	㈱モルテン
	TOOTHeTTe	㈱トータルメディカルサプライ
	アイシング綿棒	㈱デントケア
	柄付くるリーナブラシ	㈱オーラルケア
	吸引くるリーナブラシ	㈱オーラルケア
	モアブラシ	㈱オーラルケア
舌ブラシ	フレッシュメイト K	川本産業㈱
	タングッド	㈱モルテン
	舌ブラシ	ピジョン㈱
スポンジ舌ブラシ	エラックスポンジガーゼ	ライオン歯科材㈱
バイトブロック	オーラルバイト	斉藤産業㈱
	エラックバイトチューブ	ライオン歯科材㈱
開口器	万能開口器	㈱ヨシダ
義歯用歯ブラシ	義歯用ハブラシ	サンスター㈱
	ライオデント義歯ブラシ	ライオン歯科材㈱
義歯用ブラシ	デント・エラック710 M	ライオン歯科材㈱
歯磨剤	チェック・アップ ジェル	ライオン歯科材㈱
義歯洗浄剤	エラック 義歯用洗浄剤	ライオン歯科材㈱
洗口剤	コンクールF	ウエルテック㈱
口腔湿潤剤	GC Dry Mouth Gel	㈱ジーシー
	ビバ・ジェルエット	㈱東京技研

ボタンを押す操作のみで測定が開始され，画面に測定結果が表示される．口腔ケアの成果を客観的に評価するうえにも，モニタリングするうえにも，2分程度の操作で測定できる本機器は有効である．

引用・参考文献

1) Scannapieco, F.A., et al. : Associations between periodontal disease and risk for nosocomial bacterial pneumonia and chronic obstructive pulmonary disease. A systematic review. Ann Periodontol, 8(1) : 54-69, 2003.
2) Inglis, T.J., et al. : Gastroduodenal dysfunction and bacterial colonisation of the ventilated lung. Lancet, 341(8850) : 911-913, 1993.
3) Hamada, R., et al. : Development of rapid oral bacteria detection apparatus based on dielectrophoretic impedance measurement method. IET Nanobiotechnol, 5(2) : 25-31, 2011.
4) Kikutani T., et al. : A novel rapid oral bacteria detection apparatus for effective oral care to prevent pneumonia. Gerodontology, 29(2) : e560-e565, 2012. doi : 10.1111/j.1741-2358.2011.00517.x. Epub 2011 Aug 3.

Column

食品を活用した口腔ケア

　日常摂取している食品を用いた，口腔ケアのヒントのいくつかを紹介する．

緑茶によるうがいの効果

　緑茶には，カテキンやフッ素が多く含まれている．カテキンは消臭，抗菌・抗毒作用などがあるとされており，またフッ素は，歯の表面のエナメル質を強化し，う歯になりにくくする効果がある．そのため，食後にお茶を飲んだり，お茶を使って口腔内を清掃することは，衛生状態を保つために効果的といわれている．

　これらの成分は，緑茶が最も多いが，烏龍茶や紅茶など，ほかのお茶にも含まれている．ただし，烏龍茶や紅茶は，お茶のなかでもとくに歯に着色しやすいという特徴があり，気づいたら歯が黒くなっていたということにもなりかねない．お茶を利用したうがいの後にも，必ず機械的清掃を行うようにする．

パイナップルによる粘膜清掃の効果

　パイナップルには，ブロメリンというタンパク質分解酵素が含まれている．そのため，これを舌苔除去に利用する方法が試されている．方法は，生のパイナップルをスティック状に切ったものを舌の上の奥から手前に向かって，やさしく拭うようにこすり，これを数回繰り返す．

　ただし，刺激が強いため，やりすぎると舌に痛みを感じたり，赤くなってしまうことがあるので注意する．

　以前，ある施設において，食事の最後にパイナップルを提供する試みがなされた．咀しゃくできる患者にはそのままで，摂食嚥下機能に問題がある患者には，ペースト状にしたり，細かく刻んでからとろみをつけ工夫して食べていただいたところ，舌苔の付着が改善したという結果が得られた．

　ただし，ブロメリンは熱に弱く，加熱調理したパイナップルでは効果がないため，炒めたパイナップルや缶詰のパイナップルにはタンパク質分解効果がない．

2 方法編

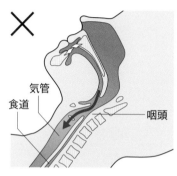

a：枕がない場合は飲食物が真っすぐ気管に入ってしまいやすく危険

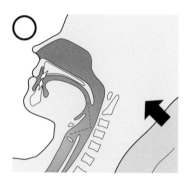

b：枕がある場合は頸部を適度に前屈させると咽頭と気管に角度がつくため誤嚥しにくくなる

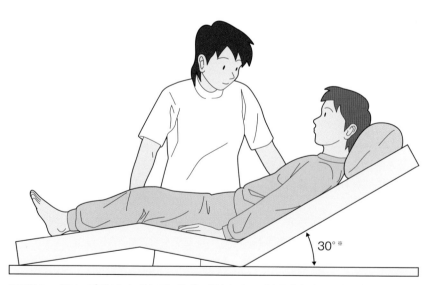

30°※

※30°ヘッドアップがよいとされているが，個人によって適正な角度は異なる（個別の評価が必要）

図1 ベッド上の姿勢：頸部をやや前屈する

口腔ケア実践

口腔ケアを行うにあたって，患者本人の口腔ケアへの希望についてはもとより，全身状態（疾患や認知機能についてなど），家族構成や家族の協力度，既往歴など，基礎的な情報を得ておく．

1 口腔ケア時の体位（患者・術者の位置，照明，ベッドの高さ）

患者の移動能力によって，口腔ケアを行う場所を設定する．自力歩行あるいは介助歩行が可能であれば，洗面台まで移動し，椅子に腰かけてもらって術者が口腔ケアを行う．椅子に腰かけて行う場合や車椅子に移乗して行う場合は，患者の頸部が後屈しないように注意する．術者が立位をとると，患者は術者を見上げるような姿勢となり，頸部が後屈して誤嚥しやすくなる．したがって，対面で口腔ケアを行う場合は，術者は低い椅子に座ったり，しゃがむなどして姿勢を低くし，下方から患者の口腔内にアプローチできるようにする．

また，術者が患者の後方または側方に立ち，肩や上腕部分で患者の頭を支えるようにすると，頭部を固定しやすく，口腔内へもアプローチしやすい．

ベッド上で口腔ケアを行う場合も，誤嚥防止を第一に考える．ヘッドアップして，患者の上体をやや挙上させ，全身がリラックスできるよう，身体の各関節を適度に屈曲させた姿勢をとってもらう．上体を挙上させる角度は，患者の体力や全身状態によって異なるが，最も注意するのは，誤嚥をまねく頸部の角度である．誤嚥しにくい姿勢として，頸部はやや前屈位がよく，後頭部に枕などをあてがうとよい（**図1**）．

片麻痺のある患者の場合は，口腔内にたまった水分は重力で咽頭へ流れるため，麻痺側から誤嚥しやすい．麻痺側が上になるように側臥位にして行う．また，術者は，健側からアプローチしたほうが，患者の口腔ケアへの意識が向きやすい．

2 使用器具の準備

口腔内の観察には，デンタルミラー，ピンセット，綿，探針，トレイなどがあると便利である（**図2**）．また，実際に口腔内の観察や口腔ケアを行うにあたっては，洗面台やベッドサイドの照明で口腔の部位や口腔の奥を詳細に観察することが難しいので，ペンライト等の小型の照明器具を用いて，介助者に補助してもらいながら行う．

口腔ケア実施にあたっては，観察時に用いる器具のほかに，必要に応じた器具を準備する．患者の協力度や介助者の有無によっても使用する器具の数や種

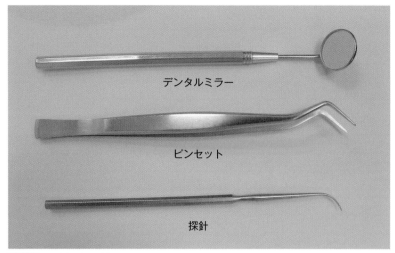

図2 口腔観察に使用する器具

デンタルミラー

ピンセット

探針

類は異なるが，できるだけ簡易に使用できるものを用意するとよい．

また，血液や唾液を飛散させないように感染防止に配慮する．

3 口腔に触れる前に

　患者の理解や認知機能の程度にもよるが，口腔は非常に敏感な器官で，他人に突然触れられたり，開けられたりしようとすると，抵抗を示す場合がほとんどである．ケア前にまず声かけを行い，これから口腔ケアを行うことを患者に伝える．そして感覚への脱感作の手法を応用し，肩や腕など，口腔から遠い部位の広い面積をそっと触れながら，徐々に顔面に近づいて触れ，患者をリラックスさせながら口腔へ到達するようにする．

　認知機能や聴覚・視覚等に障害があると思われる患者に対しての，プライバシーや羞恥心への配慮は重要である．口腔ケアを患者に受け入れてもらうための心づかいを忘れてはならない．

4 口腔内の観察

　口腔ケアを行う前に，口腔内を観察し，歯や口腔粘膜の状態，汚れの付着状況，運動障害などはないか把握する．

歯・歯周組織

　口腔内のどの部位に歯があるか，歯並びはどうか，揺れている歯はないか，補綴物（詰め物，かぶせ物）はないか，義歯を使っているか，う蝕や歯周病はないか等に注意して観察する．これらは咀しゃく力をはじめとした摂食能力や口腔衛生状態に深く関与する．

　口腔衛生状態が不良となりやすい部位は，歯頸部，歯間鼓形空隙，歯間隣接

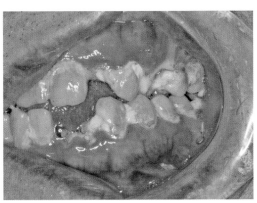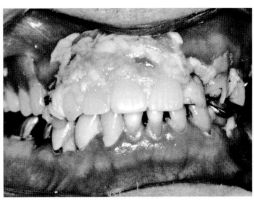

a：歯頸部などの汚れ

b：食物残渣の多量残留

多量の食物残渣がある場合は，口腔麻痺や感覚異常を疑う

図3 不潔な口腔

面などである．歯の清掃を怠ると，唾液に含まれるタンパク質が被膜をつくり，口腔内の細菌が増殖し，それが歯垢（プラーク）を形成して，歯の表面に付着する（**図3a**）．歯垢はバイオフィルムという被膜に覆われているため，歯ブラシなどで機械的に清掃しないかぎり，除去することができない．

　また，通常，食物残渣はうがいなどで除去できるが，これが口腔内に多量に残留している場合は，口腔機能の低下を示唆している（**図3b**）．

舌

　口腔清掃が不十分であったり，口腔機能，とくに舌の運動機能が不良であると，舌の表面に白色や黒色の苔状の付着物である舌苔が堆積する．これは歯垢と同様，細菌，唾液，食物残渣などが原因となってつくられ，口臭の原因にもなる．

頬粘膜，口腔前庭

　頬粘膜と歯肉の外側とのあいだを口腔前庭という．口腔前庭には食物残渣がたまりやすいが，口腔機能が健常であれば，うがいや頬・舌の動きで除去できる．しかし，口唇や頬の運動機能の低下や麻痺がある場合は，食物残渣が多量に残留する．

口蓋

　口腔の上壁を口蓋という．摂食や発音時には，舌が口蓋に触れるため口腔機能が正常であれば口蓋に汚れが付着することはほとんどない．しかし，舌の機能が低下すると，舌が口蓋へ届かないため，食物残渣などが付着しやすくなる．また，乾燥した痰や剥がれた上皮，血餅などが強固に付着していることもみられる．

　口腔内の観察が終わったら，実際の口腔ケアを行う．

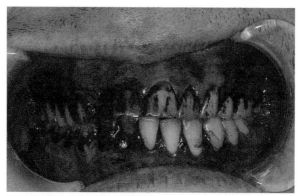
図4 歯垢に染め出し液が着色し，汚れが確認できる

5 口腔清掃

食物残渣の除去

麻痺があったり，頬筋や舌筋の運動機能が低下していると，口腔前庭に食物残渣が多量にみられる．その場合は，スポンジブラシやヘッドの大きい軟毛ブラシを用いて，回転させるように絡めて除去する．その際，ブラシの毛先やスポンジが乾燥していると，食物残渣を除去しにくく，また，口角や頬粘膜，歯肉などを傷つけてしまうおそれがあるので，少し湿潤させてから使用する．大きな食物残渣が除去できたら，歯ブラシや歯間ブラシを用いて，細部の清掃を行う．

口腔粘膜の清掃

舌，頬粘膜，口蓋粘膜に付着した汚れは，粘膜清掃用の器具を用いて除去する．

基本的には，奥から手前に向かって汚れをかき出すようにぬぐう．粘膜専用の器具でも，強い力でこすると粘膜を傷つけてしまうので注意する．

ブラッシング（染め出し，清掃，口腔内吸引）

食物残渣や粘膜の汚れが除去できたら，歯面の清掃を行う．歯面には，肉眼では見えにくい歯垢が付着している．これは白色で歯面では見落しやすいため，市販されている歯垢の染め出し液を使うとよい（**図4**）．

通常は染色液で染めたのち，うがいで余分な液を洗い流す．しかし，うがいができない患者は，誤嚥しないような姿勢をとるようにして，染め出し後に水で洗い流す．これにより歯垢の付着が明確に確認できるので，歯ブラシや歯間ブラシ，フロスを用いて，着色した部位の歯垢を完全に取り除くように清掃する．

なお，ブラッシングの際に吸引ブラシや排唾管，バキュームなどの装置が使用できれば，誤嚥リスクを抑えられる．それらの特別な装置がなくても，病棟であれば吸引チューブを利用して，口腔内に貯留した水分を除去するとよい．

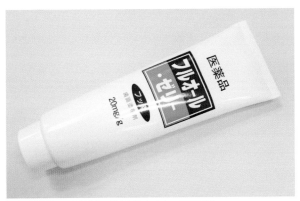

図5 う蝕予防に効果的なフッ素の例

含嗽（うがい）

　含嗽ができる患者は，ブラッシング後にうがいをしてもらう．自力で水分を排出できなければ，誤嚥しにくい姿勢をとってもらい，口もとにガーグルベースンを置き，吸い飲みなどを利用して注水しながら口腔内を洗い流すようにする．たまった水分は誤嚥させないよう，口角から排出させる．

仕上げ

　専門家が行う口腔ケアには，口腔清掃の仕上げとして歯科医師の指示のもとに歯科衛生士が行う専門的機械的歯面清掃（PMTC）がある．また，う蝕予防のため，歯面にフッ素塗布を行うことも口腔衛生状態を維持するためには効果的である（**図5**）．

義歯の管理

　義歯には，可撤性義歯（取りはずせる義歯；いわゆる「入れ歯」）と非可撤性義歯（セメントなどで接着した取りはずせない義歯；「ブリッジ」など）の2種類がある．ここでは，可撤性義歯の口腔ケアについて解説する．

1 義歯の名称

残存歯の状態による分類

　i．総義歯（全部床義歯）：すべての歯を欠損している場合に適応となる義歯．

　ii．部分床義歯：部分的に歯が欠損している場合に適応となる義歯．

材質の違いによる分類

　i．レジン床義歯：義歯の材料に，主にレジン（歯科用プラスチック）を使用している義歯．破損したり磨耗しやすいが，修理は比較的簡単．

　ii．金属床義歯：義歯の材料の一部に，コバルト，クロム，金，白金加金，

歯科用特殊合金，チタンなどを使用している義歯．レジン床義歯よりも耐久性に優れているが，いったん破損すると修理は難しいことが多い．

その他

i．インプラント義歯：喪失した歯を補うため，手術により顎骨にインプラントを植立し，その上部に装着する義歯．

2 義歯の構造

義歯は，人工歯，義歯床，クラスプ（鉤）から構成されている．また，設計によって，上顎では口蓋を覆う床の部分にパラタルバーと呼ばれる連結子がついているものもある．下顎でも同様に，舌側のレジン床が金属に置き換わっている場合があり，その部分はリンガルバーと呼ばれる．

3 義歯の手入れ（清掃方法）

義歯の材料として，一般的にレジンが用いられている．金属床義歯でも，レジンは多少使用されている．レジンには細かい無数の穴が開いており，そこに細菌が入り込むため不潔になりやすい．また，人工歯や金属部分にも，細菌は付着し繁殖する．したがって，義歯は天然歯同様，毎日清掃することが大切になる．

口腔内の細菌は，う蝕や歯周病だけでなく，口腔カンジダ症を引き起こす．さらには，誤嚥性肺炎の起炎菌でもあることが知られている．義歯を不潔にしておくと，誤嚥性肺炎の起炎菌を口腔内にため込んでしまうことになる（**図6**）．

義歯の手入れについては，義歯専用のブラシがあるので，それを使用して機械的清掃を行う．麻痺のある患者には片手でも使用できる義歯用ブラシなどの自助具があるので用いるとよい（**図7**）．その後，義歯洗浄剤を溶かした水に浸漬し，化学的な清掃を行う．機械的清掃を行わずに義歯洗浄剤にだけ浸漬しても，義歯にはバイオフィルムが形成されているため，洗浄剤が義歯に作用せず，効果が得られない．

4 義歯の装着方法

総義歯は，上顎の義歯では口蓋部を押しつけ，吸着するように装着する．下顎の義歯は安定しにくいが，舌を上に持ち上げるようにして，その下に滑り込ませて装着する．

部分床義歯は，クラスプが定まる歯の部位を正確に確認してから装着する．少しでもずれていると，疼痛や炎症の原因となる．また，装着の際は，両手で義歯のクラスプを押さえ，手の力で確実に装着する．

ある程度まで挿入した後，歯を咬み合わせて装着する人がいるが，この方法

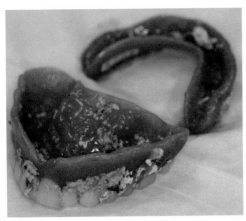

きちんと清掃しないとさまざまな細菌の温床となる

図6 義歯の汚れ

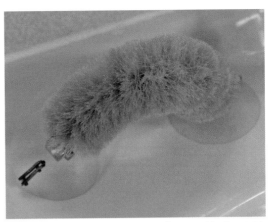

図7 吸盤つき義歯用自助ブラシ．片手でも清掃が可能

では歯や粘膜に負担がかかり，またクラスプが金属疲労を起こして緩くなるため，義歯の適合が悪くなる．

　義歯が大きい場合には口角へぶつかってしまい，なかなか口腔内に入らないことがある．その場合は，義歯を横に回転させた状態で口腔内に入れ，中に入れてから正しい位置へ戻すようにするとよい．

引用・参考文献

1）菊谷武ほか：介護予防のための口腔機能向上マニュアル．建帛社，2006.
2）植松宏ほか編：高齢者歯科ガイドブック．医歯薬出版，2003.

Column

キシリトール（ガム，タブレット）の利用

　キシリトールは，う蝕を予防する効果がある甘味料として，近年，急速に注目が高まってきた．そのため，現在ではキシリトールを配合したガムやタブレットなど，多くの食品が販売されている．咀しゃくや嚥下機能に問題がなければ，これらのガムやタブレットを利用するのもよいと思われる．ただし，糖アルコールであるため，緩下作用があり大量に摂取すると下痢を引き起こすことがあるので注意を要する．

　また，キシリトールはイチゴ，ラズベリー，レタス，ホウレンソウ，カリフラワーなどに含まれており，これらの食品を摂取することで，う蝕予防の効果が期待できるかもしれない．実際，ラズベリーを用いた口腔清掃への効果については，いくつかの研究報告がある．

Column

重度の嚥下障害が回復した例

Aさんは70歳の女性で，6か月前に脳梗塞を発症し，自宅で倒れていたところを発見された．その後，急性期病棟を経て，長期療養型病床へ転院してきた．

重度の嚥下障害のため，前医にて経鼻経管栄養チューブが挿入され，転院時，経口摂取は行われていなかった．また，妄想や暴言，暴力などがあることを理由に，病棟での口腔ケアが進んでいない状況にあった．Aさんの口腔内には重度の口腔乾燥が認められ，口蓋は乾燥した上皮と痰，痂皮，出血部位の不明な血餅がこびりついている状態で，流涎もみられ，経口摂取できるとは思えない状況にあった．

家族との話し合いの際，「もう一度口から食べさせたい」との訴えが聞かれ，「可能かどうかはわからないけれども，まずは口腔内を清潔にし，本人が自分の唾液をしっかり嚥下できるようになることからはじめましょう」ということで，徹底的な口腔ケアを行うこととなった．

はじめは歯科医師と歯科衛生士が中心となって重点的な口腔ケアを行い，次第にその方法をまわりの医療スタッフに理解してもらうように進めた．

当初，経口摂取は不可能ではないかと予想されるくらいに劣悪な口腔内環境であったが，根気よく口腔ケアを続けることにより，口腔乾燥が軽減し，痂皮や血餅の付着は激減した．さらには唾液を嚥下する様子がみられ，流涎がみられなくなった．また，意味のある言葉をほとんど発することがなかったが，やがて口腔ケアを行った際には，「ありがとう」という言葉が聞かれるようになり，周囲の想像以上にコミュニケーション能力が残存していることに気づかされた．

現在，嚥下機能の精密検査のもと，摂食嚥下リハビリテーションを継続して行っており，一部経口摂取が可能となるまでに回復がみられている．脳血管障害の発症から半年以上が経過した慢性期においても，口腔ケアを行うことで，新たな機能回復の道筋が開ける可能性があることを，Aさんを通して学んだ．

さまざまな患者へのケア

1　摂食嚥下障害のある患者の口腔ケア

2　意識障害のある患者の口腔ケア

3　人工呼吸器装着患者の口腔ケア

4　口腔麻痺のある患者の口腔ケア

5　認知症がある患者の口腔ケア

6　神経難病がある患者の口腔ケア

7　重症心身障害のある患者の口腔ケア

8　口腔ケアを拒否する患者への対応

9　頭頸部がん患者の口腔ケア

10　開口障害のある患者の口腔ケア

11　口内炎のある患者の口腔管理

12　歯肉出血，出血傾向のある患者の口腔管理

13　口腔乾燥がある患者の口腔管理

14　糖尿病と口腔ケア

15　妊婦と口腔ケア

16　歯科医師に紹介すべき口腔粘膜疾患

17　がん患者に対する周術期の口腔ケア・オーラルマネジメント

18　災害被災地における口腔ケア

19　訪問診療における口腔ケア

20　COVID-19における歯科口腔ケア

1 摂食嚥下障害のある患者の口腔ケア

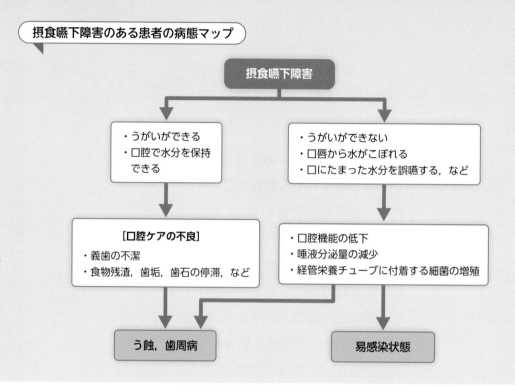

摂食嚥下障害のある患者の病態マップ

摂食嚥下障害

・うがいができる
・口腔で水分を保持できる

・うがいができない
・口唇から水がこぼれる
・口にたまった水分を誤嚥する，など

[口腔ケアの不良]
・義歯の不潔
・食物残渣，歯垢，歯石の停滞，など

・口腔機能の低下
・唾液分泌量の減少
・経管栄養チューブに付着する細菌の増殖

う蝕，歯周病

易感染状態

摂食嚥下障害は，解剖学的構造に原因のある器質的障害と，運動機能に原因のある機能的障害に分けられる．いくつかの原因が合併していることも多く，多面的な対応が必要となる．

摂食嚥下障害のある患者の場合，うがいができない，口唇から水がこぼれる，口にたまった水分を誤嚥する，などの症状がみられる．口腔ケアが困難なため，口腔ケアがおろそかになり，さらに口腔環境が悪化するという悪循環に陥りやすい．不潔になった口腔環境により細菌が増殖し，誤嚥性肺炎の危険性が高まることにもつながる．

口腔の問題とケア

摂食嚥下障害になった場合，原疾患への対応に追われ，口腔ケアが放置されてしまうことが少なくない．麻痺などで口腔筋の動きや感覚が低下していると，

大量の食物残渣が口腔内に付着していても，全く気づかない場合もある．そうなると，重度のう蝕や歯周病に罹患して，気づいたときには多数の歯を喪失する事態に陥っている．

　歯という重要な器官を失うことは，経口摂取を行ううえで，非常にマイナスである．また，口腔内が不潔な状態で，経鼻経管栄養チューブが挿入されている場合には，チューブに付着する細菌が増殖し，誤嚥性肺炎を起こしかねない．

　摂食嚥下機能の回復には，早期のリハビリテーションが重要である．そのためにも，できるかぎり早期に，口腔ケアを行うように心がけたい．

1 う蝕，歯周病

　口腔内への食物残渣や歯垢（プラーク），歯石の付着によって起こる．唾液分泌量の減少や開口状態が継続することによって起こる口腔乾燥も大きな原因の1つである．

対応とケア

　歯ブラシによる機械的清掃を行う．食物の経口摂取をしていない場合でも口腔内は不潔になるので，清掃を必ず行う．

2 義歯

　義歯を装着している患者が原疾患により入院生活を送るなど，日常生活に変化が起こると，義歯の清掃がおろそかになったり，口腔内に装着したまま何か月も放置されることがある．また，義歯を一度はずしてしまうと，そのまま行方がわからなくなり，紛失することもある．

対応とケア

　義歯に付着した汚れにより誤嚥性肺炎を引き起こさないよう常に清潔に保つ．
　義歯装着は，嚥下や呼吸へ有利にはたらく効果があるので，できるかぎり装着してもらうように患者に勧める．現在，経口摂取を行っていなくても，リハビリテーションにより将来的に義歯装着可能となる場合もある．長期間，義歯を装着しない状態が続くと，義歯が口腔内に適合しなくなり，結果的につくり直すことになるか，義歯を拒否し，使用しなくなるおそれがある．

全身の問題とケア

　摂食嚥下障害にはさまざまな原因があり，全身状態が不良な場合がほとんどである（**表1**）．

表1 摂食嚥下障害を引き起こす主な原因

1. 形態の異常	● 先天的：唇顎口蓋裂，顎形態の異常，など
	● 後天的：口腔・咽頭領域の腫瘍術後の解剖学的欠損，歯列咬合の不正，など
2. 神経・筋系の異常	● 発達期障害：脳性麻痺，知的能力障害，など
	● 中途障害：脳血管障害後遺症，パーキンソン病，筋萎縮性側索硬化症（ALS），進行性側索硬化症，多発性硬化症，脊髄小脳変性症，認知症，など
3. 心理的要因	● 拒食，経管依存症，異食，反芻症，嘔吐，など
4. その他	● 加齢，個人差，服薬の影響，など

文献1) を一部改変

1 経管栄養の影響

摂食嚥下障害が重度な場合は，経鼻経管栄養チューブや胃瘻などの経管栄養となる．経管栄養を行っている患者は，食物を経口摂取することによる口腔内清掃作用の低下や口腔機能低下による自浄作用の減退，重度の口腔乾燥や粘膜の脆弱化などの問題が起こる．

対応とケア

食物を経口摂取していない患者でも，口腔ケアで適切な刺激を与えることにより，歯や口腔粘膜を健康な状態に近づけるように援助する．

経鼻経管栄養チューブが留置されていると，抗菌性のチューブであっても細菌が付着しやすい環境にある．チューブ交換期間の程度にもよるが，細菌が付着しやすい摂食嚥下障害のある患者では，痰などの分泌物が咽頭に貯留していることも多く，チューブを伝って気管へ誤嚥することが危惧される．口腔内を常に清潔に保つことはもちろんのこと，チューブ交換を適切な時期に行うことも必要になる．

口腔ケア実施時には，咽頭部でチューブが確認できるので，汚染が認められた場合は，医師，歯科医師に相談し対処する（**図1**）．

2 感覚異常（麻痺）

脳血管障害による後遺症をかかえる患者，口腔・咽頭腫瘍術後（切除後）の患者，脳性麻痺などの患者では，神経に損傷を受けているため，麻痺側の感覚が失われている．

対応とケア

口腔内では麻痺側に食物残渣が停滞するなどの問題点がある．また，口腔ケア実施時で患者自身が行う場合には，麻痺側の手が使えないため，ときには利き手ではない手を使って口腔ケアを行う訓練が必要となる．

介助下の口腔ケアでは，口腔や咽頭の麻痺側に流れ込んだ水分を誤嚥するおそれがあるため，姿勢は麻痺側を上にし，健側を下にするとよい．

3 薬物の影響

　原疾患のため，薬物を服用していることが多い．薬物には，嚥下運動自体を減弱させるものや，唾液分泌抑制作用，筋弛緩作用があるものも多い．

対応とケア

　薬物の唾液分泌抑制作用のため，口腔乾燥を呈する場合には，口腔ケア時に市販される人工唾液を利用したり，唾液腺マッサージを行って唾液分泌を促すこともよい．また，加湿器を口腔内へ向けて湿潤させることも，口腔乾燥の緩和に効果がある．

4 姿勢の問題

　脳血管障害など麻痺を起こす疾患では，姿勢が麻痺側に傾く傾向にある．麻痺側が下になると重力の関係で，唾液や水分が麻痺側を通過するため，誤嚥の危険性が高まりやすい（**表2**）．

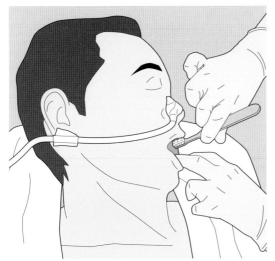

図1 経鼻経管栄養チューブを挿入している患者に行う口腔ケア

表2 口腔ケア時の体位と特徴

体位	誤嚥の危険性	備考
坐位	● 比較的誤嚥しにくい	● 疲れやすい ● 頭部だけが上を向き後屈すると誤嚥しやすくなる
ファウラー位	● 比較的誤嚥しにくい	
セミファウラー位	● 誤嚥の危険性あり	● 側臥位と組み合わせると誤嚥しにくい
側臥位	● 誤嚥の危険性あり	● 片麻痺患者は誤嚥しやすいので麻痺側が上になるように側臥位にする
仰臥位	● 誤嚥の危険性あり	● 誤嚥しないように顔を横に向けさせる

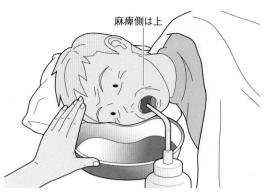

側臥位で洗口するときは，唾液や口腔内の消毒薬が咽頭に流れないように，麻痺側を上（健側を下）にし，ガーグルベースンの凹みに顔をぴったりつける

図2 側臥位の口腔ケア

坐位のときは，顔を下に向けたまま，ガーグルベースンを口もとに近づけて，唾液や口腔内の消毒薬を吐き出す

図3 坐位の口腔ケア

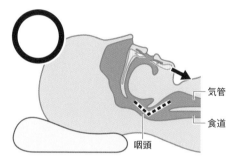

a：頸部を少し前屈させるか，左右どちらかに向かせると誤嚥しにくくなる

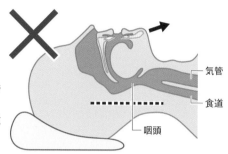

b：顎が上がって頸部が後屈している状態は，飲食物が気管に入りやすく危険である

図4 誤嚥を起こしにくい頸部の角度（仰臥位）

対応とケア

　ベッド上で口腔ケアを行うときは，麻痺側が上に，健側が下になる側臥位をとる（**図2**）．坐位の姿勢がとれるときは，顔を下に向けたままで姿勢を保持してもらい，唾液や口腔内の消毒薬を飲み込まないように注意する（**図3**）．また，ベッドで仰臥位になっているときは，頸部は適度に前屈させ，頭部のみ横を向かせるなど，水分や唾液を誤嚥させないように注意する（**図4**）．

5 食事の影響

　摂食嚥下障害のある患者の食事は，嚥下機能の程度によっては，食形態がペースト食や刻み食など，口腔内に貯留しやすいものとなりがちである（**図5**）．また，食事時間が長くかかったり，1日に頻回の食事をする場合などがあり，食物の口腔内停滞時間が長いため，不潔になりやすい．

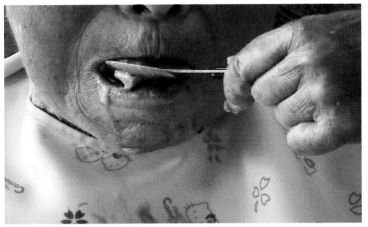

図5 ペースト食は口腔内に貯留しやく，不潔になりやすい

CHECK POINT

- [ ] う蝕，歯周病がないか
- [ ] 義歯を装着しているか
- [ ] 経管栄養を行っているか
- [ ] 麻痺はないか
- [ ] 原疾患の治療による薬物の影響はないか
- [ ] 適正な姿勢がとれているか
- [ ] 食事内容がペースト食や刻み食になっていないか

対応とケア

　食後に必ず口腔ケアを行う．また，歯や歯周組織に悪影響を及ぼす食品（砂糖を多く含む食品，pH濃度の低いイオン飲料など）を避ける．

引用・参考文献

1）金子芳洋：摂食・嚥下リハビリテーションセミナー／講義録Ⅱ——機能障害とその対応，医学情報社，2002.
2）植松宏ほか編：高齢者歯科ガイドブック．医歯薬出版，2003.

2 意識障害のある患者の口腔ケア

意識障害のある患者の病態マップ

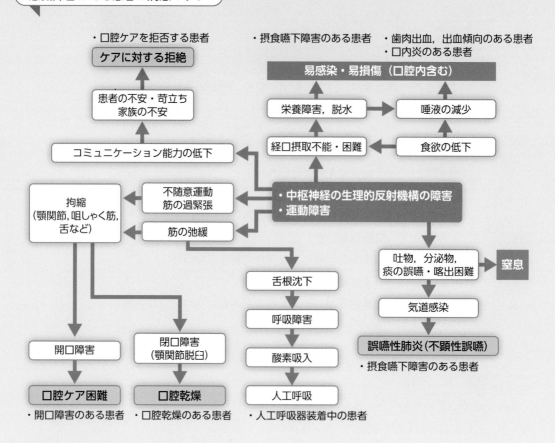

意識障害とは

　意識障害（disturbance of consciousness）とは，脳の機能障害によって物事を正しく理解することや，周囲の刺激に対する適切な反応が損なわれている状態をいう．

　意識の構成には「清明度」「広がり」「質的」の3つの要素が存在し，一般的な意識障害とは，清明度の低下を指すことが多い．広がりの低下（意識の狭窄）は催眠であり，質的の変化（意識変容）はせん妄やもうろう等を指す．

表1 ジャパン・コーマ・スケール（JCS）

Ⅰ．刺激しないでも覚醒している状態（せん妄，混濁：1桁の数字で表現）	
1	だいたい意識清明だが，いまひとつはっきりしない
2	見当識障害がある
3	自分の名前，生年月日が言えない
Ⅱ．刺激すると覚醒し，刺激をやめると眠り込む状態（昏迷，傾眠：2桁の数字で表現）	
10	普通の呼びかけで開眼する
20	大きな声，または身体を揺さぶることにより開眼する
30	痛み刺激を加え，呼びかけを繰り返すと，かろうじて開眼する
Ⅲ．刺激しても覚醒しない状態（昏睡，半昏睡：3桁の数字で表現）	
100	痛み刺激に対し，はらいのけるような動作をする
200	痛み刺激に対し，少し手足を動かしたり，顔をしかめる
300	痛み刺激に反応しない

注）R：不穏状態（restlessness），I：尿・便失禁状態（incontinence），A：無動性無言・自発性喪失（akinetic mutism, apallic state）
記載例）100-I，20-RI

表2 グラスゴー・コーマ・スケール（GCS）

大分類	小分類	スコア
開眼反応 （E）	自発的に開眼する	4
	呼びかけにより開眼する	3
	痛み刺激により開眼する	2
	全く開眼しない	1
最良言語反応 （V）	見当識あり	5
	混乱した会話	4
	混乱した言葉	3
	理解できない音声	2
	発声なし	1
最良運動反応 （M）	命令に従う	6
	疼痛部位を認識	5
	痛みに対する逃避反応	4
	異常屈曲	3
	伸展反応	2
	全く動かず	1

注）3つの項目のスコアの合計を求め，重症度の評価尺度とする．最も意識が悪い状態：3点，意識が清明：15点

1 意識障害の評価スケール

意識障害は，客観的に判定されることが重要であるとされ，現在，わが国においては意識の清明度を中心にジャパン・コーマ・スケール（JCS［3-3-9度方式］，**表1**）とグラスゴー・コーマ・スケール（GCS，**表2**）が多用されている．これらを用いることで，開閉眼状態，自発運動の有無，刺激に対する反応などから，意識の状態を客観的に把握できる．

JCS
Japan Coma Scale
ジャパン・コーマ・スケール（3-3-9度方式）

GCS
Glasgow Coma Scale
グラスゴー・コーマ・スケール

2 原因と症状

意識障害を起こす原因は多岐にわたるが，主なものとして，脳血管障害，感染性疾患（脳炎，髄膜炎など），頭部外傷，脳腫瘍，心臓循環疾患（ショック，心筋梗塞など），てんかん，代謝障害（糖尿病，肝性脳症など），中毒症（薬物，一酸化炭素中毒など），ナルコレプシー，ヒステリー，子癇等があげられる．

意識障害のある患者は障害レベルによりさまざまであるが，一般的に中枢神経の機能低下により反射機能の障害，運動機能の低下が認められる．これらに伴い，コミュニケーション能力の低下，経口摂取困難・不能，吐物・分泌物・痰の喀出困難，不随意運動，筋の過緊張・弛緩，呼吸障害など，口腔ケア時に注意・配慮すべき状況が生じる．

全身の問題とケア

1 経口摂取困難・不能

意識障害のある患者は，経口摂取が困難・不能であることが多い[1]．経口摂取が困難な場合でも，十分な栄養評価と管理が行われていれば問題はない．しかし，栄養や水分が不足している場合は，原疾患や基礎疾患の状態から，低栄養や脱水に陥っていることも少なくない．

低栄養や脱水は，感染に対する防御能や損傷に対する抵抗性を低下させ，感染症を重症化させやすく，治癒も遅延しやすい．

対応とケア

口腔ケアを十分に行い，感染や損傷を予防する．しかし，口腔ケアによって，損傷を生じ，感染をまねくこともあるので，十分に注意する．

2 吐物，分泌物，痰の誤嚥・喀出困難

意識障害のある患者は，脳機能の低下から運動機能だけでなく嘔吐・嚥下・

咳嗽反射といった生理的反射機構，消化管の蠕動運動が低下している．したがって，口腔ケア時には窒息や誤嚥，誤飲に注意する．

また，胃・食道から逆流[*1]した分泌物や痰，口腔内細菌が気道や肺へ侵入し，誤嚥性肺炎を起こすこともある．さらに，咽頭・喉頭の知覚が減弱しているため，痰などの分泌物が侵入・貯留しても咳嗽・嚥下反射が生じないため，貯留物は喀出されない．そのため，それら貯留物内の細菌数を口腔ケア等によって減少させることが重要となる．

対応とケア

咽頭の痰や分泌物の貯留状態に合わせて，意図的に喀出を促したり，喀出できない場合は，適宜吸引を行う必要がある．

意識障害のある患者は，長期臥床による肺機能の低下，咳嗽・嚥下反射の減弱によって，上気道感染や誤嚥性肺炎を起こしやすい状態になっている．

口腔ケア中は適宜，咽頭に貯留した粘液や洗浄液を吸引し，体位ドレナージを行い，口腔ケア終了時には鼻腔から咽頭を吸引することも重要である．

肺機能が低下している場合は，口腔ケア中の誤嚥が機能低下を助長し，生命の危険につながるため，SpO_2（パルスオキシメータ動脈血酸素飽和度）をモニタするなど，常に患者の状態をチェックしながら行う必要がある．

3 コミュニケーション能力の低下

意識障害のある患者は，その原因や状態によってはコミュニケーションが困難・不能なことがある．このような場合，患者は身体の異常を訴えられないため，口腔・顔面の症状（歯や粘膜の疼痛，損傷），誤嚥については，介助者が常に観察し，異常を察知する必要がある．

また，患者は医療従事者やケア提供者とのコミュニケーションが十分にはかれないため，不安，苛立ちを感じることが多い．場合によっては，ケアに拒否的な態度を示すこともある．さらに，家族に対しても不穏な行動を示すため，家族も不安や不信をいだくようになる．

対応とケア

コミュニケーションがある程度可能な場合は，できるだけ早期に患者・家族と十分なコミュニケーションをはかる．コミュニケーションが不可能な患者の場合は，家族の意見を尊重する．訴えや不安などを聞き，それに対応した今後の治療目標を患者・家族を交えて話し合い決定し，提示することが必要である．このとき，医療従事者，家族ともにキーパーソンを明確にすることが重要にな

[*1] 抗コリン薬や同様の作用を有する薬物は，食道括約筋を弛緩させ，胃・食道逆流の原因となる．とくに意識障害のある患者は，長期臥床となっていることが多く，消化管の蠕動運動も低下していることからその危険性は増大する．

るが，治療方針や目標の設定には，他職種がさまざまな視点から関与することが望ましい．

治療方針や目標は，患者の状態の変化により，適宜見直し，変更されなければならない．またその都度，患者・家族とのコミュニケーションをはかり，変更等について確認する必要がある．

4 筋の弛緩，過緊張

脳血管障害や頭部外傷により意識障害のある患者には，急性期では頭蓋内圧の亢進や変動があるため，姿勢を制限する場合が多い．また，頭頸部の外傷などでは，体幹の筋の弛緩や反対に過緊張がみられることもある．

このような場合，頸部が過伸展・過屈曲状態になっていることがあるが，ケア時に便宜的に姿勢を前屈ないし後屈させることを禁止としていることがあるので十分に注意する．

意識障害の原因によっては振戦やジスキネジア[*2]などの不随意運動が顎顔面，舌の筋肉に出現することがある．また，顔面だけでなく体幹の筋肉運動が不能となり，筋緊張が断続的に減少し，硬直した状態になることもある．さらに治療経過によっては，異常な運動亢進状態であるジスキネジアが，口腔領域ではとくに舌と下顎に出現しやすい．

てんかん患者では，発作中に顔面の複雑な動きを繰り返す自動症（automatism）を伴う場合がある．ケア中に発作が起こった場合は，器具による損傷，誤飲・誤嚥，咬傷に十分注意する．

対応とケア

脳血管障害や頭部外傷の場合，静脈還流改善のため，30°頭位を挙上していることが多いが，ケアを行うための姿勢の変更については，主治医の判断を仰ぐ必要がある．

病態が安定し，安静度が緩和され，坐位が可能となったときでも，安定した姿勢保持が困難なことも多いため，毛布やクッションなどを利用して姿勢を安定させる必要がある．

緊張や拘縮がある場合は，反射抑制姿勢[*3]をとらせ，頸部はやや前屈し側方を向かせるとよい．

5 呼吸障害

意識障害のある患者は呼吸障害を伴うことが多い．また，筋の緊張または弛

[*2] ジスキネジア（dyskinesia）とは，筋の異常な不随意運動．一般的には，チック，攣縮，ジストニーを指す場合が多い．舌・口唇・下顎を中心とする口周囲の不随意運動をオーラルジスキネジアという．
[*3] 反射抑制姿勢とは，股関節と膝関節を屈伸させた，全身の筋緊張を抑制する体位である．

緩により開口状態となり，舌根が沈下すると閉塞性の呼吸障害[*4]も生じやすい．

対応とケア

　鼻腔の通気を確保・維持すること，閉口状態を確保すること，舌を前方に維持すること（重症の場合は前方に牽引する）が必要である．

　鼻腔の通気を確保するには，鼻腔のケア（鼻毛の手入れ，鼻垢の除去，鼻汁の吸引除去など）を行う．

　閉口状態を確保するには，枕などを用いて頸部を前屈させ[*5]，包帯やバンデージなどを用いて閉口状態を維持するとよい．呼吸状態によっては気管内挿管がされていたり，酸素マスクや鼻カニューレによる酸素投与がされている（気管内挿管に関しては第4章「3．人工呼吸器装着患者の口腔ケア」〈p.71〉参照）．

　酸素マスクや鼻カニューレによる酸素投与は，口腔・鼻腔の乾燥を助長し，易損傷状態となるため感染が生じやすい．したがって，室内や口腔ならびに鼻腔内の加湿，ケア回数を増加したり，口腔粘膜のマッサージを行ったり，湿潤剤などを適宜使用し，口腔内の湿潤，感染予防を行うことが必要である．

口腔の問題とケア

1 口腔乾燥，易損傷，易感染

　経口摂取開始の指標としては意識レベルが重要である．患者の意識レベルが低く，食物を認知できない場合は，誤嚥のリスクが高く，経口摂取以外の栄養摂取経路を選択することが多い．

　経口摂取が行われていない場合は，口腔内の環境は悪化する．飲食物や咀しゃくの刺激がなくなることにより，唾液分泌量が減少し，その効果が減弱することが原因の1つにあげられる．意識障害のある患者で最も問題となるのは，唾液の潤滑作用，粘膜保護作用，創傷治癒促進，抗菌作用の低下による口腔粘膜の易損傷と易感染が考えられる．

　また，意識障害のある患者は，痛みなどへの反応が鈍く，口腔ケア時の疼痛に対する反応がみられないことが多い．そのため，ケア提供者は口腔粘膜への為害行為に気づかないことが多い．さらに口腔粘膜が乾燥し，脆弱化している

[*4] いびきや無呼吸，陥没呼吸などを認める．閉塞性無呼吸は低酸素状態を引き起こし，意識障害を助長するだけでなく，努力呼吸や不眠により不穏を生じさせ，高血圧症などの循環器系疾患にも悪影響を及ぼし，体力を消耗させる．

[*5] 気管切開中の患者で，頸部が過度に後屈し大開口状態になっているときがある．気管切開中の患者は，気道確保に問題はないので，頸椎などに問題がなければ枕などを用いて頸部を前屈させると自然に閉口し，誤嚥も防止できる．

ため，口腔粘膜は損傷しやすくなっている．損傷を受けた粘膜は，低栄養とあいまって治癒が遅延し，損傷部からの細菌感染をまねくことになる．

対応とケア

口腔ケアに使用する用具や薬物については，口腔粘膜の状態に合ったものを選択する．口腔粘膜が脆弱な場合は軟毛歯ブラシや小児用のヘッドサイズの小さい歯ブラシ，またはポイントブラシを用いて，極力粘膜の損傷を防ぐ[2]．

また，洗浄などに使用する含嗽剤についても，消毒効果と粘膜への為害作用を念頭に入れて選択し，濃度についても十分な配慮を行う．

2 口腔内細菌叢の変化

意識障害のある患者は，唾液分泌量が減少しているため，唾液の希釈，抗菌作用が減弱し，口腔内細菌が増加する．さらに原疾患の状況によっては抗生物質を投与されている場合もあり，口腔内細菌叢が変化する．つまり，抗菌薬の抗菌スペクトラム内の口腔内常在菌は減少し，カンジダ属などの真菌や抗菌スペクトラム外の菌が増加するために，口腔内細菌叢が変化する．

そのため，これまで口腔内常在菌叢により定着・増殖できなかった外来菌のインフルエンザ菌やMRSA（メチシリン耐性黄色ブドウ球菌），緑膿菌といった院内感染菌の定着・増殖が可能な環境が口腔内に整うことになる．

対応とケア

外来菌の侵入に対する予防策[*6]は必須である．

3 経鼻経管栄養チューブ

意識障害のある患者は，経鼻経管栄養チューブが挿入されていることが多い．チューブは鼻腔から消化管に挿入されるため，上咽頭では軟口蓋と咽頭後壁のあいだ，中咽頭では喉頭に近接する食道入口部を経由する．

細菌は鼻腔と口腔から侵入し，チューブに付着してバイオフィルムを形成し，唾液などのサイレントアスピレーション（不顕性誤嚥）とともに喉頭に侵入する．また，嚥下機能が残存している場合でも，チューブが喉頭蓋の動きを阻害し，誤嚥を引き起こす可能性もある．さらに，チューブの刺激により，鼻腔・咽頭の分泌物が増え，それらを誤嚥する可能性が高くなる．

ほかにも誤嚥が起こる原因として胃内容物の逆流が考えられる．チューブは食道から胃に到達するため，チューブを伝って胃食道逆流が起こりやすくなり，逆流した胃内容物が喉頭に侵入し，誤嚥を生じる．

---

*6 外来菌の口腔内への侵入を防ぐには，標準予防策（スタンダードプリコーション）を厳守し，口腔ケア時に口腔周囲を消毒する．口腔ケアや口腔内吸引時に口腔周囲に付着したMRSAが口腔内に持ち込まれている可能性を示唆する報告がある．

対応とケア

口腔を清拭する前に鼻腔の清拭を行う．また，口腔の清拭時は，チューブを介して汚染された唾液や洗浄液が流入しないように，顔を側方に向かせる．また，可能な範囲でチューブの清拭を行う．

鼻腔清拭時のくしゃみ，咽頭ケア中の嘔吐，むせ込み時に，チューブが抜けないように十分に注意する．

ケア終了時には，口腔から咽頭を観察して，咽頭のチューブが引き出されていないかを確認し，必要な場合は主治医に連絡する．

4 開口障害・閉口障害

意識障害のある患者は，開口したままであったり，なかには顎関節が脱臼[*7]したままになっていることも多い．反対に閉口したままで顎関節が拘縮し，口腔ケアを行うのに十分な開口量が得られない場合もある．

開口した状態が続くと口腔粘膜が乾燥し，正常な機能を発揮できないばかりか，細菌の侵入口にもなりかねない[3]．また，開口した状態では嚥下することができないため，咽頭にたまった分泌物は高率で気管内に誤嚥されることになる．

対応とケア

閉口を促すには，患者の頸部を前屈させるが，開閉口筋の緊張の緩和も忘れてはならない．緊張の緩和には，マッサージや温冷刺激を行うとよい．

閉口筋には咬筋・内側翼突筋・側頭筋，開口筋には外側翼突筋・顎二腹筋・顎舌骨筋・オトガイ舌骨筋などがある（第2章「1．顔面・下顎の解剖と機能」〈p.20〉参照）．これらの筋を口腔内外から口腔ケア時にマッサージを行うことで，開閉口障害は緩和されることも多い[3]．

まとめ

意識障害のある患者の口腔ケアを行う場合，気道の確保と誤嚥に配慮しなければならない．これには患者の体幹と頭部の位置の調節が重要になる．頸部を後屈させれば，気道は確保されるが，誤嚥しやすくなる．反対に頸部を過度に前屈させると，誤嚥はしにくくなるが，気道が狭窄し呼吸しづらくなる．意識障害のある患者は呼吸苦を訴えることが困難であり，通気が悪くなっても努力呼吸でこれを補う能力も低下しており，さらに誤嚥を防ぐ嚥下反射，咳嗽反射も低下していることが多いことから，十分な注意が必要である．

そこで，口腔ケア開始前に体幹と頭部をつなぐ頸部において，その位置関係

[*7] 顎関節脱臼は，早期に整復しなければならない．脱臼した状態が長く続くと整復しにくくなるばかりか，顎関節が拘縮したり，逆に習慣性に脱臼しやすくなる．

を調節し，誤嚥と呼吸障害を防ぐことが肝要である．体幹と頭部の位置関係の調節では，まず気道を確保する．このとき，過度に頸部を後屈させると，咽頭と気道が直線状になり，誤嚥しやすくなる．また，嚥下反射が生じても，喉頭が挙上しづらくなるので，これも誤嚥のリスクを大きくする．そのため，頸部は前屈も後屈もしていない状態が適切である．やや前屈したほうがよいとする場合もあるが，意識障害がある場合で筋の弛緩がみられる場合は，少し前屈させた状態で，ベッドの上半身をギャッジアップすると，重力で前屈が強くなってしまうこともあるので，あまり前屈させないほうがよい．

　誤嚥対策としては，頸部を回旋し，重力を利用して回旋した側の頬や口腔底に口腔ケア時に生じる，汚染物や唾液がたまるようにする．このとき貯留物が多く，咽頭に溢れ流れ込んでしまうような場合には，吸引の用意や，貯留物を吸い取るガーゼやスポンジブラシなどを用意しておく必要がある．また，せっかく体幹と頭部の位置を調整しても，口腔ケア中に動いてしまっては意味がない．位置を調節したら，枕やタオルを用いて固定するとともに，口腔ケア中も適宜，一歩下がって位置を確認する余裕をもつことが大切である．

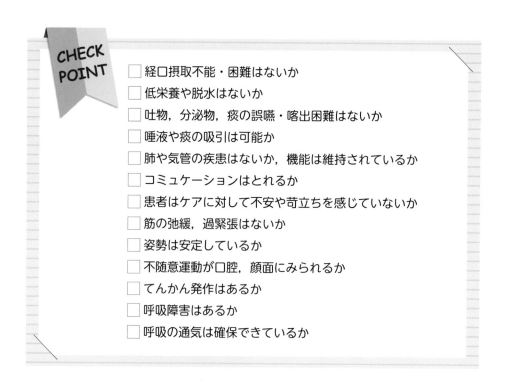

CHECK POINT

- ☐ 経口摂取不能・困難はないか
- ☐ 低栄養や脱水はないか
- ☐ 吐物，分泌物，痰の誤嚥・喀出困難はないか
- ☐ 唾液や痰の吸引は可能か
- ☐ 肺や気管の疾患はないか，機能は維持されているか
- ☐ コミュケーションはとれるか
- ☐ 患者はケアに対して不安や苛立ちを感じていないか
- ☐ 筋の弛緩，過緊張はないか
- ☐ 姿勢は安定しているか
- ☐ 不随意運動が口腔，顔面にみられるか
- ☐ てんかん発作はあるか
- ☐ 呼吸障害はあるか
- ☐ 呼吸の通気は確保できているか

引用・参考文献

1）岩佐康行：意識障害者への口腔ケア．老年歯科医学，19：325～331，2005．
2）森崎重規：出血傾向を有する患者の口腔ケア．老年歯科医学，20：370～371，2006．
3）菅武雄ほか：口腔湿潤剤を用いた口腔ケア手法．老年歯科医学，21：130～134，2006．
4）徳間みずほ：唾液腺マッサージの実際．老年歯科医学，20：356～361，2006．
5）相川直樹ほか編：救急レジデントマニュアル．第2版，p.64，74，医学書院，1998．

3 人工呼吸器装着患者の口腔ケア

人工呼吸器装着患者の病態マップ

[全身の問題]
・ADL・運動機能低下
・嚥下・咳嗽反射の低下
・易感染状態
・低栄養状態

・カフ上部に貯留した分泌物の気管内への流入
・サイレントアスピレーション
・嚥下運動時の咽頭内圧上昇
　◦嚥下運動は意識の回復に伴い生じるようになる
　◦嚥下反射は口腔ケア時の口腔咽頭の刺激や，気管内吸引時に発現するバッキングによる刺激で惹起される
・気管内チューブ，人工呼吸器回路，ネブライザーなどからの分泌物・細菌の侵入
・分泌物・細菌の気管内吸引
・胃内容物の逆流性誤嚥
・血行性感染

[口腔，気管・食道の問題]
・麻痺，挿管チューブ挿入などによる開口状態と口腔乾燥
・唾液分泌・気道内分泌の低下
・開口制限
・口腔内細菌叢の変化と細菌量の増加
・胃食道逆流

人工呼吸器関連肺炎（VAP）などの発症

人工呼吸器装着の適応疾患はさまざまだが，人工呼吸器を装着する患者は，次のような問題をかかえていることが多い．

口腔，気管・食道の問題

・運動麻痺や経口挿管などによる開口状態が原因の口腔乾燥
・脳機能の低下，経口摂取の中止による唾液分泌量の減少とそれに伴う口腔・咽頭内の自浄作用の低下
・口腔内セルフケアの不能
・開口制限や挿管チューブやバイトブロックなどの障害物によって口腔ケアが困難になり口腔内細菌が増殖
・嚥下・咳嗽反射の低下
・口腔内が損傷しやすい状況

- 抗菌薬使用による菌交代現象と，それに伴う真菌や院内感染菌の定着，増殖のリスク
- 気道内の分泌能の低下
- 食道入口部の弛緩
- 胃管チューブの存在
- 蠕動運動の低下による胃食道逆流
- 口腔・咽頭の分泌物や逆流した胃内容物の気管内への侵入（挿管チューブにより，気道は常に開放された状態にあるため）

全身の問題

- 意識障害
- 薬物による鎮静
- 麻痺などによる ADL，運動機能の低下
- 脳神経機能の低下とそれに伴う嚥下・咳嗽反射の低下
- 全身機能，とくに免疫能低下による易感染状態
- 低栄養状態（栄養補給経路は輸液や経管栄養となるため）
- 人工呼吸器関連肺炎
- 人工呼吸器管理に伴う重篤な合併症

人工呼吸器関連肺炎（VAP）

人工呼吸器関連肺炎（VAP）は，人工呼吸器装着後に生じる肺炎で，発症率は5 ～ 67%，死亡率は24 ～ 76%であるといわれている[1]．人工呼吸器関連肺炎の予防は，呼吸管理を行ううえで重要な問題となっている．

人工呼吸器関連肺炎とは，本来肺炎ではなかった患者が，人工呼吸器装着を契機に罹患する肺炎を指し，一般的には人工呼吸を開始して48時間以降に発症した細菌性肺炎を指す．

挿管後48時間以降の早期に生じた人工呼吸器関連肺炎では，肺炎球菌やインフルエンザ菌，MSSA（メチシリン感受性黄色ブドウ球菌）などが起炎菌であることが多く，挿管後96時間以降に生じた人工呼吸器関連肺炎では緑膿菌やMRSA（メチシリン耐性黄色ブドウ球菌）などが起炎菌であることが多いという報告がある．

1 感染経路

人工呼吸器関連肺炎の感染経路は，以下のように考えられる（**図1**）．

VAP
ventilator associated pneumonia
人工呼吸器関連肺炎

MSSA
methicillin-susceptible *Staphylococcus aureus*
メチシリン感受性黄色ブドウ球菌

MRSA
methicillin-resistant *Staphylococcus aureus*
メチシリン耐性黄色ブドウ球菌

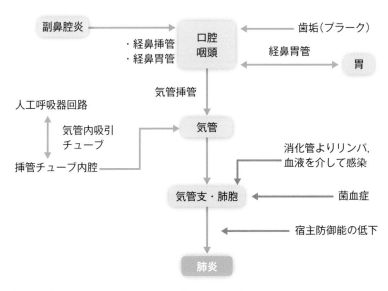

図1 人工呼吸器関連肺炎発症のメカニズム

・カフ上部に貯留した分泌物の気管への流入（サイレントアスピレーション，
嚥下時のカフ上部の気道内圧上昇による流入）

・挿管チューブ，人工呼吸器回路，ネブライザーなどからの分泌物・細菌の侵入

・分泌物，細菌の気管内吸引

・胃内容物の逆流性誤嚥

・血行性感染

2 サイレントアスピレーションの成立機序

　口腔・咽頭で病原性細菌の定着が起こり，これが細菌塊（バイオフィルム）
を形成する．とくに歯（歯垢），気管内挿管チューブの外壁にはバイオフィル
ムが形成されやすく，これに口腔内容液（唾液，血液，滲出液）が接触し，バ
イオフィルム内の病原性細菌が混入する．

　多量の細菌を含む口腔内容液が，声帯下部から気管内挿管チューブのカフ上
に貯留し，体動や嚥下時のカフ上気道内圧の上昇等により，カフと気管壁との
隙間から気管腔内へ漏出し，本来は無菌的な末梢気道へ流れ込み，生体が対処
できない量の病原性細菌が播種されて，人工呼吸器関連肺炎が発症するといわ
れている[1, 2]．

　米国疾病予防管理センター（CDC）が2003年に発表した「医療ケア関連肺
炎防止のためのCDCガイドライン」[3, 4]では，口腔衛生の包括的プログラムの
構築と実施を勧告しているが，人工呼吸器関連肺炎予防のための具体的な口腔
ケアの方法については提示されていなかった．

　そこで，日本集中治療医学会と日本クリティカルケア看護学会は，『気管挿

CDC
Centers for
Disease Control
and Prevention
米国疾病予防管理セ
ンター

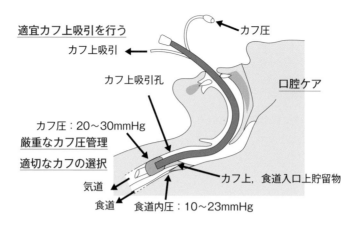

適宜カフ上吸引を行う
カフ上吸引
カフ圧
カフ上吸引孔
口腔ケア
カフ圧：20〜30mmHg
厳重なカフ圧管理
適切なカフの選択
カフ上，食道入口上貯留物
気道
食道
食道内圧：10〜23mmHg

図2 サイレントアスピレーションの対策（カフ圧と食道内圧の関係）

管患者の口腔ケア実践ガイド』を共同で策定した.

3 サイレントアスピレーションの対策

・細菌塊形成 (colonization) の予防：口腔ケアを行う.

・カフ上部の分泌物の吸引：カフ上吸引可能な挿管チューブを使用する.

・体動や嚥下運動が認められる場合は，口腔内とカフ上吸引の回数を増やす.

・気管内吸引を行う前に，カフ上吸引を行う.

・適正な挿管チューブの選択と厳重なカフ圧管理を行う（**図 2**）.

口腔ケアの実際 [5, 6]

1 挿管チューブ固定位置の確認

挿管チューブの固定位置を確認する. 口腔ケア中も適宜, 固定位置を確認し, チューブの位置が深くなったり浅くなったりしていないかを確認する.

2 体位調整

可能であれば，患者の体位を30 〜 45°ヘッドアップする[*1]. 頸部は枕かタオルを用いてやや前屈させ，やや術者方向に横向きに回旋し固定する.

術者の位置は，患者の頭頂部を12時としたとき，3時〜 4時（患者の右側に位置する場合は8時〜 9時）とし，ベッドの高さを調節して，術者が無理なく，患者の口腔内がよく観察できる位置を確保する. 患者の体位や首の向きについ

[*1] 人工呼吸器装着患者のように誤嚥のリスクの高い患者では，医学的な禁忌がなければ，ベッドの頭部を30〜45°挙上することが人工呼吸器関連肺炎予防のために推奨されている[7].

ては，口腔内を照らす照明の位置も考慮し決定する．

3 吸引

カフ上吸引孔からカフ上にたまった分泌物を吸引する（ケア実施中適宜行う）．カフ上吸引孔のついていない挿管チューブの場合は，後述の「咽頭・口腔内分泌物の吸引」に従う．次に気管内を吸引する．カフ上吸引，気管内吸引とも吸引圧は 50 ～ 120 mmHg 程度とし，強い吸引圧による気管内壁の損傷を防止する．開放式吸引を行う場合は，滅菌式のシングルユースカテーテルを使用する．

4 カフ圧の確認

カフ圧計でカフ圧を測定し，通常時（20 ～ 30 mmHg）よりやや高め（プラス 10 mmHg）に設定する．口腔ケア中も適宜測定し，適正なカフ圧管理を心がける．

口腔ケア時にカフ圧を上げることで肺炎を予防できるというエビデンスはないが，口腔ケアを行う程度の短時間であれば，気道粘膜への影響は少ないと考えられ，カフ圧を上げることで口腔ケア時の洗浄液などの気管内への侵入を少しでも軽減できれば，その意義は大きいと考える．

5 固定テープの除去

挿管チューブを固定しているテープが開口を制限している場合は，ゆっくり除去する．除去の際，皮膚や粘膜を傷害しないように十分に配慮する．挿管チューブの固定位置がずれやすい作業のため，慎重にテープを除去する．

最近は，挿管チューブの固定はホルダーを使用したり上顎のみテープで固定するため，開口が制限されることは少なく，固定を除去せず口腔ケアが行えることも多いが，十分な開口が得られない場合は，固定を除去する必要がある．

6 清拭

口腔周囲の清拭

精製水や生理食塩水，院内感染菌の付着が疑われる場合はポビドンヨード（1 ％イソジン液），クロルヘキシジンなどを染み込ませたガーゼを用いて，口腔周囲・頸部の清拭を行う（**図3**）．口腔周囲・頸部に付着した細菌やウイルス，とくに院内感染菌の口腔内への持ち込み防止を目的とする．そのため，ケア時に術者の手や器具の接触が予想される範囲を消毒する．

清拭を行うときには，患者の過敏反応に対する脱感作，顔面の筋への刺激による廃用症候群の予防，緊張緩和と筋力増強，顔面の知覚の維持・回復，さら

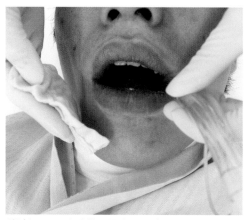

ポビドンヨードを染み込ませたガーゼで，ケア時に
術者の接触が予想される範囲を清拭する

図3 口腔周囲・頸部の清拭

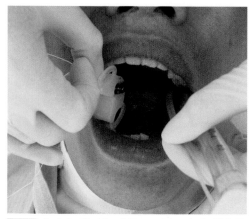

図4 小さなバイトブロックは，糸などを用
いて口腔外に固定する

に唾液腺マッサージを行い，唾液分泌を促進する．

鼻腔の清拭

　精製水や生理食塩水，ポビドンヨード（1％イソジン液）などを含んだ綿球を
モスキート鉗子にて把持し，鼻腔内を清拭する．鼻腔からの細菌やウイルスの
侵入を防ぐとともに，鼻腔にたまった汚染物質を除去し，鼻腔の通気と咽頭部
に貯留した分泌物の吸引路を確保する．

　鼻腔の通気が悪くなると副鼻腔炎が生じ，増加した鼻汁が咽頭に流入し人工
呼吸器関連肺炎の原因となる．

口唇の清拭

　鼻腔の清拭手順と同様に，口唇を清拭する．これは口唇の消毒と湿潤が目的
で，唇の弾性を確保し，損傷を予防する．また，口唇の知覚と運動機能の維持，
賦活を目的とする．

7 視野の確保

　挿管チューブを正中に保持し，アングルワイダーの左右の連結部を屈曲させ
て，口角部に片側ずつ装着する．これにより口唇を上下左右に圧排し口腔内の
視野を確保する．

　開口状態の保持には，バイトブロックや開口器を使用する．バイトブロック
は十分な開口が得られるもので，できるだけ小さいものを選択したほうが視野，
術野を確保しやすいが，小さすぎると開口が十分得られず，誤嚥・誤飲の可能
性が高くなるため注意する[*2]（**図4**）．

[*2] 誤嚥・誤飲防止のために，小さなバイトブロックには糸などをつけて口腔外に固定するとよい．

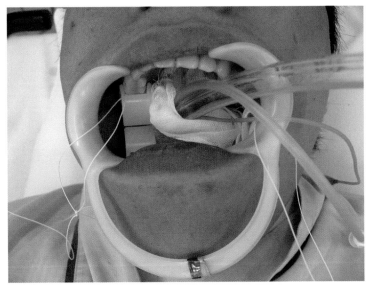

図5 ガーゼに糸をつけ口腔外で固定し，誤飲を防止する

8 咽頭・口腔内分泌物の吸引

　口腔内の吸引には，吸引チューブではなくプラスチック製サクションを使用する．プラスチック製サクションはコシがあるため，舌や頬粘膜を圧排しながらの吸引が可能であり，口蓋や舌背に沿わせ咽頭への挿入がしやすい．屈曲しないため，必要な部位を確実に吸引することができる．先端には数個の吸引孔が開いており，把持部には吸引圧を調節できる孔が開いているものもある．

　鼻腔からは吸引チューブを挿入し，咽頭に貯留した分泌物を吸引する．

9 流入の防止

　咽頭部にガーゼを挿入し，口腔ケア時の咽頭への飛沫，汚染物質や唾液，洗浄液等の流入を防止する．嚥下反射が強い場合は，ガーゼに糸をつけ，口腔外で固定し，誤飲を防止する（図5）．

10 口腔粘膜の清拭

　まず，術者が挿管チューブをバイトブロック装着側に寄せ，介助者が固定あるいはテープで固定し，反対側の口腔ケアを行う．

　ポビドンヨードや塩化セチルピリジニウムなどを含んだ洗口剤を綿球に含ませモスキート鉗子で把持し（もしくは口腔ケア用スポンジブラシ），頬粘膜，口蓋粘膜，舌，挿管チューブを清拭する．神経，血管，唾液腺とその導管と開口部を中心に清拭することで，口腔粘膜の感覚・血行の改善，唾液分泌を促し，

口腔粘膜および口腔内細菌叢を正常化し感染予防をはかる．スポンジブラシや粘膜ブラシの使用[*3]は効果的で省力化できる．

11 ブラッシング

ポビドンヨードや塩化セチルピリジニウムなどの洗口剤を浸した歯ブラシでブラッシングを行う．歯磨剤は発泡するため使用しない．歯が1本でも残っている場合，歯ブラシは必須である．

挿管中の患者の場合，口腔内細菌は，歯や口腔粘膜だけでなく挿管チューブ，バイトブロックなどにも強く付着してバイオフィルムを形成し，どのような消毒薬でもバイオフィルムを破壊・除去することができない．したがって，歯ブラシなどの機械的清掃で擦りとる必要がある（スポンジブラシでも除去することはできない）．

挿管中の患者の口腔内は，挿管チューブ，バイトブロックなどが存在し，また開口が制限されているため，口腔内での歯ブラシの操作は制限される．狭い範囲でも操作しやすい毛先の部分が小さい歯ブラシ（小児用歯ブラシなど）を選択する．さらに必要に応じてポイントブラシや歯間ブラシ，デンタルフロスなどを使用すると効果的に刷掃することができる．

口腔内の片側半分のケアが終了したら，挿管チューブや開口器を反対側に固定して，残りの片側半分のケアを行う．

12 洗浄，吸引

カフ圧を再確認後，清拭やブラッシングによって，遊離した細菌や汚染物質を除去するため，口腔内の清拭と吸引を十分に行う[3]．

清拭に使用する綿球やスポンジブラシには洗口剤を含ませることで，口腔内細菌の増殖を遅らせることができる．また，清拭後に口腔湿潤剤を口腔粘膜に塗布することで，口腔粘膜の乾燥，易損傷を緩和することができる．

13 ガーゼ，バイトブロック・開口器，アングルワイダーの除去

汚染物の流入防止用のガーゼを除去し，咽頭部，舌根部を清拭し，さらに鼻腔より咽頭の吸引を行う．次にバイトブロック・開口器，アングルワイダーの順に除去する．

14 挿管チューブの固定

挿管チューブを再度固定する．同じ部位に慢性的にチューブがあたることで，

[*3] スポンジブラシや粘膜ブラシはディスポーザブルだが高価で，その使用は制限されることが多い．

潰瘍を形成することが多いため，定期的に固定位置を変えるなどの工夫が必要となる．とくに浮腫のある患者では挿管チューブと粘膜や口唇が強く接触することが多く，また，浮腫により潰瘍が形成しやすくなっているため，固定位置の変更は頻回に行う必要がある．挿管チューブの固定が完了したら，体位，カフ圧をもとに戻す．

15 口腔内・口唇の保湿

口唇と口腔内の粘膜は皮膚と同様，感染に対する最も重要な防御機構であり，口腔粘膜の乾燥，脆弱化はひび割れや擦過傷を起こし，感染を起こしやすくなるため，粘膜と口唇の乾燥を防ぐことが重要である．口腔内に少量の水分（咽頭に流入しない程度）を噴霧したり，濡れガーゼを置いたり，口腔湿潤剤などを塗布することも効果的である（第4章「13．口腔乾燥がある患者の口腔ケア」〈p.153〉参照）．

CHECK POINT

- [ ] 循環，呼吸状態など全身状態は安定しているか（顔面，全身の状態の確認，モニタ，人工呼吸器回路，モニタのチェック）
- [ ] 30°以上のヘッドアップがされているか
- [ ] 体幹，頭頸部は安楽な体勢で，適切に固定されているか
- [ ] 頸部は過度に後屈，前屈していないか
- [ ] 厳重なカフ圧管理がされているか
- [ ] 嚥下反射，咳嗽反射はあるか，またその頻度や強さはどうか
- [ ] 気管内，口腔内の吸引は可能か
- [ ] 挿管チューブの固定，挿管深度は適切か
- [ ] カフ上吸引が可能な挿管チューブか
- [ ] カフ上部の分泌物が適切に吸引されているか
- [ ] 顔面皮膚や口腔内，口唇は乾燥していないか
- [ ] 口腔周囲，鼻腔，口唇の清拭は適切か
- [ ] 開口は得られるか，また保持できるか
- [ ] 口腔ケア時，口腔内の視野を十分確保できるか
- [ ] 咽頭への分泌物や汚染物，洗浄液の垂れ込みを防止することは可能か
- [ ] 胃食道逆流の所見（口腔内，カフ上吸引時の胃液吸引，咽頭粘膜の炎症，胃液の臭いなど）がないか
- [ ] 挿管チューブなどによる外傷や動揺歯，破折歯などはないか

引用・参考文献

1) 岸本裕充：人工呼吸器装着中の患者さんに必要な口腔ケア．看護学雑誌，70(4)：324〜333，2006.
2) 丸川征四郎編著：ICUにおけるオーラルケア．p.57〜65，メディカ出版，2000.
3) 矢野邦夫訳：医療ケア関連肺炎防止のためのCDCガイドライン．メディカ出版，2004.
4) 満田年宏監訳：医療関連肺炎予防のためのCDCガイドライン2003年版─CDCおよび医療感染管理諮問委員会（HICPAC）の勧告．国際医学出版，2005.
5) 馬場里奈：人工呼吸器装着患者の口腔ケアの正しい手順と手技．呼吸器ケア，5(7)：88〜95，2007.
6) 渡邊裕ほか：気管挿管患者の口腔ケア．老年歯科医学，20：362〜369，2006.
7) Labeau ,S., et al.：Critical care nurses' knowledge of evidence-based guidelines for preventing ventilator-associated pneumonia：An evaluation questionnaire. Am J Crit Care, 16(4)：371-377, 2007.

Column

急性期医療における気道感染予防

　急性期医療での口腔ケアの目的は，肺炎など気道感染予防である．院内感染のうち肺炎が占める割合は約15％で，ICUおよびCCUといった重症患者の管理を行う現場では，それぞれ27％，24％と高い割合であるとの報告がある．また病院関連細菌性肺炎を引き起こす最大の危険因子は，気管挿管といわれている．人工呼吸器関連肺炎（VAP）は人工呼吸器装着後，48時間以降に生じた肺炎であり，この発症率は5〜67％で，死亡率は76％に達するといわれている．したがってVAPの予防は，呼吸管理を行ううえで重要な問題となっている．

　CDC（米国疾病予防管理センター）では，VAP予防のための口腔衛生の包括的プログラムの構築と実施を勧告しているが，いまだその方法や使用材料について十分なエビデンスは示されておらず，統一した見解は出されていない．その理由としては，口腔内細菌，口腔機能を定量的に測ることが困難で，短期的な調査による客観的評価は不可能であること，発熱や肺炎，感染症の発症，死亡率など客観的な効果を見るためには，大規模で長期間の研究（コホート調査）が必要であること，さらに口腔ケアの個々の手技をコホート調査で検証するのは採算が合わないこと，またケアを提供する術者のケア方法を統一させることが困難など，細かな口腔ケアの評価が困難なためと考えられている．

4 口腔麻痺のある患者の口腔ケア

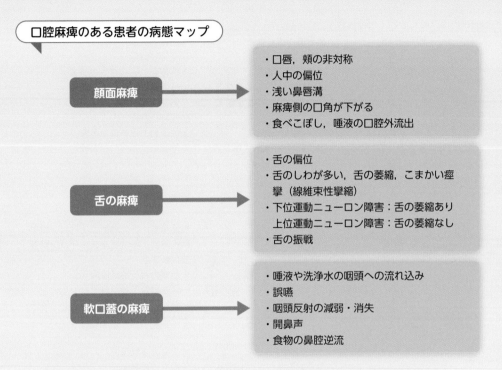

口腔麻痺のある患者の病態マップ

顔面麻痺
・口唇, 頬の非対称
・人中の偏位
・浅い鼻唇溝
・麻痺側の口角が下がる
・食べこぼし, 唾液の口腔外流出

舌の麻痺
・舌の偏位
・舌のしわが多い, 舌の萎縮, こまかい痙攣 (線維束性攣縮)
・下位運動ニューロン障害：舌の萎縮あり
　上位運動ニューロン障害：舌の萎縮なし
・舌の振戦

軟口蓋の麻痺
・唾液や洗浄水の咽頭への流れ込み
・誤嚥
・咽頭反射の減弱・消失
・開鼻声
・食物の鼻腔逆流

　脳血管障害は, 後遺症として口腔や咽頭に運動麻痺や感覚障害を生じる (**表1**). 口腔や咽頭の障害は上下肢の障害に比べて, 患者や介護者の認識が低い場合が多いが, 専門的な診断のもとに口腔ケアの指導が行われるべきである.

　口腔内に生じる運動麻痺や感覚障害は, 口腔の自浄作用を低下させ, 口腔衛生状態を悪化させる. そのため, 歯周病やう蝕が好発する. さらに, 軟口蓋や咽頭の運動障害は口腔ケアを行うことによって誤嚥を誘発することにつながり, いわば「口腔ケア性誤嚥性肺炎」も誘発する.

口腔の運動障害の見分け方

1 顔面の運動機能評価

　顔面の運動を支配する顔面神経に麻痺が生じると, 口唇, 頬の非対称, 人中の健側への偏位などがみられる (**図1**). 安静時において, 鼻唇溝は健側に比較

表1 脳血管障害等で生じる運動麻痺の診断と臨床症状

器官	支配神経	役割	診断方法	疑われる運動麻痺，障害
下顎	三叉神経：咀しゃく筋（閉口筋）（開口筋）	咀しゃく 捕食	運動時（開口時）：麻痺側に偏位 運動時（側方運動時）：麻痺側への運動障害	一側性の三叉神経の麻痺 三叉神経の麻痺
口唇・頬（顔面）	顔面神経	咀しゃく 食塊の口腔内保持 捕食	安静時：口裂の非対称 　　　　鼻唇溝が浅くなる 　　　　口角下垂 　　　　眼瞼がやや開大 　　　　前額部のしわが浅くなる 運動時：口裂左右非対称性が顕著 　　　　鼻唇溝が浅くなる 　　　　閉眼不能 　　　　前額部のしわ寄せができない	一側性の顔面神経麻痺 顔面神経麻痺 顔面神経麻痺 上位運動ニューロンの障害 上位運動ニューロンの障害 一側性の顔面神経麻痺 顔面神経麻痺 上位運動ニューロンの障害 上位運動ニューロンの障害
			構音時：/p/の歪み	口唇の閉鎖・破裂動作不全
舌	舌下神経	咀しゃく 食塊の咽頭への送り込み 咽頭収縮（舌咽頭筋として）	安静時：萎縮 　　　　線維束性攣縮 　　　　口腔内で健側に偏位 運動時（舌突出時）：麻痺側への偏位 　　　　萎縮を伴わない偏位 　　　　麻痺側に萎縮を伴う偏位	核性障害，下位運動ニューロン障害 核性障害，下位運動ニューロン障害ではわずか 一側性の舌下神経麻痺 一側性の舌下神経麻痺 一側性の上位運動ニューロンの障害 下位運動ニューロンの障害
			構音時：/t/の歪み 　　　　/k/の歪み，/k/の/h/への置換	舌前方の運動障害 舌後方の運動障害
軟口蓋	舌咽神経および迷走神経	食塊の口腔内保持 鼻腔逆流の防止	安静時：口蓋垂の健側へやや偏位 　　　　咽頭後壁の健側へやや偏位 　　　　低位 運動時（「アー」発声時）：口蓋垂の健側への偏位 　　　　咽頭後壁の健側への偏位 　　　　挙上不全	一側性の下位運動ニューロンの障害 一側性の下位運動ニューロンの障害 両側性の上位または下位運動ニューロンの障害 一側性の下位運動ニューロンの障害 一側性の下位運動ニューロンの障害 両側性の上位または下位運動ニューロンの障害
			構音時：開鼻声 　　　　/b/の/m/への置換 　　　　/d/の/n/への置換	鼻咽腔閉鎖不全 鼻咽腔閉鎖不全 鼻咽腔閉鎖不全

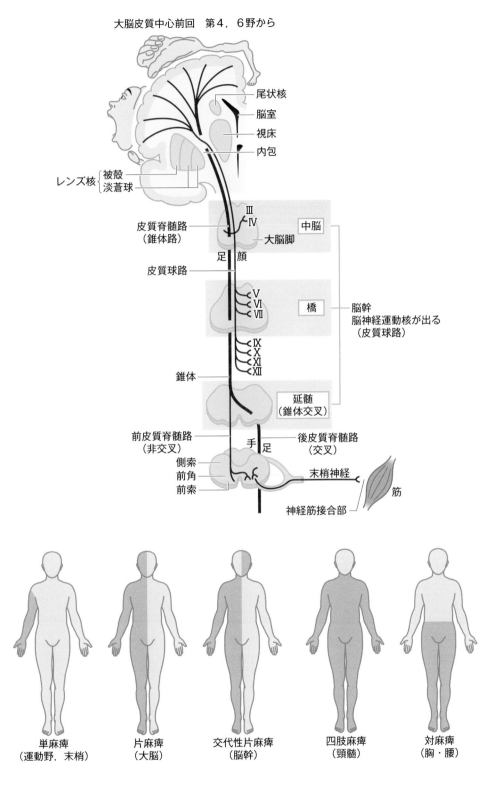

大脳皮質中心前回　第4，6野から

尾状核

脳室

視床

内包

レンズ核 ┤被殻
　　　　└淡蒼球

皮質脊髄路
（錐体路）

中脳

大脳脚

足　顔

皮質球路

橋

脳幹
脳神経運動核が出る
（皮質球路）

錐体

延髄
（錐体交叉）

前皮質脊髄路
（非交叉）

手　足

後皮質脊髄路
（交叉）

側索
前角
前索

末梢神経

筋

神経筋接合部

| 単麻痺
（運動野，末梢） | 片麻痺
（大脳） | 交代性片麻痺
（脳幹） | 四肢麻痺
（頸髄） | 対麻痺
（胸・腰） |

図1 錐体路と運動麻痺

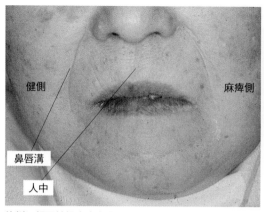 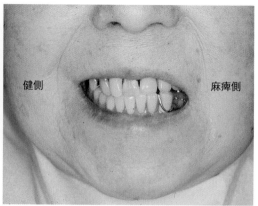

片側に顔面神経麻痺を生じると，口唇，頬が非対称となる．
本症例は左側に麻痺を生じ，麻痺側の鼻唇溝は健側に比べて浅く，口角は下垂している

図2 顔面神経麻痺のある口唇

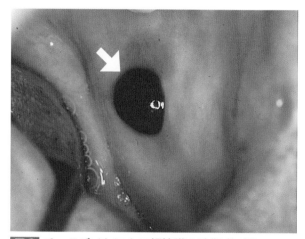

図3 チークバイトによる頬粘膜の咬傷 (矢印)

して浅くなり，麻痺側の口角が下垂する．顔面神経麻痺のある患者に口角の引きや口唇の突出をするように運動を指示すると，左右の非対称性が顕著となる（図2）．

　捕食時や咀しゃく中の食べこぼし，唾液の口腔外流出（流唾，流涎），頬を咬む（チークバイト）（図3）などの症状も顔面神経の症状ともいえる．

2 舌の運動機能評価

舌下神経麻痺

　舌の運動を支配する舌下神経に麻痺が生じると，安静時や挺舌時に舌の偏位が認められる．安静時は，口腔内において舌は麻痺側が広がったように見え，

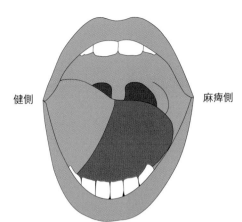
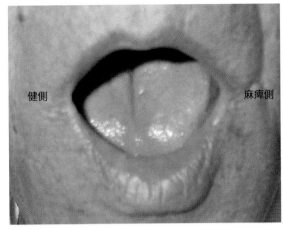

a：麻痺側の舌は力なく口腔内で広がり，舌の非対称が明らかになる

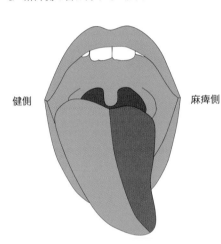
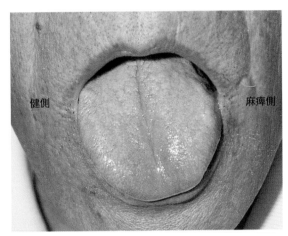

b：舌を突出させると，健側の舌ははたらくが，麻痺側は動かないため，舌の非対称が明らかになる

図4 舌下神経麻痺のある舌の偏位

舌尖部は健側に偏位する（**図4a**）．舌の突出を指示すると，舌尖は麻痺側に偏位する（**図4b**）．

球麻痺

　脳神経の核性の障害である球麻痺（球とは延髄を指し，延髄の運動神経の麻痺を球麻痺という）の場合，舌はしわが多くなり萎縮がみられる（**図5**）．これに伴って，こまかい痙攣（線維束性攣縮）が起こる場合がある．

錐体路の障害

　下位運動ニューロン（脊髄前角細胞，脳幹運動神経核細胞から末梢に至る経路）障害では，舌の萎縮がみられるが，線維束性攣縮は観察しにくい場合が多い．

　上位運動ニューロン（皮質脊髄路，皮質核路．大脳皮質運動野から，脊髄前

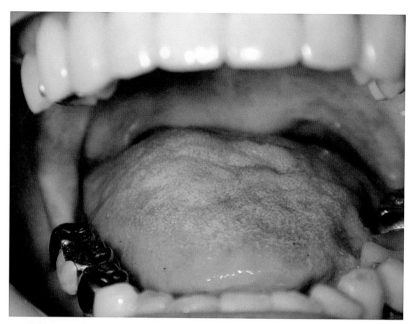

舌は萎縮し，全体的に力なくしわが多くみられる

図5 球麻痺による舌の萎縮

角細胞・脳幹運動神経核細胞までの経路）障害では，舌の萎縮は認められない．

　錐体外路系の障害であるパーキンソン病やパーキンソン症候群などが，寡動性の過緊張性状態を呈する際には，舌に振戦（3〜6サイクルのこまかいふるえ）が認められる．これは，精神的な緊張時などに増強される．

構音障害

　構音による評価も重要になる．舌口蓋音である「タ，テ，ト」（/t/）（**図6**），「カ，キ，ク，ケ，コ」（/k/）（**図7**）による評価が有用である．/t/の歪みは舌の前方部の運動障害を，/k/の歪みや/h/への置換は後方部の運動障害を疑う．いわゆる"ろれつが回らない"状態や/r/の歪みは，運動の巧緻性や運動速度の障害も疑われる．

3 軟口蓋の運動の重要性と機能評価

　軟口蓋は，硬口蓋の後方部分で口蓋後方1/3を占める．後方は遊離縁となり口蓋帆を形成し，正中部には口蓋垂を形成する．軟口蓋の運動は，舌咽神経や迷走神経によって支配される．

軟口蓋の役割

　軟口蓋は口腔を咽頭腔や鼻腔と分離するための重要な役割を演じ，呼吸時に

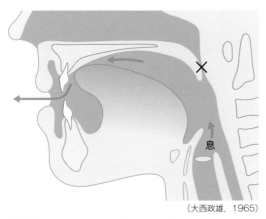

(大西政雄, 1965)

図6 「タ, テ, ト」(/t/) の発声

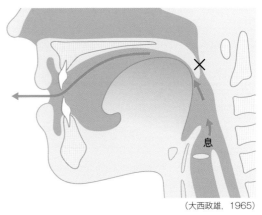

(大西政雄, 1965)

図7 「カ, キ, ク, ケ, コ」(/k/) の発声

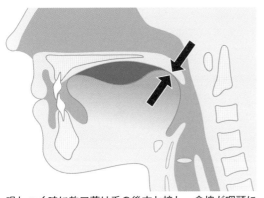

咀しゃく時に軟口蓋は舌の後方と接し, 食塊が咽頭に
流入しないように防ぐ

図8 舌口蓋閉鎖

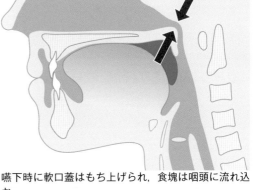

嚥下時に軟口蓋はもち上げられ, 食塊は咽頭に流れ込
む

図9 鼻咽腔閉鎖

軟口蓋は押し下げられ, 鼻腔と咽頭腔を経て喉頭, 気管に至る気道を形成する.

　また, 咀しゃく時に軟口蓋は下方位をとり, 舌の後方と接する (舌口蓋閉鎖,
図8). これにより, 咀しゃく中の食塊の咽頭への流入を防ぐ. 嚥下時に軟口
蓋はもち上げられ, 咽頭後壁と接し, 鼻腔を咽頭腔や口腔と分離する (鼻咽腔
閉鎖, **図9**). この閉鎖によって, 嚥下時に呼吸は停止し, 咽頭腔は嚥下のた
めに利用される. これによって, 口腔および咽頭腔を鼻腔と分離し, 食塊の鼻
腔への逆流を防いでいる.

　口腔ケアの際は, 口腔ケアに用いた洗浄液や唾液を口腔内に保持しながら,
呼吸をしなければならない. 口腔内保持に重要な軟口蓋の動きに障害が生じる
と, 洗浄液や唾液が咽頭に流れ込み誤嚥をまねいたり, 誤嚥防止のために息こ
らえを強いることになる. その結果, 口腔ケアは苦しいものと認識されること
があり, 口腔ケア拒否の原因になることがある.

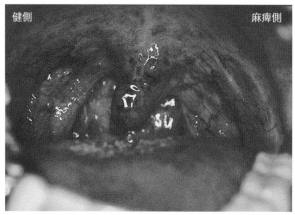

一側性の麻痺では，口蓋垂は健側に偏位する

図10 カーテン徴候

　軟口蓋は延髄網様体にある疑核から中枢での両側性支配を受ける程度が高い．そのため，一側性の上位運動ニューロン障害では，運動麻痺は顕著に現れない．両側に麻痺が生じた場合，開口させて「アー」と発声してもらっても，軟口蓋部の挙上は不十分である．一側性の末梢性障害（核・核下性障害）の場合に「アー」と発声してもらうと，健側の口蓋帆挙筋の収縮によって口蓋垂は健側に偏位する．さらに，咽頭後壁も同様に健側に偏位する（カーテン徴候，**図10**）．通常，口峡部や口蓋帆，咽頭後壁部を触れると咽頭反射が生じるが，麻痺が存在すると減弱または消失する．

　発音による評価も有用である．軟口蓋に麻痺のある患者は両唇破裂音である「バ，ビ，ブ，ベ，ボ」（/b/）が鼻音化し，それぞれ「マ，ミ，ム，メ，モ」（/m/）に置換する（**図11a**）．同様に，歯茎破裂音である「ダ，デ，ド」（/d/）がそれぞれ「ナ，ネ，ノ」（/n/）に置換する（**図11b**）．構音時に呼気が鼻腔でも共鳴するので，鼻にかかったような"開鼻声"となる．

脳血管障害後遺症患者の口腔ケア

1 食物残渣の停滞とう蝕の多発

　顔面神経の運動麻痺は，麻痺側の口腔前庭部に食物残渣の停滞をまねく（**図12**）．さらに，舌の運動麻痺は，咀しゃく障害や嚥下障害をまねき，口内環境を悪化させ，運動障害で舌苔の付着を促進する（**図13**）．

　口腔内に感覚障害が生じても，感覚によるフィードバックがはたらかないために，食物残渣の存在が認知されず，その存在に気がつかない場合も多い．したがって口腔ケアの効果も低下し，歯周病やう蝕が好発する（**図14**）．

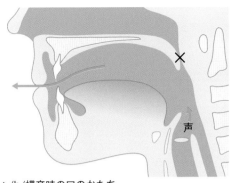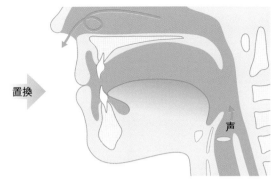

a：/b/構音時の口のかたち

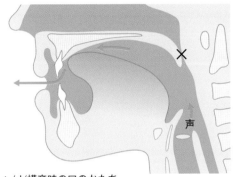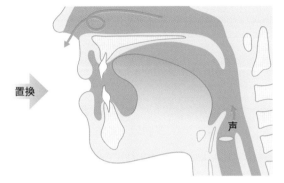

b：/d/構音時の口のかたち

舌や口唇の位置，動きは同様でも，軟口蓋の麻痺によって鼻咽腔閉鎖不全となるため，/b/および/d/が，それぞれ/m/と/n/に置換される

図11 軟口蓋麻痺による音の置換

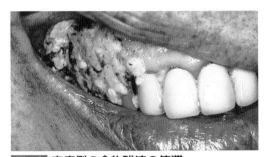

図12 麻痺側の食物残渣の停滞

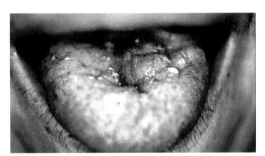

図13 舌の運動麻痺による舌苔の付着

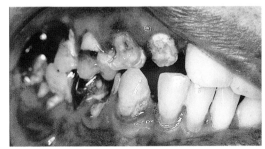

a：麻痺側

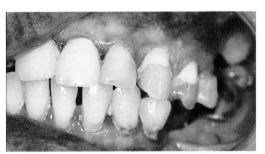

b：健側

図14 口腔内の感覚障害は歯周病やう歯を多発させる

2 誤嚥防止と口腔ケア

　嚥下障害の最大の原因疾患は，脳血管障害である．嚥下障害によって，経口摂取が行われていない場合，口腔は食物によって汚染されないという思い込みから，口腔ケアが十分に行われない場合が多い．しかし，実際は多くの細菌で汚染された唾液などを誤嚥するリスクが高いため，徹底した口腔ケアが必要とされる．また，口腔ケアの際に用いた口腔消毒薬や刺激によって分泌された唾液などを誤嚥させてしまうこともある．

　口腔ケアは，十分な吸引やケア時の体位などを考慮して行われるべきである．不注意な口腔ケアは逆効果であり，口腔ケア性誤嚥性肺炎をまねくおそれがある．

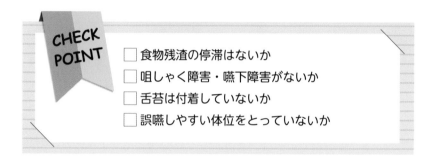

CHECK POINT

☐ 食物残渣の停滞はないか

☐ 咀しゃく障害・嚥下障害がないか

☐ 舌苔は付着していないか

☐ 誤嚥しやすい体位をとっていないか

引用・参考文献

1）田崎義昭ほか：ベッドサイドの神経の診かた．第15版，南山堂，1994.
2）山田晴子監：歯科医師・歯科衛生士のための訪問現場で活用できるやさしい食事指導．ヒョーロン・パブリッシャーズ，2001.
3）菊谷武ほか：「うまく食べられないことへの対応（1）」――運動障害性咀嚼障害，嚥下障害に対する評価方法．東京都歯科医師会雑誌，49：339〜346，2001.
4）菊谷武：「うまく食べられない」をいかに診断するか――運動障害性咀嚼障害の診断．東京都歯科医師会卒後研修，2007.
5）大西政雄：国語音声教本．広文堂，1965.

5 認知症がある患者の口腔ケア

認知症がある患者の病態マップ

認知症の発症(おもな認知症)
アルツハイマー型認知症　脳血管性認知症　レビー小体型認知症　前頭側頭型認知症等

初期：　口腔清掃を忘れる，細かい動作が苦手になる
　　　　　この時期の口腔ケア：自立清掃支援(声掛け・見守り・確認等)，口腔
　　　　　疾患(う蝕・歯周病)の悪化防止

中期：　口腔清掃を忘れる，口腔ケアに対して抵抗する，口腔疾患の訴えがなく
　　　　　なる，摂食・嚥下障害，異食
　　　　　この時期の口腔ケア：介護者へ口腔ケア指導，定期的な専門的口腔ケア，
　　　　　口腔疾患の早期発見をするための観察，義歯紛失防止対策，口腔機能低
　　　　　下予防

終末期：経口摂取不能，重度な口腔乾燥，認知症状・意識障害による口腔ケアへ
　　　　　の抵抗
　　　　　この時期の口腔ケア：看護・介護者による口腔ケアの実施，専門的口腔
　　　　　ケアの実施，口腔乾燥予防・保湿を目指した口腔ケア

（左側：進行）

　認知症は「いったん正常に発達した知的機能が持続的に低下し，複数の認知障害があるために社会生活に支障をきたすようになった状態」と定義されている．認知症はそれ自体が疾患ではなく，認知症の原因となりうる疾患の続発症状（症候）として出現する数々の症状の総称である．

　超高齢社会を迎えるわが国では，増加の一途を辿っており，厚生労働省の推計によると，介護認定を受けた高齢者について，なんらかの介護や支援を要する認知症高齢者（認知症老人自立度Ⅱ以上）は2012年には約462万人に達し，さらに，2025年までには約730万人に増加すると推計されており[1]，認知症高齢者に対する口腔ケアは，さらに拡充されるものと考えられる．

　認知症における口腔ケアの問題は，高齢に伴って起こる口腔機能低下と，認知症の進行によって起こるADL低下の合併に伴って起こる自立清掃能力の低下である．そして認知症中期以降に起こるケアへの抵抗に対して，どのように対応するかが問題点となる．本項では，認知症のある対象者への口腔ケアにつ

いて，上記問題点を中心に解説する．

認知症の特性

認知症には，認知症のすべてにみられる中核症状と，必ずしもすべての認知症にみられるとは限らない周辺症状がある．

中核症状は，認知機能障害と呼ばれる，記憶障害，見当識障害，判断力の低下，失認，失行，失語等で構成される．患者は認知機能障害をもったままで，社会生活を送ろうとすることによって，不安や抑うつ，不眠や妄想・徘徊などの反応症状が出現する．

その反応症状が周辺症状である．これら周辺症状を総称して「認知症に伴う行動障害と精神症状」（BPSD）と呼ぶ．周辺症状は，患者自身が置かれた環境によって出現しないケースもある．そしてその程度も環境に依存するといわれる．認知症のある人への口腔ケアでは，対象者が置かれている環境に注意し，その状況に合わせて方法や工夫を選択することが必要となる．

BPSD
behavioral and psychological symptoms of dementia
認知症に伴う行動障害と精神症状

認知症患者の口腔ケアの目標

認知症のある人に対する口腔ケアの目標は，現状をできるだけ維持することである．一見それほど困難ではない目標のように思われるが，ADLが低下した対象者は，口腔の状況を現状維持することが大変難しいことは，経験ある者であれば容易に理解できることである．

このような状況のなかで行われる口腔ケアは，経口摂取を行っている場合はその維持，歯科・口腔疾患の重症化予防，誤嚥性肺炎の予防や口腔ケアが十分行われていないことによる不潔を防ぐことが目標として設定される．また，本人・家族にとっては前歯の欠損などの審美的要素も，ときにはQOL要素として捉えられることもあり，これらの維持も目標として挙げられよう．

もう1つ，認知症のある人への口腔ケアにおいて重要なことは，口腔内異常の早期発見である．認知症では口腔の異常を本人が気づきにくい．そのため，周囲の介護者が異常に気づいたときには，かなり悪化してしまっており，すでに手遅れになっているケースも多い．早期に異常を発見し，早期治療を行うことによって，口腔の健康を維持することが認知症のある人では重要となる．

認知症のある人の口腔ケアの実際

1 基本的考え方

口腔ケアがすべての認知症のある人に必要だという信念をもつこと

　口をもたない人はいない．たとえ無歯顎であっても，口腔疾患や誤嚥性肺炎に罹患する危険性が0%であることはない．認知症になり口腔ケアの自立性が失われれば，必ず口腔ケアが提供されなければならない．抵抗が強く，心情的に積極的関与が難しいと思われる対象者でも，口腔の健康を守るという信念をもって接することが望まれる．とくに認知症のある対象者では，長期間のかかわりを余儀なくされることも多い．短期間で結果が出せないことも多く，専門家としてのプライドから焦りを感じることも多くあるのではないだろうか．

　認知症患者の口腔ケアは，基本的に劇的改善を目的としたものではなく，現状維持が最大の効果であることは前記した．口腔ケアも同様に劇的変化を期待するものではなく，現状維持を目指し短期間での効果を期待することなく，あわてず実施する心構えが必要である．

今日できなくても，明日に期待する

　認知症のある対象者では，日による変動も多く発生する．明らかな関連については不明であるが，その日の天気や気温などでも，対象者の状態や抵抗の強弱などに違いがみられる．今日できなくても明日になるとできるかもしれないということもあるので，あきらめず何度も実施することが大切である．

専門家に相談する

　対象者への口腔ケア提供に行き詰まったとき，周囲の医療・看護・介護の専門家たちに意見を求めることで，活路を見出せることがある．「口腔ケアは知らないだろうから…」と思っても，実は似たようなケアがそれぞれの分野に存在することがあり，大変参考になることも多い．また，周囲の専門家に相談することで協力が得られ，その協力がときには大きな効果をもたらすことがある．高齢者介護は広い範囲の知識を求められる分野であり，一朝一夕にはすべての知識を獲得できるわけではない．これら知識の欠如を専門家に相談することによって補い，よりよい口腔ケアを提供する手段に用いることが大切である．

2 認知症患者への口腔ケア指導法

自立した口腔清掃への誘導（図1）

　認知症の進行具合では，ある程度のADL自立が確保されている対象者もいる．いまもっている機能の低下防止の観点からは，口腔清掃動作も自ら行って

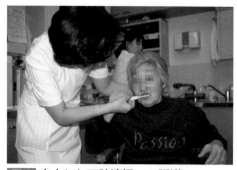

認知症患者への歯磨き
指導は，誘導と確認に
重点を置く

図1 自立した口腔清掃への誘導

もらうよう指導する．ただし，「歯磨きをしている」ということと，「歯磨きが
できている」ということには違いがあり，とくに認知症のある対象者では十分
な歯磨き動作ができず，ただ歯ブラシを動かしているということも少なくない．
必ず介護者が最終確認して，歯磨きの完了を確認する．

声かけ・反復

認知症では，物事への理解力が低下している．歯ブラシを取り出されたから
といっても，「これから歯磨きをする」という健常者の一般的発想すらできな
いこともある．このため，対象者への口腔ケア指導は，これからやることの説
明と，その反復を必要とする．はじめる前に必ず口腔ケアを行うことを伝える
声かけと，途中でいまやっていることの説明を反復するのである．

見守り

認知症だけでなく，要介護高齢者全般の口腔ケア指導時にいえることではあ
るが，対象者がある程度の動作が可能な場合，可能な範囲で自ら行わせ，不十
分な部分のみ介助することが大切である．その際，対象者が自ら口腔清掃を行っ
ている傍らで対象者の行動を見守り，適宜介助を加える方法が理想的な口腔ケ
ア提供であるといえよう．

集団誘導

施設入所中の対象者であれば，他の入所者と一緒に歯磨きをさせることで，
歯磨きへの誘導がしやすくなることがある．施設内のスケジュールとして食後
の歯磨き時間を導入し，数人のグループで洗面所へ誘導し，そこで歯磨きをさ
せる．時間見当が失われつつある認知症では，生活のメリハリをつける意味合
いもあり有効である．

回想法

認知症では最近の出来事を記憶することができなくなるが，過去の記憶に関
しては比較的保たれていることが多い．これを利用して，過去の出来事を思い
出させ行動させることで，脳の賦活化をはかる精神療法として回想法がある．
生活誘導の場面にもこの回想法は応用できるので指導法として流用する．たと

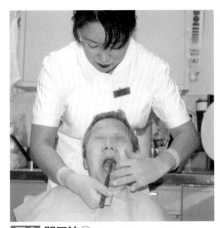

図2 開口法①
首を後屈させると開口しやすくなるが，誤嚥
にも注意する

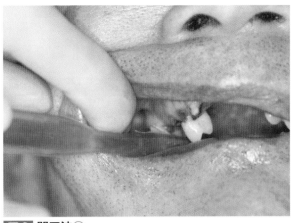

図3 開口法②
口角から指を入れて開口させてブラッシングする

えば歯科診察室に来ても，なかなか歯科治療を受けようとしない対象者に対し，「○×さん，昔はよく歯医者さんにいったよね．今日も診てもらったら？」と問いかけると，歯科診療台に座るようになることもしばしばみられる．

　これは，現在の認識が歯科治療室に来ているという理解ではなく，得体の知れないところへ連れて来られているという思いを対象者が抱いているということであり，「歯科治療経験」を思い出させることによって，理解することへの後押しをしていると考えられる．このように，回想させることによって，ケアへの協力を引き出す工夫も認知症をもつ人に対しては必要なのである．

3 開口法

　口腔観察や口腔ケア実施のために，対象者に開口させることは必須である．しかし，認知症が重度で抵抗が強い対象者であると，容易に開口しないケースもある．このような場合，いったん開口させるために次のような手段をとる．

首を後屈させて開口しやすいように導く

　開口筋群の伸展を期待して，首を後屈させ開口しやすくする方法．もちろん後屈させるだけで開口はしないので，そこから手で開口するよう顎を引く（**図2**）．

　また，頭部を後屈すると誤嚥しやすくなるので，唾液の貯留や食物が口の中にないことを確認してから首の後屈を行う．

口角から指を入れ左右に引く

　口角から指を入れ横に引くようにすると，自然と開口することが多い．嫌がるときに声を出そうとすることを利用して一時的に開口させ，開口した瞬間に開口用器具を入れて開口を維持させるようにすることもある．K-pointと呼ばれる開口ポイントを刺激する方法も，ケースによっては有効な場合もある（**図3**）．

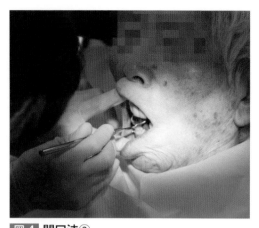

図4 開口法③
デンタルミラーやスプーンで，口唇を刺激することで
開口する場合もある

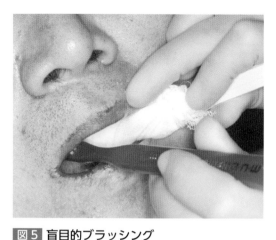

図5 盲目的ブラッシング
開口器を挿入し，咬まれないように注意しながらブラッ
シングを行うが，開口量がそれほど得られなかった場合
には盲目的にブラッシングを行うこととなる

口唇を刺激して開口させる

　口唇をスプーン，デンタルミラーなどで刺激すると開口するケースがある．
これは食べ物を捕食する反射であり，比較的原始反射に近いので，認知症が進
行しても残っていることが多い．ただし，ゆっくりしていると刺激に用いたも
のを噛み込まれてしまうので，開口した瞬間にすばやく開口用器具を入れ開口
を維持する（**図4**）．

4 ブラッシング

　口腔清掃を行う場合の基本的テクニックとして，ブラッシングが挙げられる．
認知症のある対象者にブラッシングを施すときには，ケアに対する抵抗を示さ
れたときでも，確実に磨くことが必要になる．確実に磨くために次のような方
法を用いてブラッシングする．

開口器具を用いて行う方法

　認知症のある対象者の場合，ブラッシングをしようと思っても開口してくれ
ないことが多い．このために強制的に開口させることになるのだが，一定時間
の開口を確保するために器具を用いることが安全である．

盲目的ブラッシング

　開口量が少ない場合や抵抗や体動が強い場合は，十分な視野が確保されない
ことがある．この場合ブラッシングを盲目的に行うこととなる．盲目的に行う
には開口を確保できているときに，口腔の様子を十分観察して行うことになる．
このとき，前歯・臼歯・上下・左右など，口腔をブロック単位に分けて行うと
やりやすい（**図5**）．

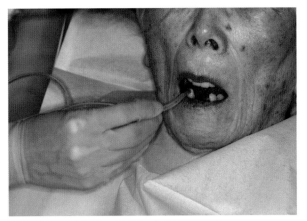

図6 吸引用カテーテルによる口腔吸引
絶えず目詰まりに注意する

5 うがい・吸引

　ブラッシング後のうがいは必ず行うべきだが，認知症のある対象者の場合，うがいがうまくできないことも多い．吐き出すことがある程度可能な人であれば，うがいをさせてもかまわないが，飲み込んでしまう人ではブラッシング後の汚染物を飲み込んでしまうことにもなるので，ある程度汚染物を吸引した後，うがいをさせるようにする．

　飲み込んでしまう人には，うがいのときに使用する水としてお茶が有効であるという報告が近年多くみられる．お茶にはカテキンという抗菌成分が含まれており，飲用してもお茶自体には害がないので，高齢者施設などでは多用されている．もちろんお茶を使用するときも，事前にある程度汚染物は吸引しておいたほうがよい．

　吸引は，ブラッシング中でも頻繁に行う．使用する吸引管は歯科診療で使用する硬いものでなく，咽頭吸引に使用する吸引用カテーテルが粘膜を傷つけることが少なく，変形が容易なので，口腔の奥まで挿入することができる．ただし，管自体が細いので大きな汚染物を吸引したときに詰まりやすく，絶えず清水を吸わせるなどして，目詰まりに注意する（図6）．

6 義歯洗浄

　認知症のある対象者の場合，義歯洗浄は介護者がほとんど行うことになる．確かにADL低下防止に義歯洗浄をさせることも大切ではあるが，この場合見守りが必要になり，義歯紛失や破損への防止策を十分とることが必要となる．これらの対策が十分とれない介護環境では義歯の紛失や破損が，対象者に与える不利益が大きいので勧めることができない．

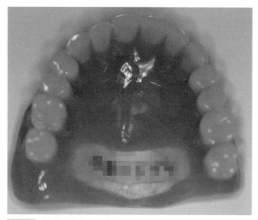

図7 義歯紛失予防①
義歯に名前を入れてもらう

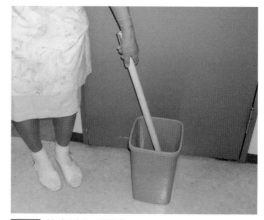

図8 義歯紛失予防②
ゴミ箱の中に義歯が紛れ込んでいないか注意する

　認知症のある対象者に多く発生する義歯紛失は，その発生過程が定かでないことから，これといった有効な予防策があまりない．ただ，いままでの発生からおおよその過程を推測すると，時間帯として夜間に義歯を紛失するケースが多いようである．夜間，就寝時に義歯を外し，保管先を間違えてしまって義歯をなくすことや，洗浄後ティッシュなどに義歯を包んでしまい，ゴミとして捨ててしまったケースもある．また，施設などで多数の利用者の義歯洗浄を同時に行っている場合などで，他の利用者の義歯と間違えてしまい，合わない義歯を入れられた利用者が怒って義歯を捨ててしまった，などというケースもある．

　義歯紛失予防策としては，以下のような対策を講じることが必要である．

● 夜間の義歯管理は必ず介護者が行う．
● 義歯の間違いをなくすよう，義歯に名前を入れてもらう（**図7**）．
● 対象者の出すゴミには細心の注意をはらうことを介護者に徹底する．とくにゴミ箱や引出しの中に義歯が紛れ込んでいないか注意してもらう（**図8**）．
● 不穏，徘徊時には義歯を外すようにする．

　義歯に名前を入れるのは，とくに施設利用者の場合には有効であるが，近年では在宅の要介護高齢者でも，デイケアやデイサービス，さらにはショートステイ等の施設介護を利用する機会が増加しているので，在宅のケースでも義歯への名前入れは必ず行っておくべきである．

7 口腔ケア提供時の行動抑制法

　認知症のある対象者に口腔ケアを提供するとき，ケアに対して抵抗を示されるケースも多い．なかには噛みつかれたり，唾をかけられたりすることもある．このように抵抗を示す対象者でも，口腔ケアを怠るとすぐに口腔疾患に罹患し，

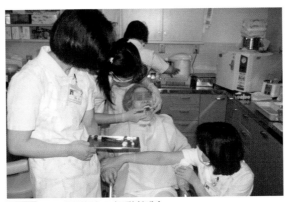

図9　ケア提供時の行動抑制

身体抑制を行って口腔ケアをすることもある.
患者の状態に十分注意をはらって行う

CHECK POINT

- ☐ 口腔清掃を忘れていないか
- ☐ う蝕・歯肉の腫れはないか
- ☐ 口腔ケアに対して抵抗しないか
- ☐ 義歯等は管理されているか
- ☐ 介護者は協力的か
- ☐ 摂食状況は安全に保たれているか

口から食事がとれなくなるばかりでなく, 口臭も発生するため, 対象者周囲の介護環境は介護者にとっても過酷なものとなる.

近年の介護界では, 無用な抑制を極力避ける方向性が示されているが, 口腔ケアの難易性と必要性を考慮すれば, 一時的な抑制は必要なことであり, なんら対象者の人権や尊厳を傷つけるものではない. さらに口腔ケアは, それほど痛みを伴うこともなく, 危険なケアではないので, 現在問題視されているような強度な身体抑制は必要ない.

だが, 抑制を行うときの危険性は口腔ケア提供者が熟知すべきであり, これらの知識がない者が安易に対象者の行動抑制をすべきではない(**図9**).

参考文献

1) 二宮利治ほか：日本における認知症の高齢者人口の将来推計に関する研究. 平成26年度厚生科学研究費補助金特別研究事業（九州大学）, 2014.
2) 奥村由美子ほか：高齢者のイメージに関する文献研究——般高齢者と認知症高齢者に対するイメージ. 日本福祉大学情報社会科学論集, 11：57～64, 2008.
2) 国立長寿医療センター看護部高齢者看護開発チーム：認知症患者の看護. p.2～16, 2008.
3) 阪口英夫ほか：痴呆と歯科診療. p.148～163, 医歯薬出版, 2003.

6 神経難病がある患者の口腔ケア

神経難病がある患者の病態マップ

主な神経難病
筋萎縮性側索硬化症(ALS)，脊髄性筋萎縮症，脊髄小脳変性症，多系統萎縮症(線条体黒質変性症，オリーブ橋小脳萎縮症，シャイ・ドレーガー症候群)，多発性硬化症，重症筋無力症，パーキンソン病，進行性核上性麻痺

進行

初期： 口腔機能の低下，嚥下障害，言語障害，自立口腔清掃能力低下
この時期の口腔ケア： う蝕・歯周病予防，口腔機能低下防止，自立口腔清掃への支援を含めた指導

中期： 初期よりもさらに機能低下が進行する．麻痺・萎縮に近い口腔機能の低下，嚥下障害(場合によっては経口摂取不可)，失語，口腔清掃機能低下もしくは不能，口腔乾燥
この時期の口腔ケア： 介護者へ口腔ケア指導，定期的な専門的口腔ケア

終末期： 経口摂取不能，著明な口腔乾燥，認知症状・意識障害による口腔ケアへの抵抗
この時期の口腔ケア： 看護・介護者による口腔ケアの実施，専門的口腔ケアの実施，口腔乾燥予防・保湿を目指した口腔ケア

神経難病とは

　難病とは，①原因不明，治療方針未確定であり，かつ，後遺症を残すおそれが少なくない疾病，②経過が慢性にわたり，単に経済的な問題のみならず，介護等に著しく人手を要するために家族の負担が重く，また精神的にも負担の大きい疾病と定義されている．

　神経難病とは難病のなかで神経になんらかの障害および症状を呈する疾患のことをいう．具体的には，筋萎縮性側索硬化症(ALS)，脊髄性筋萎縮症，脊髄小脳変性症，多系統萎縮症(線条体黒質変性症，オリーブ橋小脳萎縮症，シャイ・ドレーガー症候群)，多発性硬化症，重症筋無力症，パーキンソン病，進行性核上性麻痺などがある．

　神経難病の発生頻度は全体で1,200人に1人の割合で，わが国には現在，

10万人以上の患者がいるといわれている.

　主に神経組織の変性によって起こるが，障害される部位や程度により症状の出現に特徴がある．若年者でも発症する疾患であるが，中年期以降に発症する神経難病も多いため，高齢化の加速とともに，神経難病をもつ高齢者も増加している.

神経難病の症状の特徴

　神経難病は，前記したとおり原因不明であり治療方法が未確定なものが多いため，不治の病であるというイメージが強いが，現在では多くの薬や治療法が開発され，病気を患っていても自宅療養ができるまでに回復するケースも多くみられる．また，疾患に罹っていても症状がない場合もあり，通常の健常者と同様の治療や口腔ケアを行うことが可能である患者もいる．治療法が進んだといっても，進行性・難治性の病気であることには変わりなく，末期の状態では認知症や寝たきりの状態になるケースが多いので，そのような場合は意識障害患者の口腔ケアと基本的には同一と考えてよい.

　神経難病においては，その病型によって出現する症状はさまざまであるが，全般的に出現する症状は，運動障害，摂食嚥下障害，言語障害であるといわれる.

1 運動障害

　精細な作業を必要とする口腔清掃に困難をきたす場合が多い．パーキンソン病などでは，投薬で日常生活に支障のないレベルまで症状の抑制ができるとされているが，十分に歯磨きできているケースは思ったより少ない．それまではしっかり歯磨きができていたのに，発症とともに，手指・腕の運動障害により歯磨きが十分できなくなってしまい，う蝕の多発や歯周病の急激な進行がみられる場合もある.

　神経難病をもつ患者では早期に歯科受診を行い，歯口清掃の問題点を評価したうえで，個々の患者に合わせた清掃方法を提示し，実施してもらうようにする．そして，定期的な歯科受診をさせ，歯科衛生士による専門的口腔ケアを受けさせるように指導する（**図1，2**）．運動障害の状況に合わせ，刷掃器具も選択するが，手指の状況に合わせて電動歯ブラシの使用も検討する.

　顎運動機能も影響を受けることがある．オーラルジスキネジア（**図3**）と呼ばれる顎や舌の不随意運動やブラキシズム（歯ぎしり）などは，すべての患者にみられるわけではないが，他の疾患に比べて出現することが多い．オーラルジスキネジアは錐体外路系症状の1つで，脳血管障害，パーキンソン病，向精神薬の服用，加齢などでみられる口腔不随意運動をいう．自制の可能な場合と

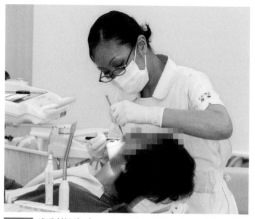

図1 歯科衛生士による専門的口腔ケア①
患者への口腔衛生指導および専門的口腔ケアを行う

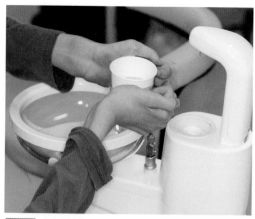

図2 歯科衛生士による専門的口腔ケア②
手指の筋力がないので，コップに工夫が必要である

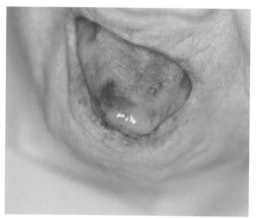

図3 オーラルジスキネジアによる咬傷

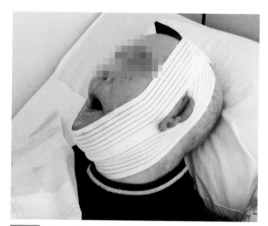

図4 フェイシャルバンドによる顎固定
（注：神経難病患者ではありません）

自制不可能な場合があり，パターン的な動きをするものとパターンをもたない動きをするものがある．いずれにしろ無意味な運動を繰り返すもので，軽度の場合は食行動を制限することはまれであるが，重度になると義歯の使用を困難にするケースや，摂食嚥下障害の原因になる．

ブラキシズム（歯ぎしり）も出現する症状の1つである．自制が効かないため咬耗や歯牙の動揺をきたしても，構わずブラキシズムを続けてしまう傾向がある．安定した開口も困難になるため，歯科治療や義歯の装着が困難になる．いずれもオーラルジスキネジアと同様の症状であると推測される．

さらに終末期に近い状態になると，顎関節脱臼を繰り返すようなオーラルジスキネジアが出現するケースもある．これは神経難病の場合，過去に習慣性顎関節脱臼の既往がなくても発症することがあり，注意が必要である．さらに認知症を併発すると自制が効かず，専門医による顎関節整復を行っても，再び自ら

顎関節を脱臼させ，開口したままの状態になってしまう患者もみられる．顎関節脱臼を繰り返す場合には，整復を行った後にフェイシャルバンド等（**図4**）で固定することで再発予防ができる場合もあるが，認知症や呼吸困難で繰り返し開口状態を呈してしまい固定ができないことも多い．このような場合は栄養摂取方法を経管栄養に変更し，開口に伴う口腔乾燥に対する口腔ケアを実施することが必要になる．

オーラルジスキネジア単独を治療する方法はないが，全身の不随意運動やパーキンソンニズムを治療する過程で投与される抗パーキンソン病薬が功を奏し，症状が消失することもある．

2 摂食嚥下障害・言語障害

神経難病ではいずれの病型でも摂食嚥下障害，言語障害が出現するといわれる．

とくに筋萎縮性側索硬化症（ALS）では，4分の1の患者が初発症状に言語障害や嚥下障害を示すといわれ，重要な診断基準になっている．摂食嚥下機能は複雑な神経・筋連携の動きをするために，神経難病では早期に障害が自覚されるものと推測される．とくに口腔機能の低下は著明で，前記の運動障害による口腔清掃の不良も合併して口腔内が汚れやすく，そのためにう歯の多発や歯周病の進行が起こる．水分でのむせや飲み込みの異常を訴えるケースも多く，そのために栄養不良に陥りやすい．

摂食嚥下機能を維持するために口腔ケアは重要であり，とくに口腔機能を意識した口腔ケアの施行が望まれる．

神経難病をもつ患者の口腔ケア

前記したとおり，神経難病は進行性の病気で，初期には軽い運動障害や摂食嚥下・言語障害が出現することがある．この時期から口腔清掃を心がけるようにしないと，病状の進行とともに口腔内は悲惨な状況になり，病状から発生する摂食嚥下障害と相乗し，経口摂取を早期に断念せざるを得ないことになる．

このようなケースは，いまだ多くの神経難病の症例でみられるものであり，専門医はもとより，地域医療を担当する歯科医師の間でも周知徹底されなければならない．

1 病状初期の口腔ケア

神経難病は，初期症状では専門医療機関への受診がなく確定診断がついていないことも多い．患者自身も多少の体調不良であると誤解し，多数の医療機関を受診しているケースもある．頻度は少ないと思われるが，かかりつけの

患者において，手指運動の乱れや摂食嚥下障害の訴え，以前とは違う口腔清掃能力の低下などがみられた場合，歯科から専門医療機関への受診依頼を行うことも必要であると筆者は考える．早期に正しい診断を行い，治療を開始することは，神経難病の進行を遅らせることができ，患者のADLは必ず向上する．

　神経難病初期には，手指の運動障害により口腔清掃が困難になることは前記した．そのため患者本人に徹底した口腔清掃を行うように説明する．だが，多くの場合は患者本人が現実的に病識をもつことが難しく，途中にて来院が途絶えてしまうことも多い．とくに口腔清掃中心の説明だけで，口腔機能について言及しないと，患者本人の動機づけに至らない傾向がある．口腔機能や舌の機能，嚥下機能にまで言及し，それらの機能維持のための口腔ケアを意識づけさせるような説明が必要である．

　患者の意識づけや理解が得られた場合には，定期的に歯科医院へ来てもらい，歯科衛生士による専門的口腔ケアを施行する．それは神経難病の患者では症状の進行とともに，いずれ専門的口腔ケアの施行が必要になることの前準備としても重要である．

　具体的な指導としてまず行うのは，健常者のブラッシング指導と同様である．多少の運動障害から細部の刷掃，歯間部の刷掃などが難しくなるが，機能維持の観点からも作業療法としてできるだけしっかり行ってもらうように指導する．可能であれば，デンタルフロスや歯間ブラシの使用も提示して，健常者と同様に歯磨きを行ってもらう．

　歯，口の清掃とともに，頬や舌の機能訓練として，インリップスなどの器具を用いた口腔機能訓練を行うことも効果的である．器具を使わなくても機能低下に応じて，負荷訓練や可動域訓練を応用したリハビリテーションも行う．とくに舌や頬の運動機能には注目しやすいが，咬合力も他の器官と同様に能力低下がみられるようになるので，咬合訓練も実施する．

2 病状中期の口腔ケア

　神経難病は病状の進行が数年〜数十年単位に及ぶ場合もある．早期に進行してしまうこともあれば，緩徐に経過することもあり，個人によっても差がある．ケースによっては，軽快や悪化を繰り返しながら，しだいに機能低下してくる場合もある．

　いずれにしろ病状が進み，ADLの低下が著明になってくるころには，口腔ケアに関しては機能低下の程度を勘案して，看護・介護者による口腔ケアの実施を検討する．この時期には患者周囲の環境も変わりやすい．在宅介護の限界を迎え，施設入所に至るケースも多く，口腔ケアがおろそかになることもある．可能な限り訪問歯科診療を行うなどして，歯科衛生士の専門的口腔ケアの施行

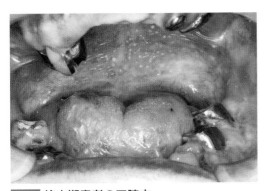

図5 終末期患者の口腔内
粘膜表面に剝離上皮膜の出現を認める

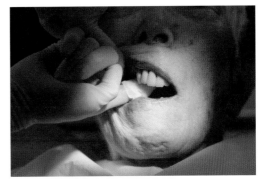

図6 病状末期の口腔ケア
市販の口腔清拭用ウエットティッシュで口腔清拭を行う

は継続できるように維持したい.

　具体的には，患者自身での口腔清掃を行った後に，介護者による口腔ケア（介助を含む・仕上げ磨き）を実施し，その不足分を定期的な歯科衛生士による専門的口腔ケアの実施で補うように計画する．神経難病の患者に対して，定期的な専門的口腔ケアを実施するような診療報酬制度の裏づけがないのが残念であるが，今後の政策に期待したいところである.

　初期の項目にも記した口腔機能維持のための口腔ケアは，この時期にも可能な限り継続して行うようにする.

3 病状末期の口腔ケア

　神経難病末期では，自立した口腔清掃はほぼ不可能な状態となる．パーキンソン病などでは認知症の症状が出現し，口腔ケアへ抵抗を示すようなケースもみられる．経口摂取も困難になるので，経管栄養になっていることも多い．摂食嚥下状態は悪く，誤嚥の頻度も増え，唾液だけでも誤嚥するような状態であることも多い．口腔の機能低下が進み，食物の経口摂取がなされないために，口腔内は汚染が広がりやすくなる．一時代前には，「経口摂取していない場合は食物が口の中に入らないので汚れない．そのために口腔ケアは必要ない」という理由で口腔ケアが十分行われないこともあった．このような誤った認識が語られることも少なくなったが，いまだ十分なケアがなされているとはいいがたい.

　口腔内の状態は総じて口腔乾燥が進み，不潔な痂皮や汚物に口腔粘膜が覆われた状態になる（**図5**）．これら汚物が誤嚥によって気管に吸入され誤嚥性肺炎が発症すると考えられている.

　そのため，誤嚥性肺炎を予防するためには，口腔内の汚染を最小限に留める必要がある．この時期の口腔ケアは，口腔の湿潤，唾液分泌の促進，口腔の保湿を中心に考えた口腔ケアを実施することになる．具体的には，口腔ケア前には，浮遊する汚物をガーゼ（口腔ケアウエッティー，リフレケア®W）（**図6**）な

どで極力除去する．リキッドタイプの口腔保湿剤もしくはうがい薬（ネオステリン®グリーン），口腔保湿剤（リフレケア®H，オーラルアクアジェル）などで口腔粘膜を湿潤させてから，粘膜面についた剝離上皮膜を慎重に取っていく．舌の粘膜面の清掃が終わったところで，残存歯がある場合は歯ブラシでブラッシングを行う．とくに歯間部は歯間ブラシ等を使ってしっかりプラークを除去する．

　経口摂取していない患者でも，歯間部の清掃は極力行うほうがよいが，歯科専門職以外が行う場合は，歯科医師・歯科衛生士に指導を受け，危険のないように配慮したうえで行うように注意する．口腔内が湿潤し，歯・舌・粘膜の清掃が終了した後は，次回に口腔ケアを行うまでの間の湿潤を保つために，口腔保湿剤を塗布して口腔ケアを終了する．

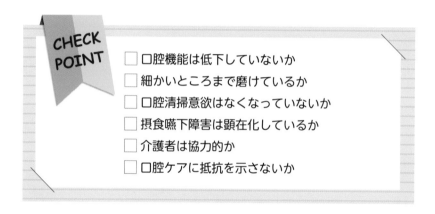

CHECK POINT

- ☐ 口腔機能は低下していないか
- ☐ 細かいところまで磨けているか
- ☐ 口腔清掃意欲はなくなっていないか
- ☐ 摂食嚥下障害は顕在化しているか
- ☐ 介護者は協力的か
- ☐ 口腔ケアに抵抗を示さないか

参考文献

1）難病情報センターホームページ：https://www.nanbyou.or.jp/entry/1360（2021年1月13日閲覧）
2）金川由美子：口腔ケアの現状と問題点―在宅神経難病ケースへの関わりから―．老年歯学，18(1)：52～57，2003．
3）厚生省特定疾患研究「特定疾患に関するQOL研究」班：難病の地域ケア・ガイドライン．p.47～53，2000．

7 重症心身障害のある患者の口腔ケア

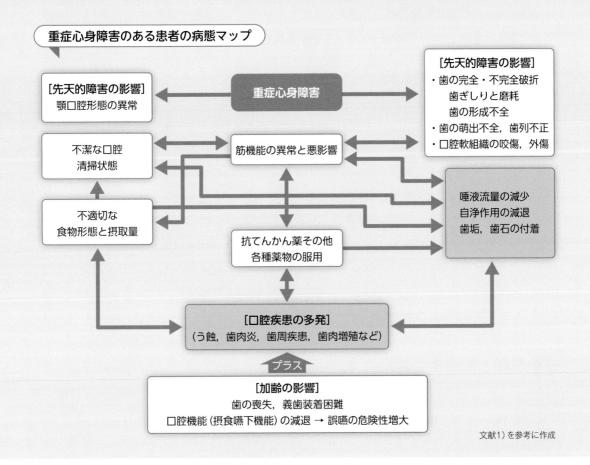

重症心身障害のある患者の病態マップ

[先天的障害の影響]
顎口腔形態の異常

重症心身障害

[先天的障害の影響]
・歯の完全・不完全破折
　歯ぎしりと磨耗
　歯の形成不全
・歯の萌出不全，歯列不正
・口腔軟組織の咬傷，外傷

不潔な口腔
清掃状態

筋機能の異常と悪影響

不適切な
食物形態と摂取量

唾液流量の減少
自浄作用の減退
歯垢，歯石の付着

抗てんかん薬その他
各種薬物の服用

[口腔疾患の多発]
（う蝕，歯肉炎，歯周疾患，歯肉増殖など）

プラス

[加齢の影響]
歯の喪失，義歯装着困難
口腔機能（摂食嚥下機能）の減退 → 誤嚥の危険性増大

文献1）を参考に作成

重症心身障害とは

　重症心身障害とは，重度知的能力障害と重度肢体不自由が重複している状態をいい，その発生頻度は1,000人あたり1人前後[2]である．近年では，医療や介護の進歩により，重症心身障害を有する人たちも長命になってきた[3]．

　また，以前では救えなかった命が救えるようになったことで，医療的ケアが必要な障害児（医療的ケア児）も増え，0～19歳の医療的ケア児の数は2016年には，全国で約1.8万人に上っている[4]．重症心身障害児・者では，脳性麻痺と筋ジストロフィーの患者が多くみられる．脳性麻痺は非進行性の運動障

で，知能の障害をあわせもつ場合もあり，発症率は新生児1,000人中1〜2人の割合とされる[3]．一方，筋ジストロフィーは骨格筋の壊死・再生を主病変とする遺伝性筋疾患で，進行性の筋力低下と筋萎縮を伴う．日本での有病率は，人口10万人あたり17〜20人と推定されている[5]．

重度心身障害児・者の口腔に関する問題としては，先天的な障害として，歯の萌出不全や形態異常，歯列不正，磨耗，咬耗，破折など，軟組織では咬傷，外傷が起こりうる．また，顎骨自体の変形や，高口蓋や狭口蓋などもみられる．このような形態的異常に加え，神経・筋機能の異常と，それらを取り巻くさまざまな要因から，口腔内環境を悪化させる悪循環に陥る可能性がある．

また，抗てんかん薬など，原疾患のために各種の薬剤を服用していることも多い．抗てんかん薬のなかには歯肉増殖を引き起こすものもあるなど，薬の副作用が口腔へ影響を及ぼしている場合もある．そこに口腔清掃への拒否や開口困難などの要因が加わることにより，口腔衛生状態はさらに不良なものとなっていく．そして重度心身障害児・者においても，やがて加齢の影響を考慮しなくてはならない．とくに，抗てんかん薬や向精神薬を服用している障害者は一般成人より老化が早く始まる[6]ことも指摘されており，より早期からの対応が必要となるだろう．

口腔内の問題

1 形態と筋機能の異常

原因

先天的異常として，歯の萌出遅延や先天的欠損，形態異常（矮小歯，癒合歯，短根歯など）がある．疾患によっては，顎骨や口蓋の変形（高口蓋，狭口蓋など）がみられる．筋機能の異常の影響からは，全身の過緊張や不随意運動により，強い歯ぎしりが多く，磨耗や咬耗，破折などが起こる．また，口唇閉鎖が弱く舌突出があると，前歯部が開咬してしまい，臼歯部のみでしか咬合していない場合もある．

対応

先天的に歯の数が少ない場合もあるが，後天的に破折や歯周疾患によって多数歯が喪失してしまう危険性もある（**図1**）．

高口蓋や狭口蓋の場合，口蓋に食物残

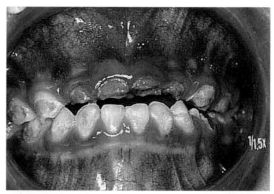

図1 多数歯う蝕

渣がたまり不潔になりやすい．可及的に義歯など補綴装置を装着し，口蓋形態を修正することも含めて口腔機能の維持・改善に努めるべきである．舌口蓋接触床（PAP）という口腔内装置を装着したり，舌が口蓋へ押し付ける力を強化し，自力で食物残渣を排除できるようにするための筋訓練を行う．しかし，不随意運動や過敏などの口腔内の感覚異常のため，これらの対応を受容できない場合も多くみられる．

PAP
palatal augmentation prosthesis
舌口蓋接触床

予防法

　磨耗，咬耗，破折に関しては，歯に過剰な力が加わることを予防するため，咬合面を覆うようなマウスガードを使用するのも効果的である．また，ダウン症では歯周疾患に罹患しやすいとされており，咀しゃくや嚥下に重要な歯を喪失しないよう，早期からの歯周疾患処置により予防措置をとることが重要である．

全身の問題

① 感覚異常：過敏[7]

　障害のある人では感覚異常を有することも多く，とくに触覚過敏は口腔ケアを行ううえでの障壁となりうる．口腔ケアのみならず，食事にも影響する場合も少なくない．触覚過敏があると介護全般に拒否を呈するため，できるだけ過敏を軽減していくような工夫が必要である．

原因

　多くが不明だが，中枢神経系の異常や口腔への感覚運動体験不足，不適切な繰り返しの刺激等が原因とされている．

対応，予防法

　触覚過敏の脱感作を行う．過敏が強いと，十分な口腔ケアを行うことは困難となる．

② 服薬の影響[8]

原因

　原疾患により，抗てんかん薬，向精神薬などを服用している重症心身障害児・者は少なくない．これらの薬には，口腔機能を抑制するものや口腔乾燥を引き起こすものがあり，口腔内の自浄作用に影響を及ぼす．

対応，予防法

　口腔機能が抑制されたり覚醒状態が悪くなっている場合には，口腔ケアによる誤嚥の防止に留意しなくてはならない．口腔ケアは覚醒状態のよい時間帯に行ったり，誤嚥しにくい姿勢をとらせたり，口腔ケアに用いる水をスポンジで

吸い取って誤嚥させないように工夫する必要がある.

　一方,　唾液分泌抑制のために口腔乾燥を呈している場合には,　人工唾液の利用や唾液腺マッサージを行う.　水分摂取量が不足していることもあるので,　摂取量を確認し,　必要に応じて飲水を促す.　また,　室内が乾燥している場合は,　加湿器を使用するとよい.

③ 姿勢の問題

原因

　肢体不自由では,　緊張や拘縮,　不随意運動のため,　側彎などの姿勢の問題があるため,　口腔ケア時に適切な姿勢をとることが困難となる.　とくに脳性麻痺では,　緊張性迷路反射や非対称性緊張性頸反射を起こすことがある.

対応,　予防法

　緊張が強い場合には,　姿勢緊張調整パターン(ボバースの反射抑制体位)といった反射抑制姿勢をとらせる.　頸部は適度に前屈させ,　身体の各関節を屈曲させる.　また,　側臥位にすることも,　水分や唾液を誤嚥させないためにはよい方法である.

④ 食事の影響

原因

　摂食嚥下障害があると,　食事形態がペースト食や刻み食などになるため,　口腔内に貯留しやすくなりがちである(**図2**).　また,　食事に長時間かかる,　1日に頻回に食事するなどにより,　食物の口腔内への停滞時間が長くなり,　細菌が繁殖しやすい環境となる.

対応

　食後に必ず口腔ケアを行う習慣をつける.

予防法

　歯や歯周組織に悪影響のある食品(砂糖を多く含むもの,　pH濃度の低いイオン飲料など)を避

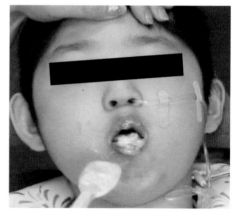

ペースト食は口腔内に貯留しやすく,　その結果,　細菌が繁殖しやすい

図2 ペースト食の口腔内残留

ける.　摂食嚥下機能の改善をはかり,　その結果,　自浄性の高い食品を摂取できるようにしていく.　しかし,　重症心身障害児・者では,　摂食嚥下機能の発達が遅れたり,　改善が困難な場合も少なくない.　できるだけ口腔ケアを習慣化し,　定期的に歯科受診することで口腔内の衛生を保つ.

口腔ケアの実際

1 ケアへの拒否

　口腔，全身にかかわらず，ケアへの介護拒否の有無は重要なポイントである．身体ケアへの拒否がなく，口腔ケアへの拒否のみであれば徐々に慣れていくことが期待されるが，身体ケアへの拒否も強い場合はケアの受容まで困難をきわめること多い．ケアへの拒否にはさまざまな原因が考えられるが，過去の不快な体験に基づく場合も多い．そのような場合は，少しずつケアが快適なものであることを実体験できるよう，ケアの内容を改善したり，実施者を変えるなどの対処を行っていく．

2 触覚過敏の確認

　触覚過敏があると十分な口腔ケアを実施できない．身体のどこに過敏があるかを評価し脱感作を行う．しかし，過敏があっても口腔ケアを行わないわけにはいかないので，不快な刺激を少なくするよう，次の手順で行う．

　一般的に，口腔の中心が最も敏感なため末梢から行っていく．基本的には，①下顎臼歯部→②上顎臼歯部→③下顎前歯部→④上顎前歯部→⑤下顎舌側→⑥上顎口蓋側，という順序で行うが，人によって過敏の強い部位は異なるため，まずはどこに過敏があるかを確認しておくことが大切である．また，開口を維持することが困難な場合には開口器を用いる方法もあるが，介護の場面では粘膜や歯を傷つけたりすることもあるため使用は難しいことが多い．使用する場合には，歯科医師や歯科衛生士の指導のもとに行う．

3 意識レベルの確認

　意識レベルが低いと痛みがあっても訴えられず，口腔ケア時にたまった水分を誤嚥してしまう危険性も高くなる．あらかじめ本人が最も覚醒している時間をみつけ，その時間に口腔ケアを行うように設定する．また，ケア時には常に声かけをし，本人ができるだけ覚醒するように努める．意識レベルの確認には，Japan Coma Scaleを用いる．スコアがⅢの場合は覚醒レベルがかなり低いため，口腔ケア時の誤嚥にはとくに注意が必要である．

4 適正な姿勢の設定

　本人の楽な姿勢を基本とする．緊張が強い場合には可及的に反射抑制姿勢とし，緊張が抜け誤嚥しにくい姿勢をとらせる（**図3**）．

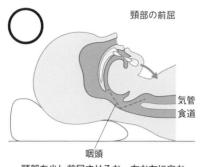
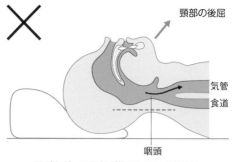

頸部を少し前屈させるか，右か左に向か
せることによって誤嚥を少なくする

顎が上がって頸部が後屈している状態は
よくない

図3 頸部姿勢

文献9) より引用

姿勢緊張調整パターン（ボバースの反射抑制体位）をとらせることもよい．緊張が強すぎる場合や，不随意運動や拒否による動きが激しい場合には，安全のために身体を抑制しながら口腔ケアを行うこともある．

5 呼吸障害の影響

重症心身障害児・者では，呼吸障害を合併している場合が多いと考えられる．痰などの分泌物が咽頭に貯留しやすく，口腔ケア時に呼吸困難に陥る危険性がある．パルスオキシメトリなどを用いて呼吸と循環動態をモニタリングしながら口腔ケアを行う．

6 摂食嚥下障害の影響

重度心身障害児・者では摂食嚥下障害があることも多く，口腔ケア時に誤嚥などを起こす可能性が大きくなる．その場合，頸部を横向きにして直接咽頭に流れ込まない工夫や，吸引チューブ付きの歯ブラシやスポンジブラシを用いて，口腔内に水分を落下させないような注意が必要である．

7 コミュニケーション障害の影響

コミュニケーション障害では，認知機能に問題がある場合と言語機能に問題がある場合とが考えられる．認知機能の問題には，認知症だけでなく，失語症，高次脳障害といった状態でコミュニケーションがとれなくなっていることもある．

いずれの場合も，相手の意思や感情を汲みとりながら口腔ケアを行う必要がある（**図4**）．言語機能の障害の場合では，筆談やジェスチャー，手話など，言語以外の方法を用いることも有用である．

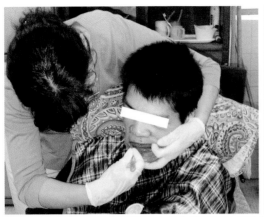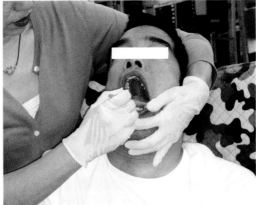

重症心身障害児・者の感情を汲みとりながら口腔ケアを実施することが重要である

図4 口腔ケアの実施

CHECK POINT

- [ ] 筋機能の異常はないか
- [ ] 口腔内に先天的・後天的な異常がみられるか
- [ ] 意識レベルはどうか
- [ ] 呼吸障害を合併していないか
- [ ] 感覚異常（過敏）はないか
- [ ] 適正な姿勢が保たれているか
- [ ] 摂食嚥下障害はないか
- [ ] 食事内容はどのようなものか
- [ ] 薬物による影響はないか
- [ ] 口腔ケアに拒否はないか
- [ ] コミュニケーション障害はないか

引用・参考文献

1) 金子芳洋：摂食・嚥下リハビリテーションセミナー 講義録Ⅱ――機能障害とその対応．p.44，医学情報社，2002.

2) 日本小児歯科学会編：重症心身障害児．障害の種類と口腔所見，小児歯科学，第5版，p.377-378，医歯薬出版，2017.

3) 岡田喜篤ほか編，江草安彦監：重症心身障害療育マニュアル．第2版，p.31-32，医歯薬出版，2005.

4) 厚生労働省障害者政策総合研究：医療的ケア児に関する実態調査と医療・福祉・保健・教育等の連携促進に関する研究．平成29年度研究報告書，2017.

5) 日本障害者歯科学会編：筋ジストロフィー．スペシャルニーズデンティストリー障害者歯科，第2版，p.67-68，医歯薬出版，2017.

6) 大隈紘子ほか：重度精神遅滞者のいわゆる早期老化現象――重症心身障害における病態の年齢依存性変容とその対策．厚生省精神・神経疾患研究10年度研究報告書，p.280-284，1999.

7) 金子芳洋編著：食べる機能の障害．p.56-58，医歯薬出版，1987.

8) 北住映二：小児の摂食・嚥下障害の全身管理．Medical Rehabilitation，26：29-35，2003.

9) 渡邊裕：口腔ケアの疑問解決Q&A――評価にあわせたアプローチまで．p.51，学研メディカル秀潤社，2013.

第**4**章 さまざまな患者へのケア

▼**7** 重症心身障害のある患者の口腔ケア

8 口腔ケアを拒否する患者への対応

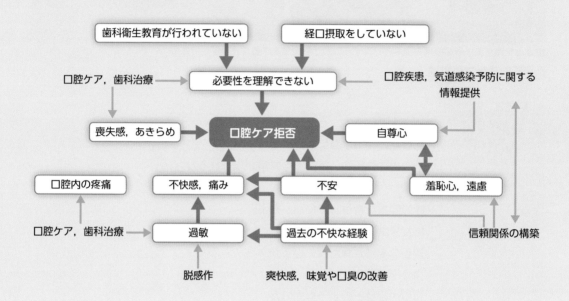

口腔ケアを拒否する患者の病態マップ

病院や施設において，口腔ケアに対する理解と協力が得られない患者・家族に遭遇することがある．拒否に対応するためには，まず口腔ケアを拒否する理由を知ることが重要である．

口腔ケアを拒否する理由

口腔ケアを拒否する理由として考えられるのは，口腔ケアの不快感と痛みに対する不安である．これは過去の口腔ケアや歯科治療に対する不快な経験によるところが大きい．このような過去の不快な経験は，歯科受診歴がほとんどない，治療した歯がない，歯石が多量に付着している，う蝕が多い，歯が抜けたまま放置されている，義歯がないなどから予測することもできる．

口腔ケアを行うにあたって

　不安を取り除くためには，まず呼称の呼びかけ，声かけ，体調や日常生活に関する問診を通してコミュニケーションをはかる[1]．また，呼吸や脈，体温，血圧測定によるスキンシップなどにより，患者—介助者間の緊張を緩和することから始める．

　脳血管障害患者などでは，顔面および口腔内感覚の過敏がみられることも多いため，十分に時間をかけ，①前腕→②上腕→③頸部→④顔面→⑤口腔といった順に脱感作を行っていく．

　口腔ケア開始当初は，痛みなど不快感を与えないように配慮する．嘔吐反射は不快感が強いので，咽頭や舌のケアではとくに注意する．

　口腔ケアの介助を必要とする患者や要介護者は，口腔内環境が悪いことが多く，う蝕や歯周炎，口内炎など，疼痛を伴う粘膜疾患に罹患していることが多い．こうした場合，口腔ケア時のわずかな刺激によっても痛みが生じ，さらに拒否が強くなることも多い．

　しかし，適切な口腔ケアや歯科治療などを受けなければ，う蝕や歯周炎，口内炎などは治癒しないばかりか増悪する．

口腔ケアの実際

1 三叉神経への配慮

　顔面，口腔の知覚は三叉神経の支配を受けている．三叉神経（第Ⅴ脳神経）は，脳神経中最大の神経で，眼神経，上顎神経，下顎神経の三枝に分かれ（**図1**），眼神経は前頭，顔面の皮膚知覚，上顎神経は顔面，口腔粘膜，上顎の歯の知覚，下顎神経は顔面，口腔粘膜，下顎の歯の知覚をつかさどる．

　図2に示した部位は，三叉神経の開口部である．同部位への不用意な刺激は強い疼痛を生じさせ，口腔ケアの拒否につながることがあるので，三叉神経の開口部に配慮したケアを行うことで，過敏に

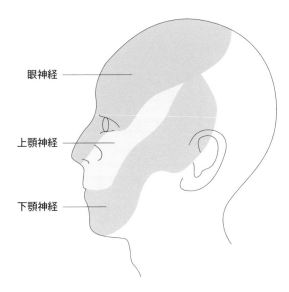

眼神経

上顎神経

下顎神経

図1 三叉神経の顔面における知覚の分布

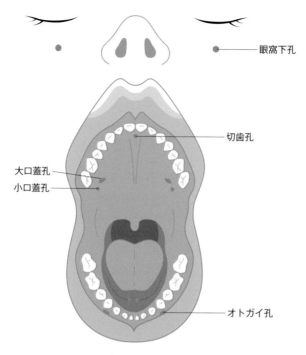

眼窩下孔

切歯孔

大口蓋孔

小口蓋孔

オトガイ孔

目の下にある眼窩下孔，上顎前歯の後ろにある切歯孔，上顎大臼歯口蓋側の大・小口蓋孔，下顎小臼歯頬側のオトガイ孔

図2 三叉神経の口腔とその周囲の開口部

よる不快症状を回避できる．

2 短時間のケアと視野の確保

　口腔ケア開始当初に痛みを訴える場合は，痛みの原因を的確に把握し，早期にその原因を取り除くケアを行う．短時間で痛みを与えないケアを行うためには，ケア実施者の視野を確保することが重要になる．

　そのためには，十分な採光と安全で侵襲の少ない開口，唇と粘膜の圧排が必要である（第4章「10. 開口障害のある患者の口腔ケア」〈p.136～142〉参照）．

　短時間のケアでは不十分な場合は，ケアの回数を増やすことで対応する．ケアによる嘔吐や痛みの誘発が十分に取り除けない場合は，歯ブラシなどケア用品の選択を見直したり，表面麻酔や浸潤麻酔を行ってからケアを行う．ただし，麻酔をした場合は誤嚥の可能性が高くなるので，麻酔の効果がなくなるまで坐位を保持したり，食事を遅らせる必要がある．

　ケアにより痛みが取り除かれ，口腔内の爽快感が得られ，味覚や口臭が改善されれば，ケアに対する拒否は軽減する．

3 精神面へのはたらきかけ

　以前はできていたセルフケアが行えなくなった患者は，孤独感，無力感，喪失感，絶望感をもちやすく，自尊心が損なわれたり抑うつ状態に陥りやすいとい

われている.

　介助, 歯の喪失, 口腔内の疼痛, 義歯の不調, 摂取可能な食事の減少, 味覚障害, 経口摂取の中止, 介助されることなどが, 自尊心を損い抑うつ感情などをまねくことになる.

　したがって, 適切な口腔ケアと歯科治療を行うとともに, 口腔機能の評価とそれに見合った適切な食事の提供を十分な説明のもとに行うことが重要である.

　これまでセルフケアが可能だった口腔ケアが, 他者の助けを借りなければならないことに対して, 患者の自尊心が傷つけられたり, 口腔内を他者に見られることに対する羞恥心や遠慮といったことも拒否の要因となる.

　これに対しては, プライバシーを守れるように環境を整備し, さまざまな用具・薬物を用いて患者が羞恥心を感じないように可能なかぎり改善することや, セルフケアで不十分な部分を明確に提示し, それを改善するための方法をいくつか説明し, 患者自身が選択していくことで協力が得られることも多い.

　また, 口腔環境の悪化が誤嚥性肺炎など生命にかかわる疾患をまねく危険性がある. 口腔ケアによってこれらの疾患が予防できることを, 患者の自尊心を尊重しながら, 説明することも肝要である.

4 口腔ケアの必要性に関する情報提供

　口腔ケアを拒否する最大の要因は, 患者が口腔ケアの必要性を理解していないことにある. 高齢の患者は, これまで口腔保健や歯科衛生に関する十分な教育を受けたことが少ない[*1]と考えられる. また, 経口摂取していない場合や, 無歯顎の場合などは, 口腔ケアの必要性が理解できない. そのため十分な時間をかけ, 誤嚥性肺炎やその他の口腔疾患の発症機序とその予後, 口腔ケアの効果について, 根気強く説明する必要がある[*2].

　患者・家族など, 医療に従事していない人にとって, 口腔ケアの目的は, う蝕や歯周病などの歯に関する疾患の予防と考えられがちである.

　一般的に, う蝕や歯周病は生命の予後を左右する疾患と認識されていないため, 原疾患の治療や介護を必要とする日々の生活を維持する観点から, 大きな

---

*1　日本の歯科衛生教育は, 戦後の混乱期を脱した昭和30年代に全国的に行われるようになった. それは, 食生活の向上, とくに砂糖摂取量の増大により, 学童のう歯が蔓延するようになったことによる. そのため, 現在の高齢者は学童期に歯科衛生教育を受けていない者が多い.

*2　高齢者では長期記憶が低下していることが多い. したがって, 説明は高齢者のペースに合わせて, 注意を集中できるような環境で, なじみやすく, 興味がもてる材料を用いて, 思い出しやすい手がかりを補足しながら行う必要がある.

問題ではないと考えがちである．このような認識は，効果的な口腔ケアが誤嚥性肺炎の重要な予防策であることを認識している医療従事者にも影響してしまう．

　秒刻みの看護・介護業務のなかで，さまざまなケアに対して優先順位がつけられ，ケアプランが作成されるが，このとき，患者・家族の希望がケアの優先順位を決定する大きな要因になるため，口腔ケアよりも，においや不快感が強い排泄介助が優先されることが多い[2, 3]．

口臭，口腔内の汚染状態の把握

　口腔は狭く，唇や頬などで閉鎖された空間であるため，口臭や汚染の状態を知る[*3]には，患者自ら口を開けて鏡で確認するか，他者が注意深く口腔内を観察しなければならない．しかし，そのようなことを行う家族はあまりいない．また，口腔は少しずつ汚染されていくため，排便時のようににおいや不快感が急に生じることはなく，においや不快感に慣れが生じることで，訴えは少なくなる．このため，患者・家族が口腔ケアを希望することは少ないのである．

口腔ケアの重要性を理解する指標の提示

　患者・家族に口腔ケアの必要性を理解してもらうには，実際に口腔内を観察してもらい，問題点をわかりやすく提示することが重要である．鏡や写真を用いて汚染の状態を提示したり，歯ブラシや清拭用のガーゼなどに付着した出血や汚染を見せ，そのにおいを嗅いでもらうことも，よい動機づけになる．

　歯ブラシによる口腔ケアによって，疼痛や歯肉出血などの症状の軽減がみられれば，患者に口腔ケアの効果を示すよい指標となる．家族に口腔ケアの必要性を示す指標としては，口臭を用いることが多い．

　舌苔は患者・家族にとって比較的観察しやすい指標であり，歯がない患者でも用いることができ有用である．客観的な指標となりにくいが，口腔ケア後の爽快感や味覚の改善などを定期的に尋ねることで，患者への動機づけにつながることも多い．さらに食事摂取量の増加や体重の増加など，客観的なデータを付与できれば患者・家族だけでなく介護者の動機づけにもつながる．

気道感染の予防の重要性

　誤嚥性肺炎など気道感染の予防に対する口腔ケアの効果について動機づけを行うことは重要だが，患者・家族が医療に対する意識や関心が低い場合には困難なことが多い．

　このような場合は，口腔，咽頭，気道の解剖学的な関係，誤嚥性肺炎の発症機序と口腔ケアの効果について，わかりやすく説明することが重要である．そのときは医師や歯科医師に相談し，口腔内写真と鼻咽腔ファイバースコープな

[*3] 歯垢（プラーク）中の細菌数は1,000億個/gで，これは便中の細菌数と同じである．つまりヒトは身体の唯一の入り口である口腔に便と同じ細菌の塊を保有していることになる．

どを使用して，咽頭の汚染状態とそれに対する口腔ケアの効果を提示できれば，患者・家族への強い動機づけが可能となる．

　ほかに，口腔ケアによる痰の吸引回数の減少，痰の量・質の変化，熱型などもよい動機づけの材料となる．痰の状態，嚥下しやすさ，呼吸の状態などを定期的に尋ねることで，患者への動機づけにつながることもある．

5 患者・家族との信頼関係の構築

円滑なコミュニケーションを心がける

　患者・家族を援助する場合に大切なことは，信頼関係の構築で，コミュニケーションは重要な役割を担っている．信頼関係構築のためのコミュニケーションでは受容的・共感的態度で接し，患者・家族の訴えや問題点を理解しようといった傾聴的な双方向のやりとりを行うことが重要である．

　また，第一印象や話し方，言葉遣いに注意するとともに，患者・家族を尊重し，関心を示すといった基本姿勢も，円滑なコミュニケーションを行うための大切な要素となる．

患者の情報を収集する

　患者・家族の社会的背景，社会的価値観，生活環境などを知り，信頼関係構築のためのコミュニケーションに役立てるとともに，ケアを行っているあいだ，常にコミュニケーションをとり続けるように心がけることが大切である．

認知症患者への対応

　認知症患者には，相手の話に関心を示し，表情や態度などに十分に配慮しながら，できるかぎり理解に努めること，患者が会話に集中できる環境下で，こちらの目や口の動き，表情などを観察する機会を与えること，簡潔な言葉で表現し，一言の回答ですむような簡単な質問をすること，一度に多くの理解は求めないこと，患者が理解するための十分な時間を与えること，患者の会話を遮ったりせず，会話の内容に矛盾があっても何を意味しているのか可能なかぎり察するように努力するなど，コミュニケーションをはかることに注意することで，十分な信頼関係を構築できることが多い．

6 口腔ケアに関する社会的コンセンサス

虐待と放置

　高齢者の治療・介護方針の決定においては，患者本人による医療拒否（informed refusal），家族による治療方針の不同意や医療拒否などがあり，医療従事者側の対応は，困難となる場合も多い．

　口腔ケアに関しても，認知症が重度な患者などでは，抑制して無理やり開口させケアを行うことは，社会的に認められないことが多い．

しかし，拒否する患者に無理やり口腔ケアを行うことが虐待 (abuse) というのであれば，窒息や誤嚥性肺炎といった生命にかかわる事態をまねくことを知りながら，何もせず放置 (neglect) している状態もまた，虐待といえるのではないだろうか．

そのためにも医療従事者は，介護者に対して適切な情報提供とサポートを行わなければならない．

高齢者の治療・介護方針決定のポイント

高齢者の治療・介護方針の決定においては，

①医療上の適応	②QOLの配慮	③自律権の尊重
④家族の意見	⑤社会的正義，妥当性	⑥社会資源の有効利用

の6つの項目のバランスに配慮することが肝要といわれている[4]．

口腔ケアの①医療上の適応，②QOLの配慮については，これまでに多くの研究報告がなされ，その妥当性は証明されている．しかし，①と②に関して医療・介護の現場では認知されているものの，⑤社会的正義，妥当性が，社会的レベルで認識されているかというと，十分ではないように思われる．

今後，口腔ケアに関する社会的コンセンサスの形成が進むことで，④家族の意見はケアを行うことが妥当となっていくであろうし，③自律権の尊重についても，患者がケアを希望することが多くなり，問題は少なくなると思われる．しかし，もうしばらくの間は，①医療上の適応，②QOLの配慮について，患者・家族に十分説明し，理解と同意を得る必要があるだろう．

口腔ケアに関する社会的コンセンサスの形成については，老年期における口腔機能の維持・回復，誤嚥性肺炎の予防に関する口腔ケアの重要性について，情報提供と動機づけを成人期から行っていくことが重要と考える．

口腔ケアがめざすもの

1 生きがいを支える口腔ケア

高齢者が，楽観的態度で自らを肯定し，人生の達成感をもち生活を送るには，健康の維持が重要な要素となる．介護者は要介護者とともに，より質の高い生活を追求し，健康であることの大切さを認識することが重要である．そのためには，"患者の生きがいを支える"といった視点で口腔ケアを考えることが重要である．

2 老いても人間らしく口から食べる

　口腔ケアは，老いても人間が人間らしく口から食べるという行為（生きがい）を最後まで支えることができる．

　口腔ケアは単なる口腔内細菌の減少を目的とした器質的なケア（口腔清掃）だけではなく，口から食べることや口腔粘膜の感染防御，唾液の分泌といった口腔機能の維持・賦活への機能的なケアであることを医療従事者・介護者に認識してもらわなければならない．そして，患者とその家族，さらに社会に広めていかなければ，口腔ケアを拒否する患者は存在し続けるだろう[5, 6]．

CHECK POINT

- ☐ 過去の口腔ケアや歯科治療に対する不快な経験がないか
- ☐ 感覚の過敏はないか
- ☐ 口腔内に痛みがないか
- ☐ 嘔吐反射が生じやすいか
- ☐ 自尊心が損なわれていないか，抑うつ状態などないか
- ☐ 自尊心を保ったり，抑うつ状態の原因を緩和することは可能か
- ☐ 口腔内を他者に見られることに羞恥心や遠慮がないか
- ☐ 経口摂取をしているか
- ☐ 歯科衛生教育を受けたことがあるか
- ☐ 口腔ケアの必要性が理解できているか
- ☐ コミュニケーションや認知機能の障害はないか
- ☐ 家族，介護者の理解，協力はあるか
- ☐ 短時間のケアが可能か，ケアの回数を増やすことは可能か
- ☐ 口腔ケアによる爽快感や味覚の改善など，動機づけになる要素はあるか
- ☐ 患者，家族との信頼関係を構築できるか
- ☐ 周囲の医療・介護者と口腔ケアに関するコンセンサスを構築できるか

引用・参考文献

1) 山口瑞穂子監：看護技術講義・演習ノート．上巻．p.195，医学芸術社，2007．
2) 野村眞弓：要介護高齢者の口腔のケアから考える保健・医療と介護・福祉政策の連携．千葉大学公共研究，2：226〜259，2005．
3) 山根源之ほか：高齢者の口腔ケア．老年医学会雑誌，44(1)：1〜10，2007．
4) 橋本肇：高齢者医療の倫理—高齢者にどこまで医療が必要か．中央法規出版，2000．
5) 川南勝彦ほか：在宅ねたきり高齢者の歯科保健・医療におけるディマンドへの関連要因．口腔衛生学会雑誌，46：18〜28，1996．
6) 才藤栄一ほか：健康な心と身体は口腔から—口腔の健康が高齢障害者の生活の質を高める．日歯学，24：21〜29，2005．

9 頭頸部がん患者の口腔ケア

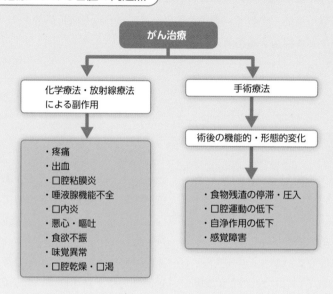

頭頸部がん治療における口腔の問題点

```
          がん治療
    ┌────────┴────────┐
化学療法・放射線療法    手術療法
による副作用            │
    │              術後の機能的・形態的変化
    │                   │
・疼痛              ・食物残渣の停滞・圧入
・出血              ・口腔運動の低下
・口腔粘膜炎          ・自浄作用の低下
・唾液腺機能不全      ・感覚障害
・口内炎
・悪心・嘔吐
・食欲不振
・味覚異常
・口腔乾燥・口渇
```

頭頸部・頭頸部がんとは

　頭頸部とは, 鎖骨より上部, 脳底までの部位を指し, 具体的には頸部・口腔・顎顔面・鼻腔周囲に分類できる. これらの組織・器官は互いに協調して, 呼吸, 発語, 咀しゃく, 嚥下など生命維持に欠かすことのできない機能を担っている. これらの組織に発生する悪性腫瘍を総称して, 頭頸部がんという.

　臨床的に頭頸部がんは, 喉頭がん, 咽頭がん, 甲状腺がん, 口腔がん, 鼻腔・副鼻腔がん, 唾液腺がんなどに大別され, 全がんのうち約5%を占める. そのうち, 喉頭・咽頭・口腔のがんが大半を占め, 中高年の男性に多くみられる.

　頭頸部がんの発生には, 喫煙, 飲酒, 過剰な刺激物摂取との関連がみられる.

1 症状・障害

　頭頸部がんの症状・障害は, 腫瘍の発生部位によって異なる. 悪性腫瘍によって生じる一般的な循環動態や代謝系, 神経系などの問題に加え, 腫瘍そのもの

に頭頸部が侵されることで，呼吸状態が変調をきたしたり，経口摂取が困難となる．

2 治療

頭頸部がんに限らず，がん化学療法や放射線療法によって，全身的・局所的に副作用が出現する．口腔内の合併症は，患者の日常生活や治療の継続を脅かすものであることを認識する必要がある．

がん治療が終了しても，疾患・治療によって生じた口腔内の障害や後遺症に対する継続的な口腔ケアが必要な場合が大半である．したがって，口腔ケアは急性期から慢性期を通して病期全般にわたって継続して行わなければならない．

腫瘍は消耗性疾患であり，さらに抗がん薬による副作用が出現するため，治療期間や抗がん薬の使用量・回数により，低栄養やタンパク質崩壊の有無，免疫系の失調などをチェックしなければならない．異常が認められれば，慢性的な感染症，潰瘍，多発性口内炎，口腔粘膜炎，衰弱を考慮したケアを行う．すなわち，症状や治療期間・内容などの情報をもとに，全身状態，栄養状態，生活状態などの全人的な観察と看護に基づいた口腔ケアを考える．

頭頸部がんの治療・看護では，呼吸状態の変調や経口摂取困難への対応が求められる．

口腔ケアを行うにあたって

ケアにあたり，腫瘍部位や障害の程度，さらに組織的・機能的・形態的な変化や感覚的トラブルの有無を把握する必要がある．

次に，口腔ケアを通し，疾患の進行程度や治療上で起こりうる変化や問題に

表1 頭頸部がん患者に対する口腔ケアの種類

手術前後の口腔ケア

①口腔内感染症（う歯，歯髄炎，歯周炎など）の予防のための術前ケア

②術後に行われる嚥下訓練のための術前リハビリテーションおよび口腔ケア

③術後の口腔内感染症や誤嚥などによる肺炎予防のためのケアおよび呼吸・嚥下機能の回復・維持のためのケア

④口腔機能や感覚の維持・回復のための義顎などの補装具のケア

化学療法・放射線療法における口腔ケア

①それぞれの段階でみられる副作用や二次的障害に対するケアやキュア

②治療過程だけでなく，退院後を含めたADL，QOLの維持・向上のためのケア

表2 口腔ケアの観察項目

観察項目	術前	術後	化学療法・放射線療法
全身状態	BW，TP，Alb，Hbなどの検査と栄養状態所見（浮腫や呼吸不全など病的所見も合わせて）[注1]		
摂食状態	食形態：常食・軟菜食・流動食・経管・経静脈　　理由・根拠[注2]　濃厚流動食，補助食品の使用：GFO，エンシュア・H，ラコール，テルミール，ダブルインパクト，プロシェア　　理由・根拠		
口腔内所見	出血：部位・頻度・程度（出血の型・出血傾向・骨髄抑制の有無）[注3]　潰瘍・粘膜炎：部位・程度・発生の背景　疼痛・接触痛：部位・程度・発生の背景　歯周炎など感染症：部位・程度・排膿・腫脹・歯科受診の有無　感覚脱落：部位・程度・発生の背景		
ケアの方法	ブラッシングの可否：方法・根拠　含嗽剤　　　抗炎症薬　　使用目的　抗菌薬　　種類　　　粘膜保護薬	抗炎症薬　抗菌薬　粘膜保護薬　氷片	抗炎症薬　粘膜保護薬　氷片　局所麻酔薬

注1）一般的にAlb4.0g/dL，TP7.5g/dL以上の状態で，手術・化学療法に臨めれば望ましい
注2）がん症状・部位・手術による嚥下障害，たとえば舌がんによる運動障害，反回神経麻痺による嚥下困難，咽頭がんによる通過障害，がん性炎症による易出血など
注3）歯牙鋭縁部による接触性出血に対してはマウスピースの使用により改善可能

対する予防策を考える．頭頸部がん患者に対する口腔ケアの種類を**表1**に，口腔ケアを実施するにあたり観察項目を**表2**に示す．

栄養管理

1 術前の栄養管理

　術前の患者は，なんらかの摂食障害が出現している場合が多い．口腔粘膜炎や原疾患のため，1回の食事摂取量や摂食能率が低下し，さらに疲労や体力低下により持続した摂食が困難となっている．このような場合，患者は栄養状態の維持・改善のため，経腸栄養剤の使用や濃厚流動食など食形態の改良，栄養補助食品の併用といった工夫をして，食事時間，回数を調整しながら栄養状態を整えることが多い．

2 治療中の栄養管理

　手術療法や化学療法，放射線療法などが開始されると，患者は著しい栄養障害，体力の消耗を起こす．そのため，口腔ケアを行うとともに治療開始前より摂食状況（量・内容）を観察し，とくにタンパク質を中心とした栄養状態を

チェックし，治療過程でのタンパク質崩壊を補えるよう栄養摂取・体力維持を心がける．

　治療に伴う組織の欠落，口腔粘膜炎，舌の違和感，歯肉炎などのさまざまなトラブルは，摂取エネルギーとタンパク質の維持により，ある程度，予防・改善することが知られている．しかし，タンパク質の崩壊が起これば，局所的な治療やケアでは改善が困難な場合がほとんどである．低栄養状態では，免疫能が低下するため，合併症の発症，死亡率が有意に上昇する．

　経口摂食が可能になるよう食形態や内容，味つけを工夫し，さらに各種経腸栄養剤，栄養補助食品で管理する．しかし，痛みや出血が強く経口摂取が困難な場合には，PEG（経皮内視鏡的胃瘻造設術），胃管などの経腸栄養やTPN（完全経静脈栄養）などにより栄養を確保する．

栄養補助食品の活用

　アミノ酸と糖による腸内環境改善と線維補強の目的で，いくつかの栄養補助食品（GFO［㈱大塚製薬］など）が販売されている．化学療法中に栄養補助食品を併用することも効果的である．

　また，経口摂食が困難となるので，栄養補給には，低刺激の濃厚経腸栄養剤（エンシュア・H［アボットジャパン㈱］，ラコール［㈱大塚製薬］）などで対応したり，各種の栄養補助食品（テルミール［テルモ㈱］，ダブルインパクト［㈱ダブルインパクト］，鉄人アノム［㈱ユニックス］）を併用する．またはPEGやTPNなどの経管栄養で，タンパク質を中心とした十分なエネルギーのある栄養管理を徹底する．

手術療法における口腔ケア

1 術前ケア

　患者の全身状態や口腔状態を観察して異常の有無を確認する．同時に罹患部位によって，どのような症状が出現しているか，あるいはその徴候を把握し，看護上の問題点を抽出する．

　腫瘍による感覚障害，出血，疼痛などは，ほとんどの患者にみられ，口腔ケアを行ううえで障害となる．それらの障害に対応・改善しながらプランを立て，ルーチンに口腔ケアを施行しないように注意する．

汚染されやすい口腔環境

　口腔粘膜の炎症や味覚的トラブルから刺激の少ない甘味のある流動食や栄養補助食品などが多用される．このため，口腔内は常に汚染状態となり，口腔内pHは変動し，唾液分泌量の減少，口腔内代謝の低下などが起こり，細菌が増

殖しやすい環境となる.

　このような状況で, 有効な口腔ケアができなければ, う蝕, 歯周病の発症や病巣感染, 口腔内汚染物による不顕性誤嚥などの感染性肺炎を引き起こしかねない.

ブラッシング, 含嗽

　原則として, 食後のブラッシングを施行しながら, 食間も含めて2〜3時間ごとに消毒薬入りの微温湯で含嗽するなど, 補助的なケアを行うことでう蝕や歯周病, 不顕性誤嚥の予防効果が期待できる.

　この段階の口腔ケアは, 鏡を使って具体的な方法を指導し, 歯周病などによる出血と腫瘍からの出血の違いを理解してもらう.

口腔ケア時の疼痛

　清掃器具による接触痛, 刺激に対する過敏反応による疼痛には, ①表面麻酔薬で含嗽, ②軟毛ブラシや介護用のスポンジブラシで清掃, ③刺激の少ない薬物による洗口, などで対応する.

　また, 粘膜保護薬や抗炎症薬の含嗽薬 (アズレンスルホン酸ナトリウム水和物 [アズノール] など) を入れた氷片を摂取することで, 持続的な消炎効果が期待できる.

口腔・咽頭周囲の感覚・運動性の向上

　咽頭, 舌根部周辺へのアイスマッサージを行い, 唾液腺への刺激, 末梢への感覚・運動刺激を与え, 口腔内の湿潤化や環境改善, 口腔・咽頭周囲の感覚・運動性の向上へとつなげる.

　嚥下運動や反射性の向上を維持することで, 誤嚥・不顕性誤嚥の予防効果や, 術後の嚥下障害の回復のための予備的なリハビリテーション効果を期待する.

2 術後ケア

　術後は一定期間の安静を保ち, 創部の閉鎖後に口腔ケアを再開する.

絶食時のケア

　食事をとらなくても口腔内の代謝産物などで汚染が進み, また, 唾液嚥下も困難になる. 代謝産物や唾液による汚染予防の目的で, 定期的に3〜4回/日, 生理食塩液と粘膜保護薬で洗浄・吸引しながら清掃する.

　術直後, 著しい細菌汚染はなく, また, ポビドンヨード (イソジン) などの殺菌薬や刺激の強い薬物は創面への刺激や創治癒の阻害因子となるため使用しない. 口腔内の湿潤化, 舌苔などの代謝産物の除去, 代謝の正常化など, 口腔環境を整えることを目的とする.

　ケアを行う際は, 咽頭や舌根部へ冷刺激や圧刺激を加え, 嚥下反射や舌, 軟口蓋部の運動性を観察して, 今後の嚥下訓練のための参考にするとよい.

摂食開始時のケア

安定期に入り摂食が始まると，形態的・機能的変化のため食物残渣の停滞や圧入が生じ，舌や口腔機能が低下し，唾液や舌運動による自浄作用や排除作用が不十分となり，口腔内は食物残渣や代謝産物が堆積しやすくなる．また，患者は感覚障害のため，そのような状態を認識できず，口腔衛生状態の把握が困難になる．

形態的・機能的変化に対するケア

顎欠損症例では，義歯型の欠損部の修復装置（プロテーゼ）が装着され，口腔内は複雑な形状となっている．患者はそれまでの苦痛から解放され，自分の口腔環境に対する危機感がなくなっていることが多いので，口腔ケアの自立に向けて，形態的・機能的に変化した口腔環境を理解してもらい，具体的な衛生指導を行う．また，感覚障害に対する代償的なケアの方法を指導していく．

手術によって，組織の欠落や変形が生じるため，機能や感覚が欠落し，汚染や汚物の停滞が自覚できない状態に陥る．障害の程度にはさまざまなパターンがみられ，それらを総括して述べることは難しいが，たとえば，舌がんの術後，患側の組織が欠落して皮弁の再建がなされても，形態変化が舌の運動低下や感覚欠落を増長し，衛生状態を自覚できない．このようなときは，鏡で汚染しやすい部位を患者に示し，状態にあわせて歯ブラシを変形・加工して汚染部位に注目したケアを指導する．

また，上顎がんでは，上顎歯槽部が欠落して，口腔と鼻腔，副鼻腔が交通し，大きな陥没様の構造になるため，食物が圧入されやすくなる．このような場合は，口腔内からこれらの空隙内に柄の長いスポンジブラシなどを挿入して，組織を損傷しないような清掃方法を指導する．

化学療法・放射線療法における口腔ケア

化学療法や放射線療法は，病巣範囲が広く手術適応となりにくい場合や術後治療として行われる．

病巣が広範囲の場合は，組織障害も大きいため，舌・開口・呼吸運動の障害が予想される．また，断続的な出血，強い自発痛や刺激痛がしばしば出現し経口摂食が困難になる．このような場合，栄養管理と呼吸管理が第一義的に求められる．呼吸管理は，気管孔の造設によって行われる．

1 出血へのケア

腫瘍組織からの自然出血に対しては，局所的な医学的処置で対応する．う歯や修復物，義歯の金属部が舌や頰粘膜，歯肉，口蓋に接することや，まれに健

全な歯の鋭縁部の接触も出血の原因となる.

　治療前に，歯科医師に依頼してこのようなリスクへの処置を行っておき，必要に応じて歯をカバーするためのマウスピースを作製するなど，接触を回避する.

2 自発痛，接触痛へのケア

　自発痛，接触痛に対しては，鎮痛薬を使用する. 灼熱感や刺激痛に対しては，表面麻酔薬，軟組織に対するコーティング剤（プラチ・ナノテクト [㈱ジーシー]）などで対応する.

　また，炎症の拡大により，病巣周囲組織にも疼痛などの症状が出現するので，抗炎症薬，粘膜保護薬，低刺激の含嗽薬などを1日数回使用する.

3 治療に伴う口腔症状への対応

　化学療法，放射線療法が開始されたときの問題点に，口腔粘膜炎（**表3**），唾液腺機能不全がある.

　口腔粘膜炎や唾液腺機能不全の発症時期，障害程度を予想することは困難であるため，対策・対応が遅れやすく，重篤化しやすい. このため，患者に自己チェック表（**表4**）を渡し，チェックしてもらう. 患者は毎日，身体の状態を確認することで身体に関心をもち，それが予防・対策にも役立つことを理解して，自主的に治療に参加してもらう.

口腔粘膜炎

　口腔粘膜炎とは，化学療法に伴う一般的な口内炎を指す. 口内炎と口腔粘膜炎に明確な定義の違いはないが，ここでは臨床上の慣用に従って口腔粘膜炎を使う. 一般的な口内炎については第4章「11. 口内炎のある患者の口腔ケア」（p.143）を参照してほしい.

　口内炎が広範囲に多数発生し，これに低栄養，刺激の持続，免疫力の低下などを伴うと，口内炎同士が癒合し，細菌・ウイルスなどの二次的な局所感染が成立して，広範囲で深在性の潰瘍や膿瘍などの症状に発展する.

[発症機序]

　化学療法により骨髄抑制や免疫力の低下をまねく. それらによって起こる口腔内常在菌による感染症と，抗がん薬の副作用によって発症する口腔粘膜炎がある（**表5**）.

　口腔粘膜炎は，活性酸素が放出されることで，粘膜の破壊，炎症，組織再生阻害が起こることで発症する.

[症状]

　口腔粘膜炎は，日常遭遇する口内炎とほぼ同様の症状を呈し，炎症を広範囲に認め，拡大傾向が強い. 頬粘膜，舌，歯肉，口蓋に好発するので，毎日，病

表3 口腔粘膜炎を誘発しやすい抗がん薬

種類	頻度	
	5%以上または頻度不明	0.1〜5%未満
● 植物アルカロイド		
	ビンクリスチン硫酸塩 ビンデシン硫酸塩 エトポシド ビノレルビン酒石酸塩（ナベルビン） ドセタキセル水和物（タキソテール） パクリタキセル（タキソール）	ビンブラスチン硫酸塩 イリノテカン塩酸塩水和物
● 抗がん性抗生物質		
	ドキソルビシン塩酸塩（アドリアシン） ミトキサントロン塩酸塩 ダウノルビシン塩酸塩 ピラルビシン塩酸塩 イダルビシン塩酸塩 ブレオマイシン塩酸塩 エピルビシン塩酸塩（ファルモルビシン） アクラルビシン塩酸塩 マイトマイシンC（マイトマイシン） ペプロマイシン硫酸塩	アクチノマイシンD
● 代謝拮抗薬		
	メトトレキサート（メソトレキセート） メルカプトプリン水和物 フルオロウラシル（5-FU） フルダラビンリン酸エステル テガフール・ギメラシル・オテラシルカリウム（ティーエスワン） カペシタビン（ゼローダ）*	シタラビン ゲムシタビン塩酸塩 ヒドロキシカルバミド ドキシフルリジン（フルツロン） エノシタビン テガフール・ウラシル（ユーエフティ E顆粒）
● アルキル化薬		
	ブスルファン	シクロホスファミド水和物（エンドキサンP） イホスファミド メルファラン ニムスチン塩酸塩
● その他		
	ゾブゾキサン シスプラチン（シスプラチン・マルコ） トラスツズマブ（ハーセプチン） トレチノイン	カルボプラチン（パラプラチン） プロカルバジン塩酸塩 ゾレドロン酸水和物（ゾメタ）

注1）＊：頻度不明
注2）一般名として記載．商品名が記載されている薬物は三田病院乳腺科または頭頸科にて使用

表4 自己チェック表

抗がん薬の開始日 _____
放射線の開始日 _____

チェックペース　　毎日　　日ごと	/	/	/	/	/	/	/
開始後日数							
体温							
疲労感							
下痢							
便秘							
排便時の出血							
咳，喉の痛み							
悪心・嘔吐感							
口内炎							
歯ブラシの可否							
歯肉からの出血							
食欲							
食事時の異常感							
食物の形態							
食物の温度							
食物の味つけ							
白血球							
好中球							
血小板							
ヘモグロビン							

表5 化学療法・放射線療法による口腔粘膜炎の発症機序

①直接的な作用による発症（一次性の口内炎）

抗がん薬の直接作用により口腔粘膜や唾液中にフリーラジカルが産生され，口腔粘膜に酸化的ストレスを与えることにより，粘膜組織の破壊・炎症や粘膜再生の阻害が起こることで発症する

口腔内の細胞は7～14日のサイクルで急速に新生されているため，抗がん薬が非特異的に作用して新生速度を低下させ，粘膜萎縮をきたし口腔障害が発症するとの考えもある

②口腔感染による間接的な発症（二次性の口内炎）

抗がん薬投与により核酸やタンパク合成が低下し，白血球数減少や免疫反応低下が起こり，易感染状態となり口腔粘膜表面上で感染を引き起こして発症する

抗がん薬投与に伴い，白血球数減少（500～1,000/μL以下）が起こる3～5日前から発症しやすい

③物理的刺激による発症

放射線により物理刺激を受け，口腔粘膜に炎症が起こり発症する．ほぼ放射線の照射部位内に限定される

※実際には上記の機序が相互かつ複雑に関与して発症するものと考えられる

変部を観察する.

前駆症状として, 粘膜のひりひり感やむずがゆさ, 味覚の変調, 食事が熱すぎる, 味がしみるなどの違和感を訴えることがある. これは口腔内粘膜が細胞レベルで崩壊を起こす異化期であることを意味する. 抗炎症作用・活性酸素中和作用のある薬物の含嗽を追加して, 早期から対応を心がける.

これらは, 化学療法開始10日目〜2週間ごろから発症する. 放射線療法では, 照射量が30Gyを超えるころから, 広範囲に多数の部位にわたることが多く, 繰り返して発症するため, 1か所に発症したら, ほかの部位の発症を疑い, 特定部位のみに注目せずに対応する. また, 一度治癒しても再発傾向があるので, 考慮して対応する.

炎症に伴って, 歯肉や舌などから不定期に出血することがある. 出血は局所の炎症症状であり, 骨髄抑制の結果, 血小板数の減少, 凝固能の低下によって, 歯の鋭縁部に舌, 頬粘膜が接している部位から容易に出血するようになる.

[治療]

治療の前提として口腔内汚染の除去, 洗浄が必要である. 化学放射線療法中の口腔内は, 組織の腐敗物や異常代謝産物による汚染が発生しており, これらは口腔粘膜にこびりつき除去が困難で, 治療抵抗性が強い.

口腔内への刺激を抑えて, これら汚染物を除去するために, タンパク質溶解性の洗浄液 (エピオス・ケア, ㈱エピオス) を使用しながら汚染状態を改善する.

疼痛が最も深刻な症状で, 通常の経口鎮痛薬では対応できないため, 含嗽薬による治療とともに, 局所麻酔薬を精製水に溶解して食前・食中に含嗽したり, NSAIDs (非ステロイド性抗炎症薬) 坐薬, 非麻薬鎮痛薬の内服などで対応する. それ以上の痛みはNSAIDsや非麻薬鎮痛薬の点滴で対応する (**図1**, **表6**).

通常の口内炎には, 副腎皮質ステロイド薬の局所塗布が第一選択となる. しかし, 化学療法中は骨髄抑制, 免疫能低下が起こること, 化学療法そのものが原因であること, 口腔組織のバランスが崩れて, 細胞代謝が乱れていることなどを考慮して, 細胞・組織保護を第一とし, 副腎皮質ステロイド薬の使用は極力避けるようにする.

口腔内常在菌による感染の場合は通常の口腔ケアに加えて, 白血球数減少など免疫力の低下時期には, 抗菌薬の含嗽を定期的に実施するなど慢性感染症に対する予防対策を行い, 口腔粘膜炎発症時には抗歯薬の使用を検討する.

さらに, 患者の体調・栄養管理とともに, 食形態の工夫, 口腔粘膜の保護, 口腔衛生, 免疫系のチェックを徹底し, 予防効果を高めるようにする. また, 早期から把握ができるような看護体制をとり, 早期治療が可能となるような患者管理が必要となる.

《治療開始前》

《歯科検診》
口腔衛生管理
・口内炎リスク確認（う歯，鋭縁等）
・ブラッシング指導（TBI）

口内炎発症リスク確認
・使用予定薬剤
・栄養状態（SGA・BW等）
・検査値（TP，Alb，WBC〈好中球〉等）

リスク（−）	口腔衛生管理不良	動注・高リスク薬剤使用予定	栄養状態不良
・ブラッシング ・アズノールうがい液 【抗炎症】	・歯科衛生士による 　口腔管理 ・ブラッシング ・アズノールうがい液 　＋フオイパン含嗽液 【活性酸素抑制】	・ブラッシング ・アズノールうがい液 　＋フオイパン含嗽液 ・半消化態栄養剤 　（テルミール，ラコール等） ・栄養補助食品（GFO）	・ブラッシング ・アズノールうがい液 ・半消化態栄養剤 　（テルミール，ラコール等） ・栄養補助食品（GFO）

《化学療法 and/or 放射線療法開始》
・ブラッシング
・アズノールうがい液
　＋フオイパン含嗽液【高発症リスクの場合】
・アズノールアイスボール
・氷片

粘膜炎・口内炎（＋）	口角炎（＋）	口腔乾燥（＋）	症状（−）
・ブラッシング ・アズノールうがい液 　に下記薬剤を適宜追加	・クロマイ-P軟膏	・氷片 ・ウエットキーピング【口腔湿潤】	・ブラッシング ・アズノールうがい液

限局・軽度：ステロイド軟膏　少量・短期間

広範囲：フオイパン含嗽液（or P-AG液）

疼痛（＋）：プラチ・ナノテクト【コーティング】，
　　　　　　キシロカインビスカス【表面麻酔】

出血（＋）：ボスミン液（5〜10倍希釈）塗布

真菌感染（＋）：イトリゾール内用液，フロリードゲル【抗真菌】

NSAIDs
（内服・坐薬・注射）

非麻酔性鎮痛薬
（内服・坐薬・注射）

図1 口腔内障害の予防および治療

表6 口腔ケアの処方薬と効用

	一般名(商品名)	効用
殺菌消毒	ポビドンヨード (イソジンガーグル)	● 口腔粘膜の洗浄・消毒 ● 細菌，真菌，ウイルスに有効 →120分後も細菌増殖阻止 （殺菌効果：30分〜1時間の意見もあり） ● 含有アルコールによる粘膜表面損傷に注意
	ドミフェン臭化物 (オラドールトローチ)	● 口腔粘膜の洗浄・消毒
抗真菌薬	アムホテリシンB (ファンギゾンシロップ)	● 抗真菌作用，感染予防
	ミコナゾール (フロリードゲル)	● 抗真菌作用
抗炎症薬	アズレンスルホン酸ナトリウム水和物(アズノールうがい液)	● 抗炎症作用
＊★	トラネキサム酸 (トランサミン注)	● 抗炎症作用，抗プラスミン作用 ● 止血作用
	トリアムシノロンアセトニド (アフタッチ口腔用貼付剤)	● 抗炎症作用，患部保護作用 注）口腔内に感染を伴う場合，免疫力が低下している場合は原則として使用を控える
	デキサメタゾン (デキサルチン軟膏)	
鎮痛薬 ＊	リドカイン塩酸塩 (キシロカインビスカス)	● 局所麻酔 ● 激しい疼痛を伴う場合，食前・含嗽前に塗布または口に含ませたのち吐き出す
＊	リドカイン塩酸塩液 (キシロカイン液[4%])	● 局所麻酔
その他(氷片) ＊	アルギン酸ナトリウム (アルロイドG)アイスボール	● 抗がん薬による活性酸素の口腔粘膜への移行を減少
＊	アズレンスルホン酸ナトリウム水和物(アズノール)アイスボール	● 抗がん薬による活性酸素の口腔粘膜への移行を減少

＊：保険適用外　　☆：病院薬局製剤「第5版」収載
★：その他の文献

	一般名(商品名)	効用
その他(含嗽液) ＊☆	含嗽用アロプリノール液 (ザイロリック錠100)	● 抗がん薬による活性酸素発生時の中和作用 ● 5-FUの抗がん作用減弱(5-FUのリン酸化阻害)
＊☆	カモスタットメシル酸塩含嗽液(フオイパン錠)	● 抗がん薬による活性酸素発生時の中和作用 ● 5-FUの抗がん作用減弱せず ● 5-FU使用に関係なく抗がん薬に起因する口内炎の予防に使用
＊☆	レバミピド含嗽液 (ムコスタ錠100)	● 抗がん薬による活性酸素発生時の中和作用 ● フリーラジカル消去，産生抑制 ● がん化学療法時の口内炎および放射線治療時の再発アフタ性口内炎の予防と治療 ● 放射線治療による口腔乾燥にも有効？
＊★	アスピリン・重曹・トラネキサム酸含嗽液(トランサミン)	● 鎮痛効果(アスピリン) ● 粘液溶解作用(重曹) ● 抗炎症作用(トラネキサム酸)
その他 ＊☆	ポラプレジンク・アルギン酸ナトリウム (P-AG液) (プロマックD錠・アルロイドG)	● ①フリーラジカル除去，②粘膜保護（粘膜に付着），③創傷治癒促進，④止血 ● プロマック→①②③，アルロイドG→②③④ ● 味覚・食欲改善？(プロマック)
＊★	ホリナートカルシウム (筋注用ロイコボリン)	● 抗葉酸代謝拮抗薬 ● メトトレキサート療法の口内炎予防，毒性軽減
＊	アルギン酸ナトリウム (アルロイドG)	● 粘膜保護作用

文献2)をもとに作表

[口腔ケアの指導]

　患者に適切な口腔ケアを指導し，粘膜保護を目的として薬物含嗽を5～6回/日以上行うことを習慣化し，予防を心がける．口腔の不衛生によって，口腔粘膜の炎症は拡大していくため，刺激を抑えた器具や薬物を併用する．

唾液腺機能不全

　化学療法や放射線療法による直接・間接障害の1つで，降圧薬，向精神薬の投与時にも出現する．交感神経系の抑制効果の副作用として起こるものと，唾液腺自体に対する毒性作用として起こるものがある．両者の判別は困難だが，薬物性の場合は投薬終了後，自然回復が期待できる．また，頸部に対する放射線照射によって唾液腺が破壊されて唾液分泌不全になる場合があり，この場合，唾液腺機能の回復は期待できず，持続的な口腔乾燥に対するケアが必要となる．

　唾液腺機能不全は口腔粘膜炎と相関性を示すことが多く，予防・ケアは口腔粘膜炎とほぼ同様である．これに加えて，味覚障害や悪心も並行して出現するため，ケアが必要である．

[口腔ケアの指導]

　唾液腺機能不全に対しては，前もって唾液腺マッサージや舌運動によって唾液分泌を促しておき，口渇時の大量の水分摂取を控えさせ，患者自身の唾液による湿潤化を習慣化するよう指導する．唾液分泌量減少時には，人工唾液や湿潤剤で対応する．これらの薬物は味つけ，刺激性が調整されているため，使用量・回数は患者自身で調整したり，看護師が1日に数回，口腔内を確認して進める．

4 チームアプローチの重要性

　以上の口腔症状以外にも，治療過程において栄養管理・口腔ケアに関して，さまざまなトラブルに遭遇する．また，抗がん薬治療による副作用には，悪心・嘔吐，食欲不振，味覚異常，口腔乾燥・口渇などもみられる．これらに対しては，看護師が患者を注意深く観察し，問題点として抽出することが大前提になる．

　医師，看護師のみならず，薬剤師，臨床検査技師，栄養士，歯科衛生士などのコ・メディカル全体を含めたチーム医療（栄養サポートチーム〈NST〉，緩和ケアチームなど）を組み，他職種との連携をはかりながら解決にあたれば，患者への適切な対応が可能となる．

NST
nutrition support team
栄養サポートチーム

CHECK POINT

- [ ] 口腔内の機能的・形態的変化はないか
- [ ] 摂食障害により低栄養状態になってないか
- [ ] 口腔内の汚染状況を把握したか
- [ ] 疼痛はないか
- [ ] 化学療法や放射線療法の副作用による口腔粘膜炎が生じていないか
- [ ] 術後出血はみられないか
- [ ] 化学療法や放射線療法の副作用による唾液腺機能不全が生じていないか

引用・参考文献

1) 日本病院薬剤師会編：病院薬局製剤. 第5版, 薬事日報社, 2003.
2) 山田みつぎ：がん化学療法と症状管理②口内炎. がんの化学療法と看護No.5, ブリストル・マイヤーズ, 2003.
3) 佐藤温ほか：粘膜炎. 日本臨牀, 61(6)：959～965, 2003.
4) Physician Data Query from National Cancer Institate (PDQ) 日本版.
5) 藤枝重治：頭頸部癌の遺伝子診断, 発現と予後. 癌と化学療法. 28(4)：440～447, 2001.
6) 渡辺隆：骨髄抑制. 癌と化学療法, 30(6)：755～759, 2003.
7) 紅野市子ほか：機能が障害された患者の看護①食摂取. 臨牀看護, 22(1)：9～88, 1996.

10 開口障害のある患者の口腔ケア

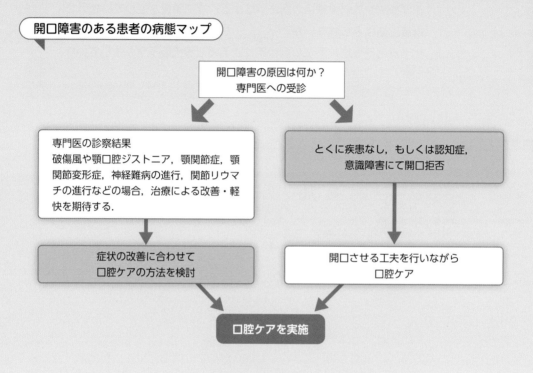

開口障害のある患者の病態マップ

開口障害の原因は何か？
専門医への受診

専門医の診察結果
破傷風や顎口腔ジストニア，顎関節症，顎関節変形症，神経難病の進行，関節リウマチの進行などの場合，治療による改善・軽快を期待する．

とくに疾患なし，もしくは認知症，意識障害にて開口拒否

症状の改善に合わせて
口腔ケアの方法を検討

開口させる工夫を行いながら
口腔ケア

口腔ケアを実施

開口障害とは

口腔ケアで注意すべき開口障害には，2つの原因がある．

1つは疾患として開口筋群の機能障害や顎関節の問題により開口できない，もしくは開口しにくくなっている状態の場合である．

そして2つめは，意識レベルや認知症により，開口する機能自体には問題がないが，口腔ケア施行時に開口を拒否するケースである．開口筋群の障害で開口障害が起こるのは，破傷風や顎口腔ジストニア[1]，顎関節症，顎関節変形症，神経難病の進行，関節リウマチの進行，廃用など多岐にわたってみられる．

破傷風は破傷風菌の感染症で，脳や脊髄の運動抑制ニューロンに作用し，重症の場合は全身の筋肉麻痺や強直性痙攣を引き起こす．開口障害はその前駆症状で，経口摂取が不可能になるほどの開口障害（牙関緊急，lockjaw）と，開口

筋以外にも頸部周囲筋の硬直化がみられるのが特徴である．破傷風は感染症法に定められる5類感染症全数把握疾患であり，診断した医師は7日以内に最寄りの保健所に届け出ることが義務づけられている．通常発症すると1週間程度で重篤な状態に陥ることが多いので，発見とともに専門医療機関に転送し，迅速に治療を受けることが求められる．

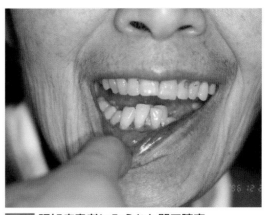

図1 認知症患者にみられた開口障害

顎口腔ジストニアは，口と顎に症状のみられる不随意運動の一種とされ，無意識に口を閉じてしまう閉口ジストニア，逆に開口してしまう開口ジストニア，舌が前に出てしまう舌前突ジストニアなどがある．顎口腔ジストニアは確定診断が難しく，原因不明の疾患や顎関節の疾患として診断されている例も多くあるといわれる[1]．

これらの疾患による開口障害は，即座に専門医療機関を受診し，その症状改善が必要とされる．顎関節症にてみられる開口障害は，全く開口できなくなる状態から，開口は可能であるが痛みがあり開口量が減少してしまう例などさまざまある．おおむね切歯間距離で35mm以下になると開口障害といわれるが，口腔ケア実施時に障害となるのは，切歯間距離が10mm以下であると推測される（**図1**）．

神経難病や関節リウマチにおいても，病気の進行により開口障害が出現する．

そして，要介護高齢者などで，数多く遭遇するのが，廃用による開口障害である．廃用とは，疾病や疾病の後遺症により，普段使われていた機能が使われなくなることにより，機能低下を進めてしまうことをいう．開口筋群も経口摂取量の減少や，禁食等によって開口運動（顎運動）が少なくなったため，開口量が減少したり，開口に際して痛みを伴ったりするようになると考えられる．一時的なものも多いが，長期間にわたって症状が固定してしまい，口腔ケアに支障をきたすようなケースもある．

一方，認知症や意識障害にて開口させることが困難な事例も，臨床上数多く遭遇する．とくに認知症が進行したケースなどでは力強く閉口し，通常の方法では全く開口してくれないケースもある．このような場合には，開口させる工夫が必要である．また，基礎疾患が重篤化し，終末期を迎える患者でも施術者側の意思が伝わらず，開口障害を呈することもある．このような場合も，開口障害に準じた口腔ケアが必要となる．

開口障害の場合は，まず専門医への受診を考える

　開口障害のなかには，牙関緊急のようにまったく開口できないケースもある．このような場合には専門医に受診し，診断や治療を受けることが優先される．

　一方，顎関節症や顎関節変形症などで，開口障害を呈する場合でも，可能であれば診断や治療を受けてもらうことによって，開口量を増加することができることもある．とくに廃用にて開口量の減少がみられる開口障害の場合，適切な理学療法や開口訓練によって，開口量の増大が期待できるケースも多い．

　歯科，とくに歯科口腔外科の専門医であれば対応が可能である．あきらめることなく，受診できる体制を整えることも大切な口腔ケアである．

開口障害がある人への口腔ケア手順

1 用意する器材

　用意する器材は，基本的に通常の口腔ケアに用いる用具と変わらないが，開口を維持する器具（開口器）が基本的なセットに加わる．歯ブラシ，ガーゼ，開口器（図2〜6），吸引用カテーテル（図7），膿盆，口腔保湿剤を用意する．

　開口障害がある人の口腔ケアでは，歯ブラシはなるべくヘッド（毛が生えている部分）の小さいものを選ぶことになるが，ワンタフトブラシと呼ばれる歯ブラシ（図8）が，開口障害をもつ人の口腔ケアでは使いやすい．また，口唇を閉鎖してしまう人の口腔ケア時に有効なアングルワイダーは，口唇を排除できるため，施術者1名で口腔ケアを行うときなどに便利である．

2 口腔ケアの実際

　開口障害がある人の口腔ケアは，なるべく複数人（2人以上）で取り組むようにしたい．開口障害をもつ人の口腔ケアは，通常の場合よりも施術者にも対象者側にも危険を伴う口腔ケアである．

　とくに認知症などで，口腔ケアに対して抵抗する場合，いやがって手を出してくる人もいる．1名で取り組む場合などでは抑制も考慮しなくてはならないが，危険防止のために複数人で介助しながら，口腔ケアを実施することが最も望ましい．そのため，施設等で人手がないところで口腔ケアを行う際には，1日の回数を減らすなど工夫が必要である．

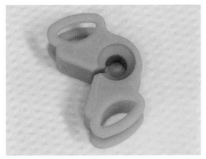

図2 バイトブロック

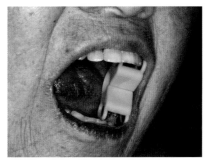

図3 バイトブロックの使用方法

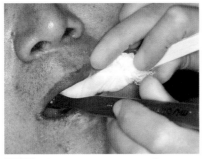

図4 ガーゼを巻いた割りばし

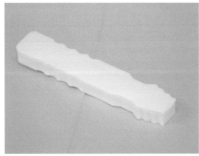

図5 オーラルバイト・ワイド

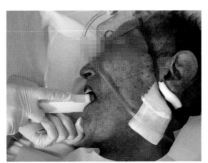

図6 オーラルバイト・ワイドを
使った口腔ケア

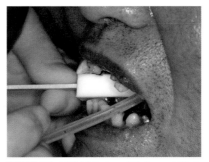

図7 開口量が少ない場合，口腔内
を吸引するには吸引用カテー
テルが便利である

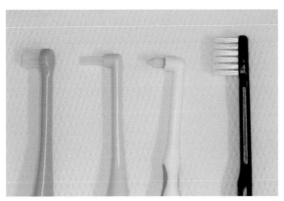

図8 左側の3本がワンタフトブラシ

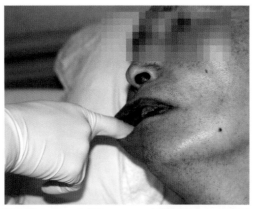

図9 口角から指を入れ，外側へ引くと反射的に開口することがある

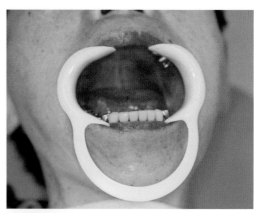

図10 アングルワイダー

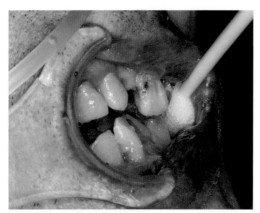

図11 口腔保湿剤の塗布

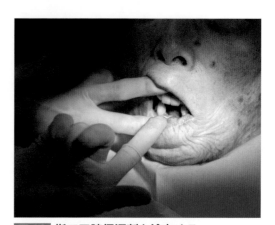

図12 指で口腔保湿剤を塗布する

3 ケアの手順

　はじめに，口角から指を入れ，口唇を広げる（**図9**）．このとき，アングルワイダー（**図10**）を使うと便利である．歯の表面（頬側）が見えるようにしてから，噛まれないように注意して，スポンジブラシや指で歯の表面に口腔保湿剤を塗布する．開口障害をもつ人の口腔は口から食物摂取をしていないことも多く，口腔乾燥が亢進していることも多い．そのため，歯の表面と粘膜面が乾燥で付着しているので，粘膜面や歯の表面を保護する目的で，口腔保湿剤を万遍なく塗布する（**図11**，**12**）．このとき首を横に振ったり，いやがったりすることがあるので，他の人に頭を押さえて介助してもらう．

　歯の表面は十分な開口量がなくても磨けるので，時間をかけてしっかり歯磨きをする．とくに力を入れてゴシゴシやるのではなく，やさしく汚れを掻き出すように磨いていく．磨きながら適宜吸引を行う．開口障害があり，意識レベルが低下して施術者の指示が伝わらない場合，口腔を刺激することで，嚥下反

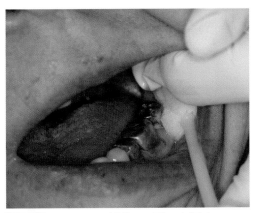

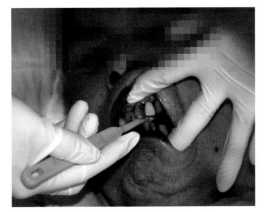

図13 K-point を刺激して開口を促す　　**図14** 歯の隙間を利用しての歯磨き

射が起こることがある．その場合，浮かせた汚れを誤嚥させてしまい，誤嚥性肺炎を起こすことがあるので，吸引は必ず行うべきである．

　歯の表側が磨き終わったら，裏側や舌を磨くことになるが，歯の裏側は開口してくれなくては磨けないので，工夫が必要となる．牙関緊急で，機械的にも開口困難である場合を除き，多少の開口が可能である場合には，開口させてから歯の裏側を磨くことになる．

　脳血管障害で，両側の皮質延髄路が障害されている仮性球麻痺の患者では，K-point刺激法[2]が有効であるといわれる．K-pointは臼後三角の後方，口蓋舌弓の側方と翼突下顎ヒダの中央に位置（**図13**）する．この部分を軽く圧迫刺激することで，咀しゃく様運動に続き嚥下反射が誘発されることが高率に起こるとされる[3]．該当疾患以外の患者でも，同部付近を刺激することによって，咀しゃく運動が起きて，開口につながることがあるので，開口障害をもつ人の口腔ケアでは，覚えておきたい工夫の一つである．

　少しでも開口したら，その隙間に開口器具を挿入し，できる限り開口させる．この際，過度な力をかけ，歯牙の破損や骨折などを起こさないように注意する．開口量が少ない場合や，抵抗や体動が強い場合，十分な視野が確保されない状態では，ブラッシングを盲目的に行うこととなる．盲目的に行うには，開口を確保できているときに，口腔の様子を十分観察して行う．このとき前歯・臼歯・上下・左右など，口腔をブロック単位に分けて観察するとよい．

　また，歯牙が欠損している部分があれば，その隙間から積極的に歯ブラシを挿入し，歯磨きを行う（**図14**）．この場合も盲目的になってしまうので，事前に十分観察して行うようにする．

CHECK POINT

- [ ] 専門医は受診したか
- [ ] 全く開口できないか
- [ ] 指示に従えるか
- [ ] 歯列の隙間はあるか
- [ ] 口腔内に危険なところはないか

引用・参考文献

1) 吉田和也：顎口腔領域の不随意運動：https://sites.google.com/site/oromadibulardystonia/
2) 下高原理恵：摂食・嚥下障害に効果的なK-point 刺激法-開口反射誘発法の形態学的根拠，看護技術，56：80〜85，2010.
3) Kojima C：Jaw opening and swallow triggering method for bilateral-brain-damaged patients：K-point stimulation：Dysphagia. 17(4): 273-277，2002.

11 口内炎のある患者の口腔管理

口内炎のある患者の病態マップ

アフタ性口内炎	→	・赤色に縁どられた白色の円形状潰瘍 ・直径1mm〜2cm
義歯性口内炎	→	・咀しゃく時，義歯着脱時の疼痛 ・義歯が触れる粘膜が赤く腫脹 ・カンジダ（真菌）との関連性
潰瘍性口内炎 難治性潰瘍	→	・深い粘膜の損傷 ・擦過痛，刺激性食物による強い痛み
ヘルペス性口内炎	→	・水疱を伴う多発性潰瘍 ・水疱が破れて口内炎

口内炎とは

口内炎とは，口の中で炎症が起こっている状態で，炎症部位は口腔粘膜（歯肉，頬粘膜，舌など）にみられる．大きく腫れたり，膿がたまる炎症ではなく，歯肉炎や歯周炎とは別の病態を指す．

口内炎は粘膜の表面が破壊されているため，強い痛みを伴うことがあり，日常生活や口腔ケアに支障をきたす．とくに舌や頬粘膜の可動部にできた口内炎は発音や咀しゃく，ブラッシングのたびに痛みを感じる．義歯が触れる部位にできた口内炎は義歯の使用を妨げる．症状が強い場合は，食事摂取に支障をきたすことがある．

口腔内に炎症がみられた場合，口腔以外に粘膜病変や皮膚の異常がみられないか，全身疾患との関連性を念頭におく必要がある．

口腔のケアを行うにあたって

口内炎は口腔粘膜疾患に多くみられる症状で，口腔のケア時に口内炎を発見

することもある．口内炎に関する知識はケアを行う場合に欠かせない．また，口内炎はケアのみならず，食事の阻害因子になるので，日ごろから，口腔内をよく観察するように心がける．

口腔のケアを行うとき，すぐに歯ブラシを口に入れるのではなく，口腔内外を観察して，変化がないか確認する．高度の介入が必要な患者の場合は，口腔周囲筋のマッサージ（リハビリテーション）からはじめることが多いが，このときも患者の表情に注意しながら行う．口唇の乾燥や口腔乾燥があれば，保湿を行ってからマッサージを行う（第4章「13．口腔乾燥がある患者の口腔管理」〈p.153〜159〉）．その際にも，患者の表情や反応を観察する．口内炎の痛みが原因で，患者がケアを拒否する場合もあるので注意深く観察する．

口内炎の種類とケア

口内炎には，頻度の高いアフタ性口内炎のほかに，義歯性口内炎，潰瘍性口内炎，難治性潰瘍，ヘルペス性口内炎などがある．

1 アフタ性口内炎

口内炎のうち，アフタ性口内炎がその大半を占める．アフタ性口内炎は形状に特徴があり，円形状の潰瘍をみる．限局性で小さいものは直径1mmから大きくて2cm程度の大きさのものがよくみられる．

原因は不明とされるが，体調を崩したり，風邪ぎみで抵抗力が落ちているときに発症しやすい．咬傷や小さな傷から引き続いて口内炎になることもある．

外見上，潰瘍は円形状を呈し，内部は表面が破壊されて赤色や白色を呈し，その周囲が赤い帯で縁どられる．複数の口内炎が癒合して，大きな1つの口内炎になることもある．自然に消退することが多く，数日間で痕も残さず治癒することが多いが，2〜3日経過をみて，消退傾向がみられない場合は歯科医師もしくは医師の診察を受ける．

また，ベーチェット病やクローン病などでもアフタ性口内炎を生じることがあるので注意する．

対応とケア

治療として，軟膏塗布やパッチ（シール）貼付が一般的である．また，歯磨きができない場合でも含嗽を行い，口腔内の清潔を保持する．

2 義歯性口内炎

義歯に関連した口内炎で，真菌であるカンジダ・アルビカンス（*Candida albicans*）の関与が指摘されている．咀しゃく時痛や義歯着脱時に患者が痛み

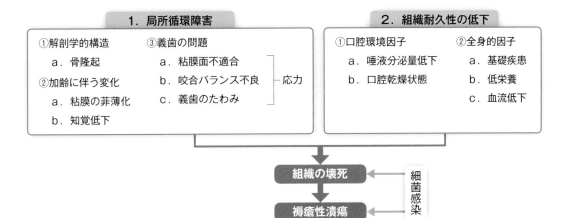

多因子による複雑な発生機序をもつ．各要素への対応が必要．

図1 褥瘡性潰瘍の成因

を訴えることで気づくことが多いが，無症状の場合もあるので注意する．義歯を装着している患者は，口腔のケア時に義歯をはずして口腔内をよく観察することが重要である．義歯と触れる粘膜が赤く腫れているのが特徴である．

対応とケア

　義歯をはずし，口腔のケア（もしくは含嗽）を行い，義歯は義歯洗浄剤などで清潔を保つ．歯科医師の診察を受け，真菌の感染症が重篤な場合には抗真菌薬を服用・塗布する．

　義歯性口内炎との鑑別が必要なものに「義歯褥瘡性潰瘍」がある．通常，義歯のあたり，すなわち床縁の強圧部位に発症する潰瘍であり，義歯調整が必要とされる．ところが義歯が原因と考えられていた義歯褥瘡性潰瘍の背景因子としての「栄養」が注目されるようになった（**図1**）．義歯だけでなく，低栄養についても主観的評価，検査値の確認を行う必要がある．

3 潰瘍性口内炎，難治性潰瘍

　重度の口内炎に，潰瘍性口内炎，難治性潰瘍がある．いずれも粘膜が損傷を受けて潰瘍が深く，感染を伴ったりして痛みが強い．擦過痛や刺激性食物などで痛みが増強することも特徴である．清潔，安静を保ち，感染があれば抗菌薬などの適切な処置が必要である．

対応とケア

　不随意運動は止めることが難しいので，舌や粘膜と強く触れる部位は，歯の鋭縁や補綴修復物の形態を調整することが必要である．口腔乾燥がみられる場合には保湿する．栄養状態の評価を行い，低栄養に注意する．

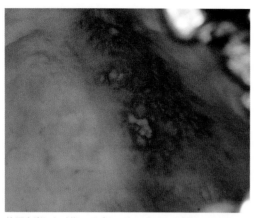
体調を崩した時期に発症し，強い痛みで食事拒否が続いた
図2 ヘルペス性口内炎（口蓋部）

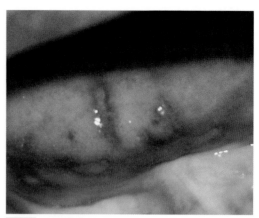
図3 口腔梅毒

4 ヘルペス性口内炎

　単純ヘルペスウイルス感染によって発症する．高齢者や抵抗力の低下している人に多く発症する（**図2**）．ヘルペスは感染すると体内に潜伏し，風邪をひくなどのタイミングで神経に沿って発症するのが特徴である．顔面神経に沿って発疹，口唇に水疱をつくるが，口内炎として発症することもある．患者はヒリヒリ，ピリピリといった表現で痛みを訴えることが多く，痛みが強い．

対応とケア

　痛みが強い場合は，内科・歯科を受診して治療を受ける．抗ウイルス薬が奏効する．

5 その他

　これまでに挙げたほかにも知っておくべき口内炎がある．1つはHIV感染に伴う口腔粘膜病変で，もう1つは口腔梅毒の症状としての口内炎である（**図3**）．いずれも典型的な口内炎と少し異なった印象をもつことが多い．すなわち，これまで見たことがある口内炎と「なにか違う」と感じたら，全身的な評価と血液検査の再確認を行うことが必要である．

鑑別が必要な口内炎と口腔がん

　口内炎，とくにアフタ性口内炎は数日で治る疾患だが，外見は似ていても別の疾患の可能性が否定できないので，経過観察は欠かせない．鑑別は歯科医師や医師に任せ，想像して判断しないように注意する．

　口腔粘膜疾患は多様な病態をもつ．とくに，病変部が大きくなってくる，形が

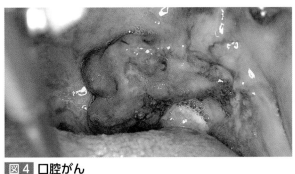

口内炎と思い放置していたために，周囲に拡大して嚥下困難となり，そこで発見された

図4 口腔がん

CHECK POINT

☐ 口腔粘膜に赤色や白色の潰瘍がみられないか，損傷がみられないか

☐ 咀しゃく時や義歯着脱時に痛みがないか

☐ 擦過痛や刺激性食物による痛みがないか

☐ 口唇に水疱がみられないか

☐ 周囲粘膜の硬化や慢性的な口内炎はないか

☐ 全身的な問題との関連はないか

いびつになってくるなどの変化は，できるだけ早く診察を受ける．周囲粘膜が硬くなっている場合にも注意する．ときとして，それらは口腔がんの場合がある．

実際，口内炎が半年も治らずにいたという例がある．患者は最初，口内炎と思い，とくに症状もなかったので放置していたとのことであるが，精査の結果，口腔がんであった（**図4**）．

ときに，口腔がんが口内炎として発見されることもあるので，口内炎には医師・歯科医師の診断が必要な場合がある．特別養護老人ホーム，老人保健施設などであれば，医務室やナースステーションに写真が豊富に載った口腔疾患の資料を用意し，見くらべて対策を検討することもよいだろう．成書[1]を手もとに置き，疑問を感じたら調べてほしい．

口内炎だからといって，変化を見落とさないようによく観察することが重要である．そして，必ず記録して，介助者，連携する他職種の医療従事者，医師，歯科医師など周囲の人に必ず伝えることを忘れてはならない．ケアの場面に多く立ち会うのは看護師である．毎回，直接口腔内を確認し，常に情報を集めることが大切である．

引用・参考文献

1）中川洋一：チェアサイド・介護で役立つ口腔粘膜疾患アトラス—どこで見わけて，どう対応？　クインテッセンス出版，2006.

12 歯肉出血，出血傾向のある患者の口腔管理

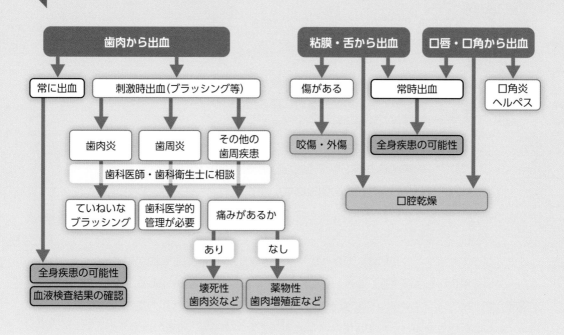

口腔内にみられる出血には，歯肉からの出血，粘膜・舌からの出血，口唇・口角からの出血に大きく分けることができる．

出血は，なんらかの異常を示すものである．発見した場合は，必ず原因を究明して対処する．他職種への伝達も重要な対応の1つである．常時出血がみられる場合は，全身疾患の可能性を念頭におくべきである．

出血傾向とは

血管や血小板，血液凝固因子の障害により止血機構が障害され，出血しやすい状態を出血傾向または出血性素因という．

止血機構が障害されると，わずかな刺激でも出血を生じ，出血すると止まりにくくなる．出血傾向の徴候は口の中だけでなく，全身にも認められるので，皮膚や粘膜の内出血による出血斑（点状出血や斑状出血）や血腫の存在に注意する．

表1	出血傾向がみられる主な疾患
血管異常	老人性紫斑病，遺伝性疾患，アレルギー性紫斑病
血小板異常	白血病，血小板減少症，血小板機能異常
凝固異常	血友病，肝不全，薬物性，播種性血管内凝固症候群 (DIC)

　また，出血傾向を疑うような所見があれば，すぐに医師に連絡する（**表1**）．現病歴，既往歴，家族歴の把握，服用薬などを確認する．抗凝固・抗血栓療法を受けている場合も多いので注意する．

口腔管理を行うにあたって

　口腔領域は解剖学的に出血しやすい部位で，しばしば出血に遭遇する．口腔ケアの際にみられる出血の主な原因は前記のマップのとおりだが，口腔内の異常を発見した場合は，歯科医師，歯科衛生士に相談することが望ましい．

　出血を確認した場合は，出血部位をよく観察する．「どこから，どんなときに出血したか」という情報は重要である．

　唾液や水分で血液が広がってしまうと出血部位がわからなくなってしまうので，ガーゼなどで一度軽く拭きとると，出血部位と出血量が把握しやすい．また，そのとき，症状があるかどうか，たとえば「ブラッシング時に出血した」かどうか，さらに「触ったときに痛みを訴えた」のかどうかといった情報も記録する．

　必ず目で見て，耳で聞いて，記録する．そしてその場で終わりにせず，血圧の変化（主に低下）や脈拍数の増加，皮膚の変化（色，温度，発汗など），意識レベル，尿量，呼吸などの変化を把握する．

口腔の問題とケア

1 歯肉出血

　歯肉出血の多くは，炎症が疑われる．炎症（歯肉炎，歯周炎など）があると，ブラッシングのような軽微な刺激でも出血するようになる．ブラッシングなどの機械的刺激を与えていないのに出血している場合は，全身疾患，たとえば血友病，白血病などの可能性も否定できないので注意する．その場合は，医師もしくは歯科医師に相談する．

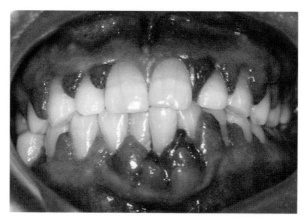

図1 カルシウム拮抗薬の副作用による歯肉増殖症

　刺激時に歯肉から出血がある場合，高血圧や不整脈治療の目的で患者がカルシウム拮抗薬を服用している場合があるので注意する．カルシウム拮抗薬の副作用によって，歯肉増殖症を引き起こすことがある[1]（**図1**）．

対応とケア

　歯肉増殖症には，服用薬の変更や外科的処置なども行うが，全身状態や通院条件を考慮すると，積極的な処置がためらわれる場合も多い．患者には歯科受診を勧め，消炎処置と個別のケア指導を受けるようにする．

　また，歯科疾患の治療に継続して，歯科医師，歯科衛生士の指導のもとで口腔管理を行う．

2 舌・粘膜出血

　ほとんどが外傷によるものである．転倒や打撲により，顔面の表皮に傷がなくても口腔内に傷ができて出血している場合があるので，出血部位，傷の有無を確認する[2]．

　また，虐待やDVが，口腔内の傷から発見される場合もあることを念頭におくべきである．

対応とケア

　外傷による出血の発見もしくはその可能性を感じたら，傷の治療目的で歯科受診を勧めるとともに，介護支援専門員（ケアマネジャー）などに連絡する．

　傷が見あたらないのに出血している場合には全身的な疾患が考えられるので，医師に連絡する．口腔乾燥がある場合には，保湿ケアを行う[3]．

3 口唇出血

　口唇から出血している場合，原因はいくつか考えられる．たとえば，打撲による外傷，口角炎，口唇ヘルペス，口腔乾燥などである．

DV
domestic violence
ドメスティック・バイオレンス（家庭内での暴力や攻撃的行動）

外傷

外傷が小さければ，洗浄して圧迫止血を行う．清潔に保ち感染を予防する．大きな傷は，縫合や止血処置が必要になることがある．

口角炎

軟膏による処置を行うことが多く，保湿を口腔管理の一環として行うことで予防できる場合がある．また，歯の欠損を放置している場合や，義歯人工歯が咬耗して咬合高径（咬み合わせの高さ）が低くなっている場合に，口角のしわが深くなり口角炎が長引く場合がある．このような場合は，歯科医師・歯科衛生士に相談する．

口唇ヘルペス

ウイルス感染症で，強い痛みを伴う．小水疱が多数形成され，それらが破れて潰瘍をつくることがある．数日で治るが，痛みが強い場合には，抗ウイルス薬を用いることもある．

口腔乾燥

口腔乾燥による口唇出血は，常時の保湿と口腔機能の賦活（リハビリテーション）で対応する．

全身疾患

播種性血管内凝固症候群（DIC）など，全身疾患の症状の1つとして，口唇出血が起こる場合があるので，止血しにくい口唇出血は医師や歯科医師に相談するとよい．

DIC
disseminated intravascular coagulation
播種性血管内凝固症候群

医師・歯科医師との連携体制

出血は，それだけでなんらかの異常を示すものである．常時出血がみられる場合は全身疾患の可能性も考えられるので，日ごろから，医師や歯科医師（歯科衛生士）に相談しやすい体制を整えておくことが必要である．

出血は口腔のケア時に発見することが多い．口腔内の出血は口腔のケアだけで改善するものではなく，介護と医療との連携のなかで解決していくべき問題であることを認識することが重要である．

感染予防

外部環境に触れた血液は細菌繁殖の温床となる．とくに粘膜の出血は，局所が不潔になりやすいので，可能なかぎり迅速に対処する．

米国疾病予防管理センター（CDC）は，患者の血液は感染の可能性があるものとして，血液曝露に対する対策を提唱している．患者の血液や体液を扱う医

CDC
Centers for Disease Control and Prevention
米国疾病予防管理センター

療従事者は，常に感染の危険にさらされている．感染を予防するには，標準予防策（SP）に準じて対応する．

CHECK POINT

- ☐ 出血部位は歯肉，粘膜・舌，口唇・口角のどこか
- ☐ 出血点は明確か
- ☐ 出血は常時か，刺激時か
- ☐ 全身的な問題はないか
- ☐ 血液凝固阻止薬の服用があるか
- ☐ 出血部位に痛みがあるか

SP
standard precautions
標準予防策

引用・参考文献

1）野村典生ほか：糖尿病を伴う高血圧症・不整脈患者に発症したニフェジピン性歯肉増殖症の治療経過——術後2年経過の1症例．老年歯科医学，15(1)：58〜63，2000.
2）菅武雄ほか：看護・介護の場における「咬傷の成因と対応」．老年歯科医学，22(1)：28〜37，2007.
3）菅武雄：保湿からはじまる口腔ケア．看護技術，53(3)：233〜244，2007.
4）浅野茂隆編：血液内科学．中外医学社，p.345〜348，1999.
5）飯野京子ほか編：血液・造血器．成人看護学[4]，系統看護学講座専門8，第15版，医学書院，2019.

Column

ケアスタッフの感染予防

　介護の分野で遅れている概念のひとつに「感染対策」がある．新型コロナウイルス感染症への対応としても，ケア時の感染対策を十分に行ってほしい．

　感染対策の基本は「対象を感染患者だと思う」ことである．日常のケアは，相手が感染して「いる」か「いない」かにかかわらず，「同じ対応をする」ということである．

　全員に対し，発症していない新型コロナ患者であると想定してケアを行えば，陽性者が出ても慌てることはなくなる．感染を拡大させることも防げるだろう．

　標準予防（スタンダード・プリコーション）と呼ばれる考え方である．マスク，グローブは当然として，ブラッシングでも飛沫が発生するので，フェイスガードとヘッドキャップも装着するのが望ましい．

13 口腔乾燥がある患者の口腔管理

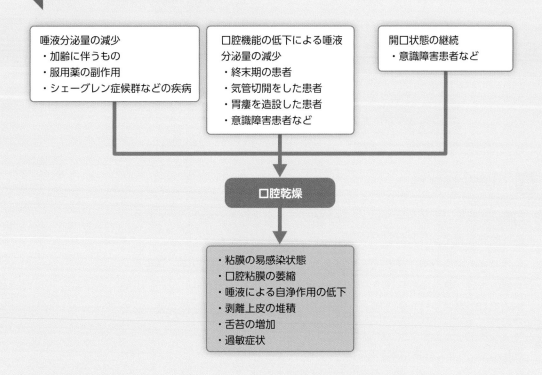

口腔乾燥がある患者の病態マップ

唾液分泌量の減少
・加齢に伴うもの
・服用薬の副作用
・シェーグレン症候群などの疾病

口腔機能の低下による唾液分泌量の減少
・終末期の患者
・気管切開をした患者
・胃瘻を造設した患者
・意識障害患者など

開口状態の継続
・意識障害患者など

口腔乾燥

・粘膜の易感染状態
・口腔粘膜の萎縮
・唾液による自浄作用の低下
・剝離上皮の堆積
・舌苔の増加
・過敏症状

　健康な口腔内は湿潤している．しかし，種々の原因で唾液腺や導管が障害されて唾液分泌量が減少することがある．また，口腔機能の低下によって唾液分泌量が減少することも多い．とくに意識障害がある患者は，開口状態が続き，結果として口腔内が乾燥状態になる．そのような状態を口腔乾燥という．

　口腔乾燥は，単独の原因で起こる異常ではなく，結果としての状態を示す言葉である．

　ここでは口腔管理の対象としての口腔乾燥を取り上げ，口腔乾燥症（ドライマウス）とは分けて考える（コラム「口腔乾燥と口腔乾燥症」〈p.159〉参照）．

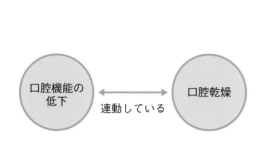

図1 口腔機能と口腔乾燥の関係

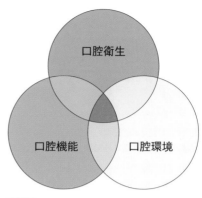

図2 口腔ケアの3要素

口腔管理を行うにあたって

1 口腔乾燥を疑う

　口腔の状態をアセスメントし，口腔ケアプランを立案する場合，口腔乾燥の有無は重要なポイントとなる．

　このとき，重度の要介護者にはとくに注意してほしい．たとえば，寝たきりの状態の患者，意識障害を伴う急性期・慢性期の患者，ターミナル期（終末期）にある患者である．これらの患者は，廃用症候群によって口腔機能が著しく低下している．

　また，気管切開や胃瘻造設術を受けた患者や，意識障害がジャパン・コーマ・スケール（p.63）で刺激しても覚醒しない状態の患者は，呼吸，栄養（咀しゃく，嚥下機能），発音などにおいて，本来の口腔機能を失っており，廃用症候群に陥っている．口腔乾燥は口腔機能の低下を表現しているといっても過言ではない（**図1**）．

2 口腔乾燥に関するアセスメント

　口腔のケアを行うにあたって，口腔状態をアセスメントする要素は，口腔衛生，口腔機能，口腔環境の3つに大別できる（**図2**）．口腔乾燥がある患者の場合も同様で，この3点について口腔状態をアセスメントする．

　口腔のアセスメントは，歯科医師や歯科衛生士による口腔内診査を基本にする．施設であれば入居者全員の歯科検診を実施し，結果を把握する．検診時期は入居時（サービス開始時）で，年1回の歯科検診の実施が望ましい．在宅で訪問サービスを受ける人も同様で，年1回の歯科検診を受ける．

口腔衛生は，口腔ケアの主体をなすものとして発展してきたが，現在では口腔ケアの解釈が拡大され，口腔衛生は口腔ケアの一部として考えられるようになってきた．

[残存歯の有無]

残存歯の有無の確認は，最重要ポイントである．残存歯があれば，歯ブラシによる清掃（ブラッシング）が必要になる．ブラッシングの自立度を評価し，介入の程度を検討する．残根状態で歯が残っている場合も多いので，それも重要なチェックポイントである．

歯の衛生を維持するには，清拭や含嗽では不十分である．ブラッシングによって細菌の塊である歯垢（プラーク）を破壊し，歯面から遊離させ，その汚れを洗い流さなければならない．

しかし，口腔乾燥という要素が加わると，汚れが乾燥して固着し，除去困難になる．さらに，むせが強い，含嗽ができないなどの要素が加わると，水を使用した清掃が難しく，ブラッシングによる汚れの破壊・除去が困難になるので，口腔衛生は困難をきわめる．口腔乾燥は残存歯の清掃を困難にする要因の1つである．

[口腔粘膜の乾燥による口腔過敏]

口腔粘膜は乾燥に弱い組織である．健康であれば唾液で表面が保護されているが，口腔乾燥は，その保護がなくなり感染しやすい状態をまねく．また，粘膜の萎縮も起こるので，清掃が難しくなる．

口腔機能が低下して廃用症候群があると，口腔の自浄作用も低下する．剥離上皮の堆積も起こり，舌苔も増加する．それに伴い，口腔内の微生物（真菌類）も増加する．

口腔粘膜の乾燥に付随する特徴的な症状に，過敏症状がある．乾燥により粘膜表面が破壊され，荒れた状態になると知覚過敏を起こす．このような状態を口腔過敏という．

臨床現場で遭遇する口腔ケア拒否の原因が，口腔過敏であることはよく知られている．口腔内の湿潤環境を整備すると，過敏症状が治まることも多いので，粘膜清掃を行うときは口腔乾燥の改善を優先事項にする．

最近，口腔機能が注目され，介護予防項目にも取り上げられるようになった．口腔機能の向上が，寝たきりを予防し，肺炎を減少させるなど，健康に直接影響を与えることがわかってきたからである．口腔のケアに期待する効果の多くが，口腔清掃だけでなく口腔機能まで拡大してきたといえる．

口腔乾燥は口腔機能の低下と密接に関係している．口腔乾燥は口腔機能を低

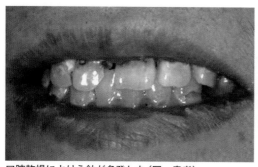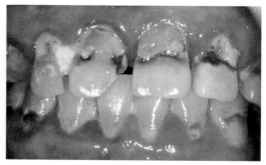

口腔乾燥によりう蝕が多発した（同一患者）

図3 口呼吸がある認知症患者の口腔

下させ，口腔機能が低下することで，口腔乾燥を悪化させるという悪循環をまねく．この悪循環を断ち切り，口腔機能を維持・向上させることが口腔ケアの目標の1つになる．

　その前提としては，口腔内が常時保湿され，湿潤環境が維持されていることが必須条件である．まず，常時の保湿を確保したうえで，粘膜・舌・口腔周囲筋のリハビリテーションを検討する．

　意識障害を伴う患者，がん手術後で器質的な問題をかかえる患者などでは，口腔乾燥を改善するだけで，口腔機能も改善する例も多くある．

　口唇の閉鎖機能も口腔乾燥と関係が深い．口腔機能が低下して，口唇の閉鎖が甘くなり開口状態が続いたり，口呼吸になったりすると，口腔乾燥が悪化する．**図3**は口唇閉鎖ができず，口呼吸がある認知症のある患者だが，口腔乾燥によりう蝕が多発している．口腔乾燥は口腔環境を悪化させ，う蝕や歯周疾患のリスクを増大させる．

口腔環境

　何からケアを行ったらよいのかわからない，ケアをしているけど改善しないなど，現場でみられるケア困難の例に共通しているのが，口腔環境の改善・確保の不足である．口腔のケアをアセスメントするにあたっては，口腔環境因子である口腔乾燥を忘れないようにする．

　口腔環境を改善するためには保湿が不可欠である．常時保湿することが，口腔環境を整えることにつながる．

　保湿により口腔環境が整うと，残存歯のブラッシングや粘膜の清掃，マッサージ，リハビリテーションの導入は格段にスムーズになり，効果を上げることができる（**図4**）．

3 介入レベルの判定

　口腔内をアセスメントして口腔乾燥状態を確認したら，ケアの介入が必要に

```
┌─────────────────────────────────┐
│          常時の保湿               │
└─────────────────────────────────┘
                  ＋
┌─────────────────────────────────┐
│      残存歯：ブラッシング（刷掃）    │
└─────────────────────────────────┘
┌─────────────────────────────────┐
│      粘膜：マッサージ              │
│         （リハビリテーション）      │
│         清掃                      │
└─────────────────────────────────┘
```

図4 保湿からはじまる口腔管理のコンセプト

なる[1,2]．口腔乾燥は，移動や入浴，排泄などの項目の自立度が高い患者にもみられるため，患者の自立度と必ずしも一致しない場合があるので注意する．また，口腔乾燥は口腔機能低下による誤嚥性肺炎発症の可能性も高く，口腔管理の重要性が高くなる．

　口腔ケアの介入は，ケアの自立度の程度で決まる．自立度の低下が軽度なら，ケアも軽度の介入ですみ，さらに自立度が低ければ中等度の介入が，セルフケアが困難であれば高度の介入が必要になるということである．

口腔ケア——保湿

　口腔乾燥に対するケアのスタートは，保湿である．市販されている口腔ケア用湿潤剤の活用が効果的である（コラム「保湿からはじまる口腔ケア——口腔ケア用湿潤剤」〈p.160〜162〉参照）．

　健康な粘膜は常に湿潤している．したがって，患者の口腔内が常時保湿されていることがケアの基本になる．人工唾液も市販されているが，効果時間が短く誤嚥の可能性があるので，軽度の介入には適しているが，高度に介入する口腔ケアには適さない．

口腔乾燥の随伴症状

1 舌・歯肉の痛み

　口腔乾燥があると口腔粘膜の知覚が過敏になることは前述した．その症状として原因不明の舌痛と呼ばれる症状に悩まされている患者が多い．**図5a**は舌に強い痛みを訴えていた患者である．口腔乾燥が軽度にみられ，舌の表面が多少滑沢化し，形態は不整だった．精査の結果，ほかの器質内変化は認められず

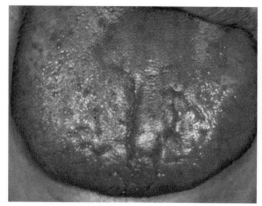
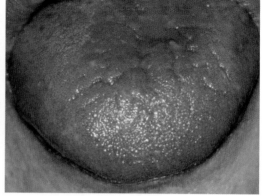

a：舌の強い痛みを訴えていた　　　　　　　　　b：口腔湿潤剤を使い始めて2週間後，舌の状態は改善した

図5 **舌痛を訴えていた患者に口腔湿潤剤を使用して改善した例**

口腔乾燥を背景にもつ舌痛症と診断した．

　口腔ケアの介入は保湿から始めた．口腔湿潤剤の使用を勧めて2週間後の舌の状態が**図5b**である．舌の表面性状，形態の改善と同時に，舌痛症状が改善した．食事や会話も支障なく行えるようになった．

2 味覚異常，味覚障害

　口腔粘膜が乾燥によって障害されると，味蕾も障害される可能性が高い．「味がわからない」「塩味が感じられない」「甘みだけ異常に強く感じる」などの症状は，口腔乾燥に伴ってみられることが多い．

　これらの症状に対する口腔ケアも保湿をすることで改善することが多い．口腔湿潤剤の使用が勧められるが，キシリトールなどの甘味料の入った食品は症状を悪化させる場合があるので，使用を避ける．

3 義歯の痛み，なじみの悪さ

　粘膜が乾燥している上に義歯を装着すると，疼痛は強くなる．また，義歯を装着するときに口腔内でなじみが悪かったり，こすれて痛いなどの症状を訴えるようになる．口腔乾燥によって義歯が使用できなくなることもよくある．

　口腔粘膜と接する義歯粘膜面に口腔湿潤剤を薄く塗布することで，義歯のなじみの問題を劇的に改善できることがある．

引用・参考文献

1）菅武雄：ホームヘルパーのための口腔ケアハンドブック—歯科の知識と介入レベル別口腔ケア．p.65，日本医療企画，2002．
2）菅武雄ほか：保湿からはじまる口腔ケア—介入レベル別口腔ケアの考え方．看護技術．53（3）：57〜59，2007．

CHECK POINT

- [ ] 意識障害がないか
- [ ] 気管切開や胃瘻造設はされていないか
- [ ] 残存歯，残根状態の歯はどれくらいか
- [ ] 口腔過敏はないか
- [ ] 舌痛症状，味覚異常はないか
- [ ] 義歯装着による疼痛はないか

Column

口腔乾燥と口腔乾燥症

最近，"口腔乾燥症（ドライマウス）"がマスコミなどで取り上げられ注目されているが，とくに珍しい現象というわけでもなく，そもそもドライマウスは疾患ではない[1]．強いストレス，薬物の副作用，加齢変化など，多くの原因で口腔乾燥症はどんな人にも起こりうる．

一方，シェーグレン症候群や腫瘍の放射線治療の結果，唾液の産生や分泌が障害される症状も口腔乾燥症といわれる．また，もともと患者がもっている疾患が原因となって口腔乾燥症がみられる場合もある．このような場合には，唾液分泌を促進する薬（セビメリン塩酸塩水和物など）が処方されることがある．

"口が乾く"という症状だけに注目が集まっているが，原因は多様で複雑な場合が多く，結果として口腔乾燥などの症状を訴えるわけで，口腔乾燥の症状だけに振り回されないように注意したい．"唾液分泌が減る"現象に注目するだけでは何も解決しないことが多い．

口腔乾燥症は，患者の訴えに立脚した症状を中心とした概念である．治療よりも診察の知識と技術が必要とされる．いわば，口腔内科的なアプローチが必要であり，新しい診療技術の開発が求められる．

引用・参考文献

1) 中川洋一ほか：ドライマウス診療マニュアル. p.4, 永末書店, 2005.

保湿からはじまる口腔ケア──口腔ケア用湿潤剤

現在，さまざまな口腔ケアグッズが開発されているが，全介助による口腔ケアは非常に遅れているといわざるをえない．たとえば，意識障害がある患者やむせが強く水が使えない患者は，口腔機能が低下し，重度な口腔乾燥がみられることが多く，口腔ケアが困難である．場合によっては水分摂取禁止と同時に口腔ケア禁止といった指示が出ている場合すらある[1]．

しかし，セルフケアが困難で，口腔機能が低下している患者こそ，口腔ケアの提供が必要であることを認識すべきである[2]．

口腔乾燥がもたらす口腔状態

常に開口状態が続き，口腔乾燥が重度でむせの強い患者の口腔は，剥離上皮が堆積し，痰の吸引が難しく，口臭が充満し，舌は萎縮している．口腔過敏などの症状も多く，軽微な刺激も痛みとして感じてしまい，口腔ケアを拒否することもある．しかし，そのような状態こそ，口腔ケアによって改善されなければならない．

口腔ケア用湿潤剤

一般的に湿潤剤は，長時間口腔内に留置されるものであるが，乾燥により皮膜を形成したり，粘性が高まるなどの欠点がある．とくに皮膜形成は除去が難しく，トラブルのもとになる．しかし，ここで紹介する湿潤剤"ビバ・ジェルエット"[3]（図1）は，長時間塗布する場合でも表面に皮膜を形成せず，粘性が高まらないという，従来の湿潤剤にはない特徴をもつ．

本湿潤剤は，粘膜を乾燥から保護し，常時保湿を得ることが可能で，また，塗布しやすく除去が容易である．また，耐性菌や菌交代現象を抑えるために抗菌薬は添加さ

れていない．刺激や過敏症状を悪化させる原因になる香料や甘味料も添加されず，味覚異常にも配慮されている．さらに，細菌繁殖の温床になるデンプンや天然由来成分も加えていないピュアなジェルである．

口腔ケア用湿潤剤の使用方法
①常時の保湿

口腔ケアの前提条件は，常時の保湿である．

筆者はこれまでも，ワセリンやグリセリン，ヒアルロン酸などを使用して保湿を試みたが，いずれもケアとしては不十分で，保湿を維持できなかった．常時の保湿には，口腔ケア専用の湿潤剤が必要で，塗布にはスポンジブラシ（図2）や大きめの綿棒が適している．

②残存歯のケア

口腔ケアを必要とする患者の多くは含嗽ができず，誤嚥しやすい状態にある．しかし，水分摂取を禁止しても，口腔ケアが提供できなければ，口腔機能を向上させるこ

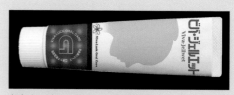

（ビバ・ジェルエット，㈱東京技研）
図1 口腔ケア用湿潤剤

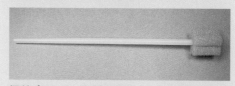

柄がプラスチック製で折れにくく弾力性がある．汚れをかきだしやすい形状（ビバくるりん，㈱東京技研）
図2 口腔粘膜清掃用スポンジブラシ

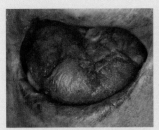
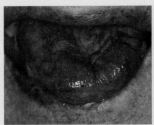
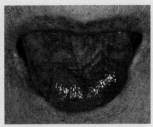

a：口腔ケア実施前．舌に触れ
ると「イァイ〜〜」と大きく発
語し，顔を左右に振る反応が
あった

b：保湿後，保湿と粘膜の清掃
により剥離上皮は除去され，
舌の可動性が回復しはじめて
いる

c：口腔ケアとリハビリテーショ
ン後の口腔ケア．全く動か
せなかった舌が突出できるよ
うになった

患者は要介護5，90歳，男性．特別養護老人ホームの利用者

図3 湿潤剤を用いた口腔ケアの実際

とはできない．

　残存歯がある場合は，ブラッシングが必要になる．ブラシが届かないような部位には，細菌が繁殖してバイオフィルムを形成する．バイオフィルムは歯ブラシなどの機械的な力で破壊しなければならないが，バイオフィルムを破壊しても，含嗽できないため洗い流せない．ところが，ジェル状の湿潤剤を用いてブラッシングすれば，誤嚥予防のケアが可能になる．

③粘膜のケア

　粘膜のケアで重要になるのは，剥離上皮や食物残渣の清掃と刺激（マッサージとリハビリテーション）である．これらに対しても湿潤剤を併用すると効果的である．そして，湿潤剤の塗布と除去，そして剥離上皮の清掃やマッサージに絶大な効果があるのがスポンジブラシである．図2に示すスポンジブラシは，柄がプラスチック製で折れにくく弾力があり，スポンジ部分は軟らかすぎず，はずれにくく，ケアに適している．スポンジブラシを選択する際は，手前のエッジがしっかりしているものがよい．

口腔ケア用湿潤剤の応用例

　口腔ケアは，①口腔衛生，②口腔機能，③口腔環境の3要素が重要である（p.154参照）．この3要素が整えられて，適切な口腔ケアが可能になる．

　図3aに示す患者は，脳梗塞の既往があり胃瘻造設，常時寝たきり状態である．多動でベッド柵を乗り越えて落下することもある．

　担当看護師から相談を受け，次のようにアセスメントを進めた．

①アセスメント

・口腔衛生：残存歯があり，ブラッシングが必要だが，口腔ケアに抵抗したため，ブラッシングは行われていない．粘膜のケアも不十分で，舌背には剥離上皮が中等度堆積している．

・口腔機能：乾燥と過敏から舌をまったく動かさず，口唇も閉鎖できない状態．不鮮明ながら声かけに反応し「ア〜」「ウ〜」程度の発語がある．経口摂取はなく，リハビリテーションも行われていない．

・口腔環境：重度の口腔乾燥で唾液分泌がみられず，過敏症状が強いために口腔ケ

アに抵抗がみられる．右下犬歯により舌
右側縁に圧痕がある．

②**具体的なケア方法**

　スポンジブラシを水で湿らせ，湿潤剤を
適量つけ，口蓋，頬，舌など口腔粘膜に均
一に塗布し，保湿する．ケア実施1分後の
様子が図3bである．舌はふっくらとした
形態に戻りつつあり，残存歯による圧痕も
回復した．過敏症状は軽減して，スポンジ
ブラシによる舌のマッサージを拒否しなく
なり，保湿と併用してマッサージを行った．

　舌のリハビリテーション（マッサージ）
を終えた状態が図3cである．「痛くあり
ませんか」の問いかけに「痛くない」と明確

な発音で答えた．

　今回の口腔ケアで要した時間は約2分
で，使用した器材は湿潤剤とスポンジブラ
シのみである．今後は3～4回/日のケア
を行い，その間の保湿を維持しつつリハビ
リテーションを行う予定である．義歯の製
作を検討する日も近いかもしれない．

引用・参考文献

1）菅武雄：口腔ケアハンドブック．日本医療企画，
　2002．
2）菅武雄ほか：保湿からはじまる口腔ケア．看護技術，
　53（3）：57～68，2007．
3）東京技研：口腔ケア用湿潤剤「ビバ・ジェルエット」
　製品紹介ページ
　http://www.viva-luck-oral-care.com/viva-
　jellwet.html（2021年1月8日閲覧）

14 糖尿病と口腔ケア

糖尿病患者の病態マップ

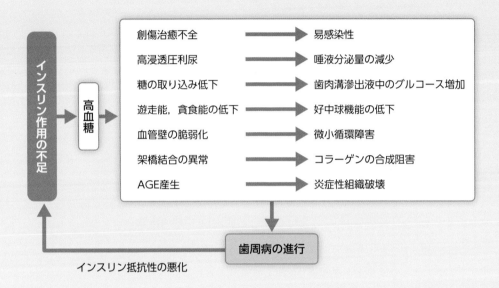

糖の取り込み低下

創傷治癒不全 → 易感染性

高浸透圧利尿 → 唾液分泌量の減少

糖の取り込み低下 → 歯肉溝滲出液中のグルコース増加

遊走能, 貪食能の低下 → 好中球機能の低下

血管壁の脆弱化 → 微小循環障害

架橋結合の異常 → コラーゲンの合成阻害

AGE産生 → 炎症性組織破壊

インスリン作用の不足 → 高血糖

歯周病の進行

インスリン抵抗性の悪化

糖尿病とは

　糖尿病とは，インスリン作用不足による慢性の高血糖状態を主徴とし，種々の特徴的な代謝異常を伴う疾患群と定義される．インスリン作用不足はインスリン供給不足とインスリン抵抗性の増大により起こり，その発症には遺伝因子と環境因子がともに関与している．

　日本糖尿病学会が定めた糖尿病の診断基準は下記のとおりである．

①早朝空腹時血糖値 126mg/dL 以上

② 75g 経口ブトウ糖負荷試験 (OGTT) 2 時間値 200mg/dL 以上

③随時血糖 200 mg/dL 以上

④ HbA1c (NGSP) 6.5%以上

　①〜④のいずれかが確認された場合を「糖尿病型」と判定する．

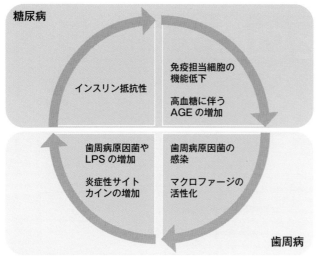

図1 歯周病と糖尿病　　　　　　　文献1)より引用改変

⑤早朝空腹時血糖値 110mg/dL 未満

⑥ 75g 経口ブトウ糖負荷試験（OGTT）2 時間値 140mg/dL 未満

　⑤および⑥の血糖値が確認された場合を「正常型」と判定し，「糖尿病型」

　「正常型」のいずれにも属さない場合を「境界型」と判定する．

　糖尿病は成因により，1型糖尿病，2型糖尿病，その他の特定の機序・疾患による糖尿病，妊娠性糖尿病に分類される．

　糖尿病の典型的な症状は，口渇，多飲，多尿，体重減少などである．慢性合併症には網膜症，腎症，神経障害，足病変，動脈硬化性疾患，歯周病などがある．

　血糖コントロールが不良な場合は，歯周病の治療を行ってもなかなか改善せず治癒しない．また，重度の歯周病はインスリン抵抗性を悪化させることがわかってきた（図1）．

口腔ケアを行うにあたって

　まず，内科的治療を行い，そのうえで歯科治療計画を立案する必要がある．糖尿病治療の特徴は自己管理にあるので，患者に強い心理的負担やストレスが加わらないように心がけ，長期にわたる治療に取り組む意欲を大切にしなければならない．動機づけを行い，口腔ケアの導入をはかる．

　また，定期的に歯科を受診することも大切である．

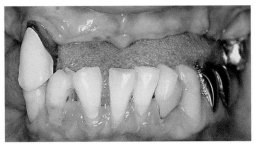

図2 歯肉退縮による歯根露出

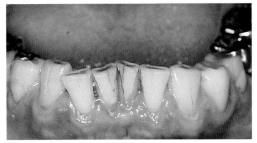

図3 歯肉の腫脹と排膿

口腔の問題とケア

1 歯周病（図2，3）

　歯周病とは，口腔内の細菌感染による炎症，免疫反応の結果，慢性的に歯周組織が破壊されていく疾患である．

　血液中の過剰な糖が，酵素の触媒を介さずにタンパク質やコラーゲンと結合すると，終末的糖化物質（AGE）がつくられる．AGEが生体内に蓄積されると，血管内皮細胞やマクロファージ等の表面にあるAGE特異的受容体に結合し，腫瘍壊死因子α（TNF-α）やインターロイキン6（IL-6）といった炎症性サイトカインや活性酸素の産生を誘導し，歯周組織の破壊に関与する．

　また，糖尿病の合併症の1つである微小循環障害による歯周組織の創傷治癒遅延，高血糖によるコラーゲン代謝能力の低下なども原因となる[1]．

歯肉出血に対する対応とケア

　出血部位を強くみがきすぎないようにする．軟らかい歯ブラシで力を入れず弱い圧で磨く．感染に注意し，ブラッシング前に含嗽や歯周ポケット内の洗浄を数回行う．また，口腔ケア後も含嗽をよく行い，細菌を口腔内に曝露したままにならないように注意する．

歯肉腫脹に対する対応とケア

　歯肉が腫脹しているときは，歯科医師の診察や投薬が必要である．糖尿病は炎症が重度になりやすいため，軽度のうちに治療を受けるべきである．乱暴なブラッシングは，炎症の増悪をきたすおそれがあるので，ていねいに弱い圧で磨くようにする．

2 多発性う蝕

　糖尿病患者は健康な人に比べ，う蝕歯数が多いという調査結果がある．多尿に伴う唾液分泌量の減少から，口腔内の自浄作用が低下することや，糖分を多

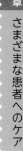

AGE
advanced
glycation
endproduct
終末的糖化物質

TNF-α
Tumor Necrosis
Factor-α
腫瘍壊死因子α

IL-6
Interleukin-6
インターロイキン6

く含む歯垢（プラーク）の形成によるpHの低下，歯周病に伴う歯根露出などが影響していると考えられる．

対応とケア

歯頸部にう蝕が多発している場合は，口腔乾燥が考えられる．口腔乾燥には，口腔湿潤剤などの使用も効果が期待できる．また，フッ素が添加された歯磨剤はう蝕予防に効果がある．

冷水痛や自発痛があれば早めに歯科医師を受診し，治療を受けるようにする．

3 口腔カンジダ症

カンジダ菌は口腔，腸管，腟などに常在する微生物（真菌）の一種で，口腔カンジダ症は口腔に生息するカンジダ菌の過剰増殖によって起こる．

重度の糖尿病などによる免疫力の低下，抗菌薬の長期投与によって常在菌叢のバランスが崩れるとカンジダ菌が異常増殖し，病原性を発揮して日和見感染症を起こす．カンジダ症は真菌症の一種であるカビや酵母などによって起こり，表在性真菌症と深在性真菌症に分けられる．表在性には口腔や咽頭粘膜，食道などに生じるカンジダ症，足や頭皮に生じる皮膚糸状菌症などがある．

口腔カンジタ症は舌背，口蓋，頰粘膜，口角に好発し，白色の偽膜で覆われる表在性真菌症である．慢性化すると深在性真菌症（内臓カンジダ症）となり，真菌が血液中に侵入するカンジダ血症や，誤嚥により口腔内から肺に入る肺カンジダ症などを起こす．限局性または全身性の皮膚あるいは粘膜感染症から，心内膜炎，敗血症，髄膜炎を含む重症で致命的な全身感染症まで幅広い病態を示すため注意する．

対応とケア

口腔カンジダ症の治療は，基本的には抗真菌薬の外用薬を用いる．しかし，経口血糖降下薬スルホニルウレア（SU）剤とアゾール系抗真菌薬の併用によって低血糖を起こすことがあるので注意する．アゾール系抗真菌薬はヒト肝チトクロームP450に結合し，その作用を阻害することから，SU剤の肝臓での代謝が抑制される．また，SU剤とタンパク結合において競合し，SU剤の遊離型濃度が上昇し，作用が増強される．

ケア時には，口角，口蓋，舌など口腔内をすみずみまで観察し，偽膜や白苔がないか確認する．抗真菌薬の使用は医師または歯科医師の処方が必要であるため，口腔カンジダ症が疑われる場合は，医師または歯科医師の受診を勧める．

4 義歯性潰瘍，義歯性口内炎

糖尿病患者は，健常者より歯の喪失が10年早いという調査結果がある．そのため，義歯を使用している場合も多い．糖尿病に罹患すると唾液分泌量の減

少や骨吸収などにより，義歯が不適合となる場合がある．不適合な義歯をそのまま装着して口腔粘膜に刺激を与えつづけると，潰瘍や口内炎を起こすことがある．これを義歯性潰瘍，義歯性口内炎という．

糖尿病腎症を合併すると，浮腫によって局所の循環が障害され，同時に低タンパク血症による栄養障害も起こるため，感染を遷延させるおそれがある．また，血糖コントロールが不良な場合は，血管障害のため，組織への酸素供給が低下し難治性となりやすい．

神経障害がある場合は，潰瘍を形成しても気づきにくく，さらに悪化させる可能性がある．局部床義歯の場合，残存歯の負担が大きいと早期に動揺をきたし，義歯の適合が難しくなる場合がある．また，義歯着脱時に，クラスプにより粘膜や口唇を傷つけないように注意する．

対応とケア

1日中，義歯を装着したままにしておくと汚れがたまり，歯周病やう蝕の原因となり，義歯性潰瘍などを引き起こすので，毎食後にはずして，義歯用ブラシで表，裏ともによく磨く．

就寝前には義歯を取りはずし，義歯洗浄剤を加えた液に浸し保管する．毎日口腔内を入念にチェックし，小さな傷も見逃さないように心がける．義歯による痛みなどが少しでもある場合は，早めに歯科医師を受診する．

全身の問題とケア

1 高血糖

高血糖が持続すると，唾液分泌量の減少，歯肉溝滲出液中のグルコースの増加，好中球機能低下，微小循環障害，コラーゲンの合成阻害などが起こる．そのため，創の治癒遅延，治癒不全あるいは易感染性となる[2]．

- **唾液分泌量の減少**：高浸透圧利尿による多尿の結果，あるいは高血糖が唾液腺の分泌機能を破壊することにより引き起こされる．唾液分泌量の減少により，口腔乾燥の状態となるため，う蝕や歯周病が発症・進行する．
- **グルコースの増加**：高血糖は歯肉溝滲出液中・唾液中のグルコース量を増加させる．グルコースの増加は，歯垢の形成や付着を増長するため，う蝕や歯肉炎が起こりやすくなる．また，グルコースは歯肉溝中の細菌の栄養となり，歯周病の進行を促進する．
- **好中球機能低下**：好中球は，細菌の歯周組織への侵入に対する防御的役割を担っている．好中球の遊走能や食作用の低下は，歯肉溝中のグルコースの増加とともに細菌の増殖を増長させ，歯周病を進行させる．

- **微小循環障害（細小血管症）**：微小循環障害により歯周組織は血行不良を生じ，感染しやすい状態となる．
- **コラーゲンの合成阻害**：コラーゲンは創傷治癒に関与しており，その合成阻害により歯周組織の治癒が遅延する．

対応とケア

糖尿病の治療歴，現在の検査データや治療内容（経口血糖降下薬かインスリン製剤かなど）を確認する．血糖コントロールが不良な糖尿病患者は，易感染状態にあり，口腔ケア開始時に洗口剤を用いた含嗽や口腔内の消毒を行う必要がある．歯周ポケットの中も十分に洗浄する．その際，口腔内を傷つけないよう注意し，軟らかい歯ブラシを使用する．

2 低血糖

低血糖発作とは，インスリン治療や経口血糖降下薬服用中に血糖値が急激に低下して引き起こされる症状をいう．通常，血糖値45〜50mg/dL未満を指す場合が多い．食事量や糖質摂取不足，激しい運動，食事時間の遅れなどで起こる．

主な症状に自律神経性反応と神経糖欠乏性反応がある．自律神経性の反応は交感神経が興奮して起こり，発汗，不安感，動悸，手指振戦，頻脈などの症状がみられる．神経糖欠乏反応は，頭痛，目のかすみ，眠気，空腹感，意識レベルの低下などの症状がみられる．低血糖発作は脳の不可逆な機能低下をまねき，ときとして死に至ることもある．また，低血糖の持続は脳機能に悪影響を及ぼすため，緊急の対応が必要になる．

対応とケア

低血糖症状があれば血糖検査を行う．低血糖を確認したらブドウ糖10gを内服（ショ糖，ブドウ糖，飴やジュースを経口摂取）する．経口摂取できないときは，50%グルコース20mLの静脈内投与を行う．低血糖の予防として，決められた時間に決められた量の食事をとることが重要になる．口腔内の状態が悪く咀しゃくができないと，規則正しい食事をとることが難しくなる．また，口腔ケアの時間帯にも注意し，食事の妨げにならないように心がける．

- ☐ 血糖コントロールの状態はどうか
- ☐ 歯肉の出血や腫脹，排膿はないか
- ☐ う蝕はみられないか
- ☐ 白苔や口角炎など，口腔カンジダ症の症状はないか
- ☐ 義歯の不適合はないか
- ☐ 歯磨きや義歯洗浄などのセルフケアができているか
- ☐ 腎障害により抗菌薬や鎮痛薬の投与量の調整が必要か

引用・参考文献

1) 和泉雄一ほか：壮年期・中年期における歯周病管理の重要性. 老年医学，30(3)：295，2015.
2) 野口俊英編著：これで大丈夫！患者さんへの情報発信　歯周病と全身疾患. 日本歯科評論別冊，p.43〜52，2006.
3) 中道敦子：糖尿病と歯周疾患. デンタルハイジーン，20(12)：1142〜1145，2000.
4) 日本糖尿病学会編著：糖尿病治療ガイド2020-2021. 文光堂，2020.

15 妊婦と口腔ケア

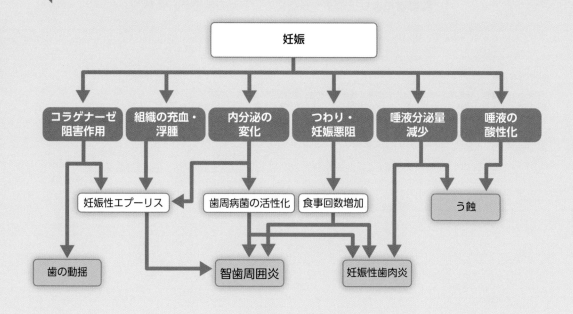

妊婦がかかえる問題点

妊娠中に生じやすい口腔内病変

　妊娠中に口腔内に問題を生じることは珍しいことではない．理由の1つに，つわり・妊娠悪阻により十分な歯磨きができないことがある．また，ホルモンバランスの変化により，歯肉出血が起こりやすい状態にもなる．

　妊娠中によくみられる疾患として，妊娠性歯肉炎や妊娠性エプーリスなどがある．

　妊娠は初期，中期，後期に分けられ，その時期により，全身・口腔状態が変化する．そのステージに応じた，無理のないケアを行うことが重要である．妊娠中は，周囲からさまざまなプレッシャーを受ける．妊婦の不安を取り除き，安全な出産と母子ともに健康な生活を送るために，口腔ケアを役立てていただきたい．

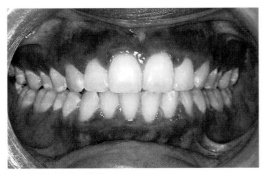

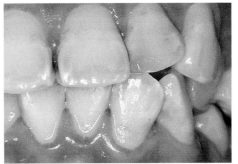

a：歯間の発赤・腫脹 | b：歯間乳頭部にみられる歯間出血

図1 歯肉退縮による歯根露出

口腔内の問題とケア

1 妊娠性歯肉炎（図1）

　歯肉は歯を直接取り巻く口腔粘膜の一部である．歯の根の部分は歯根といわれ，セメント質で覆われている．歯は歯槽骨の中に植立しており，セメント質と歯槽骨のあいだには歯根膜が介在する．これら歯肉，歯根膜，セメント質，歯槽骨を併せて歯周組織という．

　歯周組織のうち，歯肉にのみ炎症が限局したものを歯肉炎という．歯肉炎が進行し，歯槽骨の吸収を伴ったものを歯周病という．妊娠中に，歯肉の発赤・腫脹，出血など，歯肉炎の症状をみることがある．

　直接の原因は歯垢（プラーク）だが，その背景にはホルモンの影響がある．妊娠中はプロゲステロンやエストラジオールなどの女性ホルモンが多く分泌され，これらが歯周病の原因菌といわれるプレボテラ・インターメディア（*Prevotella intermedia*）の栄養源となり，歯肉炎や歯周病を引き起こす[1]．また，妊娠に伴う組織の充血や浮腫も歯肉炎の原因となる．

対応とケア

　妊娠性歯肉炎は，妊娠2〜8か月のあいだにみられるが，プラークコントロールにより予防や症状の改善が可能である．

　また，歯石除去やルートプレーニングといった初期治療を行うことは，妊娠中の歯周組織の状態改善に寄与する[2]．

　出血がみられる場合は，出血部位を強く磨きすぎないように注意する．軟らかい歯ブラシで力を+++入れず，ていねいに磨く．歯肉腫脹の程度によって，歯科医師の診察や投薬が必要となる．腫脹が軽度であれば，弱めの圧でゆっくりと磨く．

表1 口腔内に細菌が現れる時期

細菌の種類	出生直後	4～5日	1～2歳	3歳（%）
う蝕原因菌	0	0	100	100
乳酸菌	30	20	10	60
放線菌	30	10	50	90
レンサ球菌	30	100	90	100

文献3）をもとに作成

2 う蝕

　歯の表面はエナメル質で覆われており，その内側には象牙質が存在する．う蝕の原因菌であるストレプトコッカス・ミュータンス（*Streptcoccus mutans*）などは砂糖によって酸をつくり出してエナメル質を溶かし，徐々に象牙質も溶かす．象牙質の深部には歯の神経である歯髄があり，疼痛が生じる．

　唾液は歯の汚れを洗い流すだけでなく，緩衝作用（酸を中和し中性に戻すはたらき）や，再石灰化促進など，う蝕予防に重要な役割を担っている．しかし，妊娠中は唾液が酸性に傾いたり食事の回数が増えたりするため，唾液分泌量の減少や唾液の粘稠度が増加する場合があり，う蝕になりやすい口腔環境になる．

　東京歯科大学市川総合病院で行った調査では，出生直後の新生児の口腔内には，ストレプトコッカス・ミュータンスなどのう蝕原因菌は全く認められなかった[3]．ところが1歳を過ぎるころには，100％の子どもの口腔内から検出された（表1）．遺伝子レベルの検索で，これらはすべて母から子へ感染したことが証明されている．つまり，母親の口腔ケアは，子どもの歯の健康にも多大なる影響を与えていることを示す．

対応とケア

　フッ素が添加された歯磨剤は，う蝕予防に効果的である．冷水痛や自発痛があれば，早めに歯科を受診し，治療を受ける．母子健康手帳を持参すると，妊娠の状態を歯科医師が把握できる．産科医師と連携をとりながら進めると処置がスムーズに行える．

3 妊娠性エプーリス（図2）

　歯肉辺縁に限局した腫瘤状増殖を呈したものをエプーリスという．歯肉の炎症性増殖物で，出血しやすい特徴がある．上顎前歯部に好発し，全妊婦の約1％前後にみられる．

　局所的な原因は，清掃不良，不適合補綴物などがある．妊娠中は女性ホルモンであるプロゲステロンが多く分泌され，コラゲナーゼ阻害作用により歯肉が

増大することも原因の1つと考えられる.

　歯科医師や歯科衛生士によるスケーリング（歯石除去）などの専門的口腔ケアを受けることが，重要な予防策の1つである．出産後に自然に軽快することが多いものの，著しい出血や咀しゃく障害がみられるときには切除手術が適応となる.

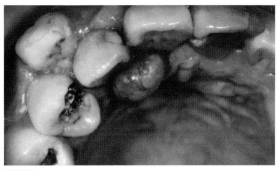

図2 口蓋側に発現した易出血性の妊娠性エプーリス

4 歯の動揺や挺挙（挺出）感

　歯のセメント質と歯槽骨のあいだに介在する線維性結合組織を歯根膜という．歯根膜が一時的に炎症を起こすと，歯が動揺することがある.

　歯の動揺に伴い，歯間から出血する場合が多い．弱い圧で磨き，よくうがいをする.

5 智歯周囲炎

　智歯とは，第三大臼歯のことで「親知らず」ともいわれる．18歳くらいから萌出し，永久歯列の最後方に生える．遅くなってから萌出するため，萌出部位が不足して不完全萌出（埋伏や半埋伏），萌出方向異常（水平埋伏），萌出位置異常などがみられることが多い.

　智歯周囲の歯肉に腫脹や排膿などの炎症症状を示したものを智歯周囲炎という．重症になると開口障害や顎下リンパ節の腫脹，高熱を伴う．最後方に位置するため清掃がいき届かず，妊娠悪阻などで口腔ケアが十分に行えないと，妊娠中に智歯周囲炎を起こすことがある．ホルモンの影響で，歯周組織に炎症をきたしやすいことも原因の1つである.

　比較的軽度の炎症であれば，口腔ケアのみで症状の改善をはかることが可能である．しかし，基本的には歯科医師による抗菌薬投与や歯肉弁切除などの処置が必要となる．症状によっては妊娠中に抜歯を余儀なくされることもある.

全身の問題とケア

1 つわり・妊娠悪阻

　つわりとは妊娠初期にみられる生理的消化器症状で，空腹時の悪心・嘔吐，

流涎を主徴とする．妊娠5～6週で出現し，16週ころには多くが自然治癒する．つわりの症状が悪化して栄養代謝障害をきたし，体重減少のほか種々の症状を呈し，治療が必要となったものを妊娠悪阻という．

原因として内分泌や代謝の変化との関連が推測されているが，明らかではない．

`対応とケア`

治療は，少量かつ回数を分けた食事と水分摂取が基本になるが，重症の場合は，糖質や電解質の点滴投与を行う．

つわりがあっても，できるかぎり歯ブラシでケアを行う．小さめのヘッドの歯ブラシ（小児用など）を用いると，ブラッシングが行いやすい．歯磨剤をつけすぎると泡が立ちすぎて，悪心を起こしやすくなるので少量にする．ブラッシングが困難なときには含嗽を行う．洗口剤による含嗽は補助的なケアだが，つわりは一時的なものと割り切って神経質になりすぎないほうがよい．

2 内分泌の変化

妊娠中はエストロゲンも大量に分泌されるが，プログステロン優位で経過する．相対的にエストロゲン効果が減弱し，歯周病原因菌を増殖させ，歯肉に炎症を起こす．

`対応とケア`

体調のよいときに，歯科医師や歯科衛生士による歯周病のチェックやスケーリングなどの処置を受ける．

3 薬物の影響

妊娠中に使用した薬物は胎盤を通過し胎児に移行する．ときとして，薬物による影響で催奇形性や機能障害を起こすことがある．同じ薬物を服用しても胎児の発育段階により，その障害の程度に大きな差がみられる．

`対応とケア`

原則として，妊婦に投薬する場合は，薬物の量は必要最小限に，服薬期間は短期間にとどめるべきである．とくに妊娠初期は，胎児に影響しやすいため注意する．

4 出産時のいきみ

分娩時には陣痛（子宮収縮）と努責（いきみ）が必須である．いきむときには歯を食いしばるため，歯の破折や歯根膜の炎症を起こすことがある．

`対応とケア`

事前に必要な処置（修復物が脱離した歯の治療など）は済ませておく．

5 姿勢の影響

妊娠後期の妊婦が仰臥位をとると，血圧降下，悪心，呼吸困難などを起こすことがある．増大した妊娠子宮が下大静脈を圧迫することで起こる低血圧を，仰臥位低血圧症候群という．

対応とケア

側臥位をとることで回復する．口腔ケアを実施するときは，妊婦がいちばん楽な姿勢をとるようにする．

6 食事の影響

妊娠初期のつわりや後期の増大した子宮の圧迫などにより，一度に食べる食事の摂取量が減り，食事回数が増える．また，食欲旺盛となり間食が増える妊婦もいる．ショ糖摂取により歯垢（プラーク）は酸性に傾くが，およそ30分前後でもとに戻る．しかし，繰り返し糖分を摂取し続けると，歯垢のpHはさらに低下し，低下している時間も延長する．

対応とケア

低う蝕甘味料（キシリトール，ソルビトールなど）は，う蝕病原菌の歯面への定着を防ぎ，酸産生を起こしにくくするといわれるので，取り入れるとよい．間食は菓子ではなく，繊維の多い野菜や果物などをとるように心がける．

CHECK POINT

- [ ] つわり・妊娠悪阻はないか
- [ ] 歯肉出血，歯肉腫脹はないか
- [ ] う蝕はないか
- [ ] 補綴物の不適合はないか
- [ ] セルフケアができているか
- [ ] 智歯周囲に炎症はないか

引用・参考文献

1) 石川烈ほか：妊娠時の口腔変化．助産婦雑誌，56(11)：889〜892，2002.
2) Miyoshi J, et al: Efficacy of a prospective community-based intervention to prevent preterm birth. J Perinat Med, 45:113-119, 2017.
3) 眞木吉信：唾液中細菌叢の年齢的推移に関する生態学的研究．口腔衛生会誌，35：93〜109，1985.

Column

低出生体重児と妊婦の歯周病との関連性

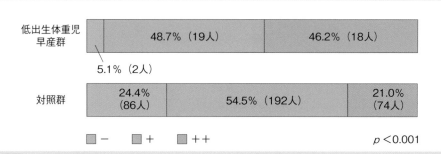

低出生体重児
早産群　| 5.1%（2人）| 48.7%（19人）| 46.2%（18人）

対照群　| 24.4%（86人）| 54.5%（192人）| 21.0%（74人）

■ －　■ ＋　■ ＋＋　　　　　　　　　　　　*p*＜0.001

図1 唾液潜血試験

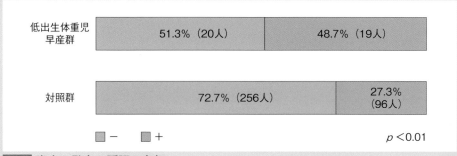

低出生体重児
早産群　| 51.3%（20人）| 48.7%（19人）

対照群　| 72.7%（256人）| 27.3%（96人）

■ －　■ ＋　　　　　　　　　　　　*p*＜0.01

図2 歯肉の発赤・腫脹の有無

　現在，低出生体重児＊と妊婦の歯周病との関連性について，世界で研究が進められている．国や地域により，関連性を肯定するものと否定するものの，双方の報告がある．

　東京歯科大学市川総合病院歯科口腔外科で行った調査では，低出生体重児を出産した妊婦あるいは早産の妊婦は，そうではない妊婦と比べて，歯肉からの潜血反応や歯肉炎の症状（歯肉の発赤・腫脹）が明らかに優位に認められた（**図1，2**）．近年では，

妊娠中の歯周病治療が低出生体重児出産を予防する一助となるか否かについても議論されている．

＊低出生体重児とは，出生体重2,500g未満児を指す．1,500g未満児をとくに極低出生体重児，さらに1,000g未満児を超低出生体重児と定義されている．

引用・参考文献
1）馬場里奈ほか：妊婦の口腔内所見と低体重児早産の関連．歯科学報，101（6）：570，2001．

16 歯科医師に紹介すべき口腔粘膜疾患

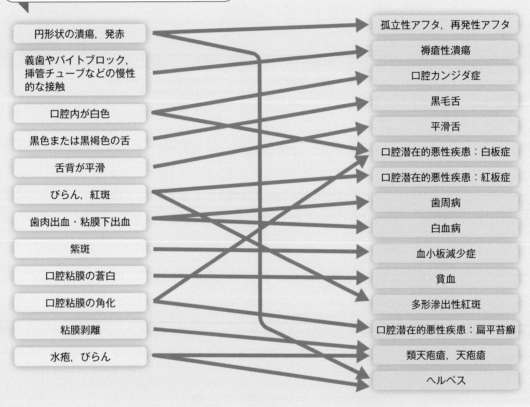

口腔粘膜疾患のある患者の病態マップ

所見	疾患
円形状の潰瘍，発赤	孤立性アフタ，再発性アフタ
義歯やバイトブロック，挿管チューブなどの慢性的な接触	褥瘡性潰瘍
口腔内が白色	口腔カンジダ症
黒色または黒褐色の舌	黒毛舌
舌背が平滑	平滑舌
びらん，紅斑	口腔潜在的悪性疾患：白板症
歯肉出血・粘膜下出血	口腔潜在的悪性疾患：紅板症
紫斑	歯周病
口腔粘膜の蒼白	白血病
口腔粘膜の角化	血小板減少症
粘膜剥離	貧血
水疱，びらん	多形滲出性紅斑
	口腔潜在的悪性疾患：扁平苔癬
	類天疱瘡，天疱瘡
	ヘルペス

　口腔ケアは，身体の清潔を保つ基本的なケアの一つであり，健康の維持・増進と疾患の予防に位置づけられる．日常的な介護として行われる口腔ケアは，歯周病や誤嚥性肺炎などの感染性疾患のリスクの低下とQOLの維持・改善につながる．

　しかし，目の前にある口腔疾患を見過ごしたまま口腔清掃を行っても，咀しゃく，嚥下，会話などの基本的な口腔機能を維持し，歯性病巣感染の急性化を防止して，患者のQOLを高めることはできない．

　歯科治療が必要なう蝕や歯周病のチェックは当然だが，それ以外のチェック項目として，多くの口腔粘膜疾患があることを忘れてはならない．

　口腔粘膜疾患には，口腔に限局している原発性の疾患だけでなく，皮膚科疾

患の局部症状や内科疾患と密接に関連した症候性の病変など，多くの種類がある[1, 2]．

　ここでは，それぞれの口腔粘膜疾患の特徴をあげ，疼痛を伴うことで口腔ケア時に障害となる病変や見逃すと生命を直接脅かすことになる口腔潜在的悪性疾患や悪性病変，皮膚科・内科的疾患に合併してみられる難治性口腔粘膜疾患について述べる．

口腔粘膜疾患の特徴

　大部分は炎症性疾患で，視診では粘膜の紅斑，びらん，潰瘍，白斑，萎縮などがみられるが，時間の経過，歯，歯科補綴物，食物などの刺激，そして口腔内細菌叢の影響で修飾され，同一疾患でも変化に富んだ多彩な症状を示す．また，なかには，原因のはっきりしないものや自然治癒するものもあるため，口腔ケア時に断片的な症状をみただけでは，診断に苦慮することが多い．

　口腔粘膜疾患を発見するポイントは，まず周囲との違いを発見することであり，次に左右反対側の同じ部位に同じ症状がないか確認することである．口腔粘膜疾患は左右同時に生じることは少ないため，片側だけにある変化は病的なことが多い．

口腔ケアの障害になる病変

　主に疼痛を伴う口腔粘膜病変を次に述べる．

1 孤立性アフタ，再発性アフタなど

　アフタ性口内炎は，発生頻度が高い口腔粘膜疾患である（**図1**）．アフタは，主に口腔粘膜にできる円形状の潰瘍で，発赤を伴う．アフタには機械的刺激によるものと疾患によるものがある．疾患によるものは，ベーチェット病，単純ヘルペス，帯状疱疹などのウイルス性疾患などがあるが，歯の鋭縁や補綴物の刺激，咬傷などから生じる潰瘍との区別がつきにくい（第4章「11．口内炎のある患者の口腔ケア」〈p.143〉参照）．

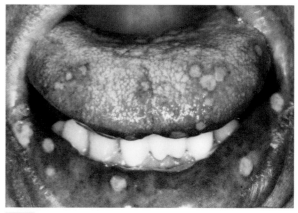

図1 アフタ性口内炎

対応とケア

　小さなアフタが1つでもできると，焼けるような痛みが口腔内全体に広がり，歯ブラシを入れることができず，口腔ケアが困難になる．病変部を確認できれば，その部位を避けてケアすることが可能だが，薬液の接触や粘膜の動きなどでも疼痛が生じるため，頭部の位置や粘膜の動きに配慮する必要がある．

　アフタ発生の背景にはホルモンや栄養バランスの影響が考えられ，ビタミンB群の不足も指摘されているので，栄養評価・指導を行う必要もある．

2 褥瘡性潰瘍

　義歯やバイトブロック，挿管チューブなどが慢性的に口腔粘膜に接触し，潰瘍を形成するもので，硬結を伴うこともあり，がん性潰瘍との鑑別が重要である．とくに，口腔内が汚れていると病変部がはっきりせず，原因を特定できない場合があるので注意する．

対応とケア

　まず，刺激となる原因を除去して様子をみる．疼痛がある潰瘍のほとんどは，前述のアフタ（小潰瘍）か褥瘡性潰瘍といえるが，口腔がんや良性腫瘍の表面に形成される褥瘡性潰瘍もあるので，慎重な経過観察が必要となる．

　約1週間経過しても潰瘍に変化がなければ，がん性潰瘍を疑うか，難治性潰瘍（**図2**）を考えなければいけない．また，糖尿病を合併している患者の褥瘡性潰瘍は注意が必要である．糖尿病は末梢神経障害を伴い，口腔粘膜の感

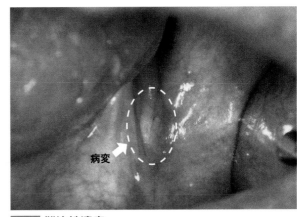

病変

図2 難治性潰瘍

覚を鈍くするため，潰瘍部の疼痛が弱いことがある．そのために発見が遅れ，原因を除去しても潰瘍の治癒が長引くことが多い．低栄養患者の褥瘡性潰瘍も治癒に時間を要することがある．

3 口腔カンジダ症

　真菌に属するカンジダ・アルビカンス（*Candida albicans*）などによる口腔粘膜感染症で，白色の偽膜や白苔が舌粘膜，頬粘膜，口蓋粘膜に好発する．とくに寝たきり患者や高齢者の口腔に発症し，口腔清掃不良状態の指標にもなる．しかし，後天性免疫不全症候群（AIDS）や化学療法後の免疫不全，免疫抑制薬や副腎皮質ステロイド薬の使用，長期間の抗菌薬投与による口腔内細菌の菌交代現象な

AIDS
acquired immunodeficiency syndrome
後天性免疫不全症候群

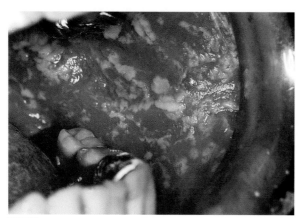

図3 口腔カンジダ症

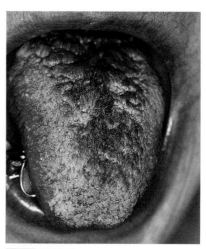

図4 黒毛舌

どでも発症するので，慎重な問診が必要である（**図3**）．

対応とケア

原疾患の治療に並行して，日常の口腔ケアと抗真菌薬（ファンギゾン®，フロリード®，イトリゾール®など）の投与が有効である．しかし，肥厚性カンジダ症の場合は難治性となり，その形態から口腔がんとの鑑別が必要になる．

また，慢性肥厚性カンジダ症は口腔がんと関係することもあり，口腔潜在的悪性疾患に含まれる．

4 黒毛舌

舌背中央部の糸状乳頭が伸長して黒色または黒褐色を呈した状態をいう（**図4**）．高齢者に好発するが，原因は明確でなく，抗菌薬や副腎皮質ステロイド薬の長期投与，持続的な口腔の汚れなどが原因とされている．長く伸びた糸状乳頭間に汚れがたまり，カンジダ菌などの感染による粘膜炎を起こして疼痛が発現することもある．

対応とケア

舌ブラシなどで舌背を機械的に清掃し，口腔内を清潔に保持することで粘膜炎は消炎し，疼痛は消失する．

5 平滑舌（舌乳頭萎縮）

萎縮性舌炎ともいわれ，舌背の糸状乳頭が消失して滑沢になる（**図5**）．悪性貧血（ハンター［Hunter］舌炎）や鉄欠乏性貧血（プランマー–ヴィンソン［Plummer-Vinson］症候群）の口腔症状であり，貧血の臨床診断に有効である．平滑になっ

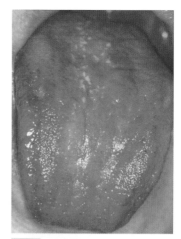

図5 平滑舌

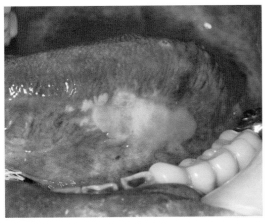

図6 白板症（白斑症）

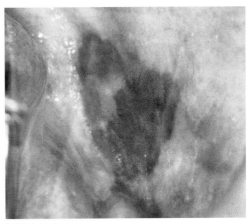

図7 紅板症

た舌背は食物や口蓋粘膜と接触したときの緩衝（糸状乳頭）がなくなっているため，刺激が直接粘膜に加わり，傷が生じ，炎症を起こしやすい．

　舌に歯や食物が接触したときなどに，ピリピリした疼痛が生じる．刺激のある歯磨剤や歯ブラシによる疼痛も口腔ケア時の問題となる．

対応とケア

　口腔乾燥は萎縮した舌背の疼痛を助長するため，粘膜を十分湿潤させながら口腔ケアを行う（第4章「13．口腔乾燥がある患者の口腔管理」〈p.153〉参照）．

口腔潜在的悪性疾患

1 白板症，紅板症

　口腔潜在的悪性疾患には白板症と紅板症，口腔扁平苔癬がある．

白板症

　口腔内にみられる白斑，白色の病変で，粘膜表面に付着した汚れや口腔カンジダ症との鑑別が必要である．汚れは洗浄や擦過により除去される．カンジダ菌は含嗽程度では除去されないが，擦過すると白苔を剥離できる．

　一方，白板症（**図6**）は擦過程度では除去できない．症状は薄い被膜様のものから顆粒状または板状に盛り上がるものまで多彩で，境界は比較的明瞭である．白板症は病変部の急速な拡大がみられたり，びらんを伴う場合は，悪性の可能性があるため，早急に専門医療機関へ紹介する必要がある．

紅板症

　紅板症は，肉眼的にはびらんとしてみられるため，口内炎と間違われることがある（**図7**）．患者は痛みを感じないため，病変部を強くブラッシングしてし

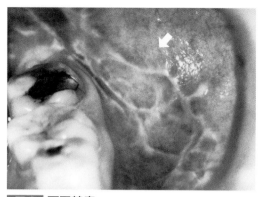

図8 扁平苔癬

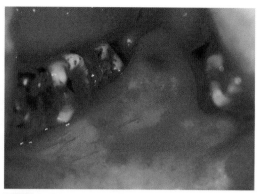
図9 粘膜下出血（紫斑）

まうことがあり，病変を進行させてしまうことがある．

紅板症のがん化率は非常に高く，口腔ケアでは決して消失しないので，早急に専門医療機関へ紹介する必要がある．

2 扁平苔癬

扁平苔癬は皮膚と口腔粘膜の角化異常を伴う難治性炎症で，必ずしもまれな病変ではない（**図8**）．原因は不明だが，促進因子として口腔内刺激および喫煙などがあげられる．

女性にやや多く，好発部位は頬粘膜である．舌，口唇（とくに下口唇），口蓋，歯肉にも認めることもある．扁平に隆起する紫紅色を帯びた丘疹で，レース状，網状の模様を呈することが多く，しばしば発赤やびらんを伴う．この網状模様は経過とともに赤みを帯びたり，その形状を変える．

自覚症状としては，疼痛がもっとも多く，次いで口腔の荒れ，出血，不快感，味覚異常，灼熱感などである．

きわめて慢性な経過をとり，その期間は1〜10年程度が多いとされる．慢性炎症を繰り返すために正常粘膜よりもがんになりやすいという報告もあり，口腔潜在的悪性疾患に含まれる．

口腔の出血，貧血と全身疾患

1 歯肉出血，粘膜下出血

歯肉からの出血をすべて歯周病と判断してはならない．白血病では，比較的早期から歯肉出血を認める場合がある．粘膜下の出血は紫斑として認められ，血小板減少症では，点状の紫斑が義歯の下の粘膜や歯が接触する部位（頬粘膜など）に好発する（**図9**）．

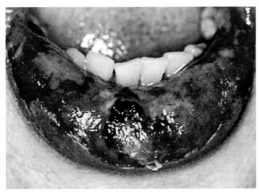

図10 多形滲出性紅斑

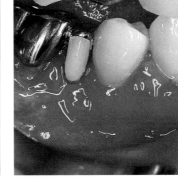

図11 類天疱瘡

2 粘膜の貧血

本来，口腔粘膜は血行がよいため赤みを帯びているが，貧血や極度の血圧低下により，蒼白（貧血色）となり，貧血診断の一助となる．

皮膚科・内科疾患などに伴う難治性口腔粘膜病変

1 多形滲出性紅斑

感染や薬物アレルギーでも生じる．主に四肢に好発し，新旧の丘疹様の紅斑が混在し，多形を呈する．皮疹が口腔粘膜に及ぶと症状は重症である．口唇をはじめ口腔粘膜全体にびらんと痂皮を形成し，疼痛が強い．経口による食事が不可能となることもあるため，全身的ケアと栄養管理が必要となる（**図10**）．

2 天疱瘡，類天疱瘡

天疱瘡の初発症状の60％以上は口腔症状であり，粘膜の剥離，水疱形成，びらんなどがみられる．高齢者にも天疱瘡は発現し，義歯の下の粘膜にびらんが生じると，疼痛が著明となり，摂食が困難となる．

義歯の調整と安静だけでは治癒せず，粘膜が剥離し，出血しやすいびらんが長期間続く場合は，専門医療機関での精査が必要である．

類天疱瘡では，まず口腔粘膜に水疱が形成される（**図11**）．水疱は軽度の刺激で破れて内容液が溢出して，表層は剥離する．水疱は多発し，口腔内の広範な部位に粘膜の剥離とびらんを認める．粘膜が剥離した部位は疼痛が激しく摂食が困難となり，口腔清掃もできないため，口腔環境は悪化する．その結果，二次感染が生じ重症化しやすい．

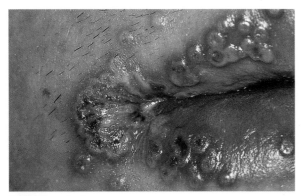

図12 ヘルペス

対応とケア

　これらの疾患では，粘膜は軽度の刺激で剥離し，出血と疼痛が著明なため口腔ケアは困難になる．しかし，このような症例こそ，十分な口腔ケアが必要となる．

4 ヘルペス（単純ヘルペス，帯状疱疹）

　数個から数十個の小水疱が形成されるが，すぐに水疱は破れてびらんとなり，激痛を伴う（**図12**）．

　発症原因はウイルス感染である．

対応とケア

　専門医の診察が必要である．抗ウイルス薬の投与などの治療を行う．

　口腔内に激しい疼痛があり，広範囲に及ぶびらん形成のため二次感染と摂食困難による低栄養が問題となる．患者背景として，低栄養や全身状態不良や免疫低下を推測し，問診で把握しておく必要がある．また，口腔ケア時には術者への感染にも注意する．

［口腔粘膜疾患の観察のポイント］

・口腔粘膜疾患のほとんどは，眼でみて確認できるため，口腔ケア時に慎重に観察すれば見落としも少なく，異常所見に気がつきやすい．確定診断を行うには諸検査が必要となり，専門医療機関[*1]に依頼する必要がある．

・最初は単純な症状を示す口腔粘膜疾患であっても，放置すれば時間の経過とともに病変が拡大し，重大な結果をまねく症例があることを念頭において対処しなければいけない．

[*1]　一般的には，口腔粘膜の病変は原因を除去し，口腔内を清潔に保つことで約1週間後には変化がみられる．しかし，原因不明であったり，自覚症状が強い場合，炎症の範囲や程度が強い場合，進行が早いあるいは治癒が遅延し経過が長い場合は，専門医療機関へ紹介する．

・口腔ケアでは，口腔内のみならず顎顔面部をはじめ全身を観察する．すぐに口腔清掃をはじめるのでなく，日常生活で問題なく摂食，咀しゃく，嚥下ができるか，会話は支障ないか，全身の健康を損なう重大な口腔粘膜疾患がないか，内科や皮膚科疾患に伴う口腔症状がみられないかなど，慎重に患者を観察することが重要である[3].

CHECK POINT

- ☐ 口腔ケア時に必ず口腔内全体，とくに粘膜を観察する
- ☐ 口腔内の疾患のほとんどは炎症性疾患であることから，まず汚れを除去する
- ☐ 歯や義歯，習癖や不随意運動など外傷の原因がないか診査する
- ☐ 汚れや外傷の原因を除去して変化がみられるか観察する
- ☐ 症状が強い，範囲が広い，進行が早い場合は，早期に歯科医に紹介する
- ☐ 治癒が遅い場合は，歯科医に紹介する
- ☐ 咀しゃく・嚥下や会話が障害されている場合は歯科医に紹介する
- ☐ 内科や皮膚科疾患に伴う口腔症状が疑われる場合は，医師，歯科医師に紹介する

引用・参考文献

1）西山茂夫：口腔粘膜疾患アトラス．文光堂．1982．
2）石川梧朗編著：口腔病理カラーアトラス．医歯薬出版．2001．
3）山根源之：口腔ケアに必要な口腔粘膜疾患の基礎知識．老年歯学，18：222～226，2003．

17 がん患者に対する周術期の 口腔ケア・オーラルマネジメント

Ⓐ周術期における口腔機能の管理のイメージ

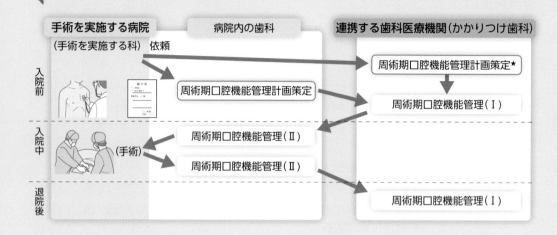

Ⓑ周術期における口腔機能の管理のイメージ

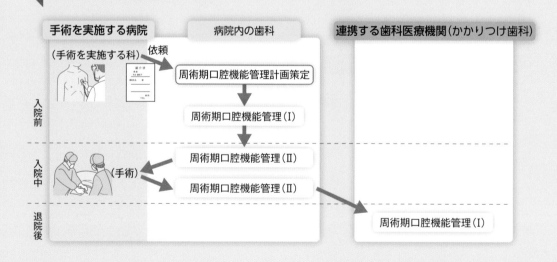

病院内の歯科の負担を軽減するためにⒶのパターンを目指したいが，現実的には周術期口腔機能管理の計画の策定（周計）に担当医師との細かい調整が必要な場合がある，手術などの治療開始までに時間的制約がある，患者が「かかりつけ歯科」を受診しないことがある，などの理由で，Ⓑのように治療開始前の「周計」は病院に併設された歯科で算定される場合が多い．退院後は，可能な限りかかりつけ歯科での管理が望ましい．
病院内に歯科がない場合など，周計も連携する歯科医療機関で実施（★）することが可能になるのが理想であるが，数回の研修を受ける程度では容易でない．

平成24年度の診療報酬改定で，「周術期の口腔機能管理」(以下，「周管」と略)が新設された．これはがん患者などの口腔ケアをレベルアップするために，歯科的介入が必要であることが評価されたものである．どのような歯科的介入が必要か，それは患者によって当然異なるわけであるが，本項では「オーラルマネジメントによって口腔環境を整備する」を意識することで，周術期にするべきことを的確に判断できるようになることを目標にしている．

この「周術期」という用語は，病院に勤務する人間でなければ，耳慣れないものであるかもしれない．一般的には，手術を中心に，狭くは「手術前後の数日程度」，もう少し広げれば「外来で全身麻酔のための術前検査一式を受ける頃から，手術後に抜糸なども終わって退院する頃まで」，というようなイメージであろう．新設された「周管」での「周術期」とは，全身麻酔による手術の前後の期間であり，入院前から始まり，手術後は，手術をした月を含めて最大3か月まで，ということで，退院後の外来通院も含めた広い捉え方である．また，手術だけでなく，がん化学療法や頭頸部への放射線治療も算定の対象となっており，放射線および抗がん剤による治療中，もしくはそれらによる急性症状が寛解するまでの期間も含まれるがん医療全般をカバーしている．

まずは，「オーラルマネジメント」と「口腔環境の整備」という2つのキーワードの解説から始めよう．

CREATE で考えるオーラルマネジメント

「口腔ケア」という用語は広く普及しているが，職種によって捉え方，定義が異なるところがある．口腔ケアには，歯磨きや洗口などの口腔清掃を中心とした「口腔ケア」と，これに加え，口腔機能の増進，賦活化を目的とした訓練やリハビリなども含めた「広義の口腔ケア」がある，というのが一般的なところであろう．

この広義の口腔ケアに含まれる「口腔清掃 (Cleaning)」，廃用予防や嚥下訓練などを意識した「リハビリ (Rehabilitation)」的な介入だけではなく，患者や家族だけでなく他職種への「教育 (Education)」，口腔・嚥下機能などの専門的なものも含めた「アセスメント (Assessment)」，そして「歯科治療 (Treatment)」，以上の5つ要素を包括的にマネジメントすることで，口腔環境を整備できれば，おいしく食べる (Eat)，また楽しむ (Enjoy) ことが可能となる．これらの頭文字を順に並べると"CREATE"となり，これが筆者の提唱するオーラルマネジメント (以下，OMと略) の構成要素である[1](**表1**).

表1 オーラルマネジメントの構成要素

C	Cleaning	：口腔清掃（狭義の口腔ケア）	
R	Rehabilitation	：リハビリ（廃用予防・嚥下訓練）	（広義の口腔ケア）
E	Education	：教育	
A	Assessment	：アセスメント（評価）	
T	Treatment	：歯科治療	
E	Eat, Enjoy	：食べる，楽しむ	

オーラルマネジメントが必要な理由

　広義の口腔ケアである口腔清掃（C）とリハビリ（R）に，教育（E），アセスメント（A），そして歯科治療（T）の3要素E，A，T（偶然にもeat〈食べる〉の綴りに一致する）を加えたものがOMである．なぜ口腔ケアだけではなくOMが必要かを，殺細胞性の抗がん剤による「口腔粘膜炎」を例に説明する．

　抗がん剤の種類や投与量にもよるが，白血球の減少や脱毛などと同様に，口腔粘膜炎もある程度は避けられない副作用（有害事象）の1つである．粘膜の再生障害が主な原因であり，抗がん剤の投与後1～2週間ほど遅れて生じ，その後，徐々に自然回復してくるが，口腔ケアで口腔粘膜炎の発症そのものを予防することは難しい．口腔ケアが口腔粘膜炎に有効とされる理由は，主に「びらんや潰瘍を形成した部分の2次感染の予防」である．2次感染を起こすと重症・難治化するので，口腔ケアは非常に重要であるが，これまでは重症・難治化してから歯科へ介入の依頼がくることが多かったのである．口腔粘膜炎の発症を予測できたにもかかわらず，「手遅れ」は残念でならない．

　そこで，まず大切なことは，患者のセルフケアが口腔粘膜炎の発症によって難しくなる前に，セルフケアの質をできるだけ向上させておくための教育（E）である．口腔粘膜炎が発症したときには，「歯磨剤がしみるなら使用を控える」というようなアドバイスも重要である．

　また，口腔粘膜炎に対してステロイド軟膏が処方されることが多いが，すべての「口内炎」に有効なわけではなく，カンジダのような真菌性や，ヘルペスや帯状疱疹に代表されるウイルス性の口内炎には一般に逆効果である．したがって，的確なアセスメント（A）に基づく鑑別診断が不可欠である．

　さらに，抗がん薬による「口腔粘膜炎」を悪化させる因子として，歯や義歯の粘膜への接触がある（**図1**）．正常な歯列でも，粘膜の浮腫などによって，歯の圧痕を生じるのを目にするが，口腔粘膜炎が舌や頬粘膜に生じる場合，歯に

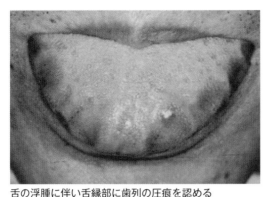
舌の浮腫に伴い舌縁部に歯列の圧痕を認める

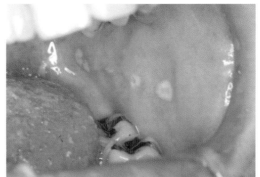
頬粘膜の上下の歯が咬み合う部分に沿って生じた小潰瘍

図1 歯や義歯の粘膜への接触

接触しやすい部分のほうが重症化しやすいことを経験する．歯の位置異常やう蝕による陥凹，鋭端，不適合な補綴物は，さらに粘膜を刺激しやすく，これらの問題を解決するには歯科治療（T）しかない．

　以上を考えると，教育（E），アセスメント（A），歯科治療（T）の3要素がOMにおいて果たす役割がわかるであろう．

「口腔環境の整備」が鍵

　単に口腔清掃（C）だけでは口腔に関連する合併症を予防するには不十分な場合が多い，というのがOMを必要とする理由であるが，「いつ，何をすればよいのか？」が，次の課題である．可能であれば手術やがん化学療法などの治療開始「前」から，「口腔環境の整備」（**表2**）として，専門的歯面清掃（C）や歯科治療（T）の必要性をアセスメント（A）し，ケアに関する指導・教育（E）をし，口腔に関連する合併症を予防できれば，早期においしく食べる（E）ことに繋がる，これがCREATEを意識した「周術期のOM」である[2]．

　CREATEで，口腔清掃（C）はリハビリ（R）の前にあるが，これは口腔清掃をリハビリよりも先に，という意味も込めている．本格的な嚥下リハビリなどはOMに含まれるものではなく，「口腔清掃をすることが適度な刺激となり，廃用予防にもなる」，というレベルで，一般的な周術期のOMにおいては十分であろう．

　周管の主な対象であるわが国の中高年者においては，歯科治療を要する歯を放置していることが珍しくない．治療開始前からOMを始めようとしたら，要治療歯が多くあるのに手術などの治療開始まで「あと＊日しかない…」という時間的制約や，「易出血性・易感染性のため観血的処置は避けて欲しい」というような全身状態の不良を理由に，口腔環境の整備を「妥協」しなければなら

表2 口腔環境の整備

予防的口腔ケア——主に歯科衛生士が担当	CREATE	歯科治療——歯科医師が担当 [T]
● 口腔衛生指導：セルフケア技術の向上 　歯ブラシ 　補助清掃用具 　（フロス，歯間ブラシ，ポイントタフトブラシ） 　保湿（ドライマウス対策：保湿＝加湿＋蒸発予防）	E	● う蝕治療 　（暫間）充填 　根管処置
● 術者磨き*	C	● 義歯の調整／修理
● 専門的対応 　専門的歯面清掃 　歯石除去 　歯周ポケット洗浄 　薬剤注入（テトラサイクリン系軟膏） 　フッ化物の歯面塗布（化・放）	T／C	● 抜歯 ● 歯や補綴物の形態修正 　口腔がん患者で腫瘍や皮弁の圧迫が予想されるもの（手） 　口腔粘膜炎を悪化させる鋭縁（化・放）
● 口腔粘膜に対するケア（化・放） 　感染予防・疼痛対策	E	● 動揺歯の暫間固定（手） ● 床装置の作製 　プロテクター（手），指膜保護シーネ（化）， 　スペーサー（放）
● 食事指導　食形態指導・味覚障害への対応	E	● 金属製補綴物除去／レジン製暫間補綴物への置換（放）

＊患者が使用する歯ブラシ，歯間ブラシなどを使って，歯科衛生士が歯面清掃することで，効率よく歯垢を除去できるとともに，ブラシの当たる感覚（圧や速度など）を覚えられるというメリットがある
手：手術療法，化：化学療法，放：放射線療法，特に記載がないものはすべての療法において必要
C（Cleaning），R（Rehabilitation），E（Education），A（Assessment），T（Treatment）

文献2）より引用・改変

ないケースもある．

　「どれくらいの整備をいつまでに」，という判断が周管においては最も難しい課題である．理想を言えばキリがないので，できる範囲で，せめてがん治療を開始する前に「歯垢や歯石だらけ」，「歯がグラグラ」くらいは改善しておこう，というように考えるのが現実的である．

口腔に関連する合併症の種類

　周管は，手術，がん化学療法，放射線治療，さらには緩和ケアを受ける患者も対象とするため，それぞれにおいて生じ得る口腔に関連する合併症も多岐にわたる．

　まず，手術に関連して，全身麻酔の経口気管挿管時の歯の損傷（破折や脱臼など），口腔・咽頭の手術創部感染，人工呼吸器関連肺炎（VAP）を含む術後肺炎，そして経口気管挿管が長引けば気管チューブやバイトブロックによる褥瘡性潰瘍（図2）を生じやすくなる．手術に伴う絶食や，心臓の負荷を少なくするためなどで輸液量を制限すると，唾液の分泌量が減少する．鎮静薬など，唾

VAP
ventilator-associated pneumonia
人工呼吸器関連肺炎

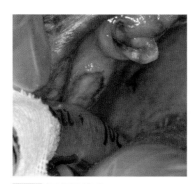

図2 褥瘡性潰瘍
チューブが接する粘膜に潰瘍を認める

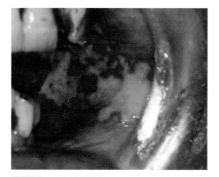

図3 口腔粘膜炎
抗がん剤投与後10日目で接触痛を伴う

液の分泌を抑制する薬剤が使用されることも多く，経口気管挿管によって閉口できないことや，発熱のため水分が蒸発しやすいことで，余計に口腔乾燥を生じやすいと考えておくべきである．また，長期にわたる絶食は，嚥下にかかわる諸機能の廃用をもたらすことも忘れてはならない．

　一方，がん化学療法と頭頸部への放射線治療による合併症では，口腔粘膜炎（**図3**）がすぐに頭に浮かぶであろうが，それだけではない．抗がん薬の副作用による悪心・嘔吐で口腔は不衛生になり，白血球・血小板の減少で歯性感染症（歯周炎，智歯周囲炎など）が急性化し，歯肉出血，膿瘍形成，さらには顎骨周囲の蜂巣炎など，重症の歯性感染症を生じる場合もある．口腔粘膜炎で粘膜が脆弱になると，歯や義歯の刺激でも潰瘍を生じやすくなる（**図1**）．成因は何であれ，潰瘍面からは口腔細菌が血中に流入し，この菌血症が一過性ではなく持続すると非常に危険である．

　放射線が唾液腺に照射されると，分泌が障害され，この変化は回復しにくいと考えておくべきである．この唾液の分泌低下や，放射線による神経障害によって，味覚異常を訴える患者もいる．抗がん薬単独による味覚障害は回復してくる場合が多いが，放射線に由来するものは，やはり回復しにくい．

　また，抗菌薬による菌交代現象，ステロイド薬の局所使用などによって，カンジダ性口内炎を生じることもある（**図4**）．洗浄・抗菌・pH緩衝作用を有する唾液の分泌低下は，このリスクを増強する．

　さらに長期的な視点で考えると，顎

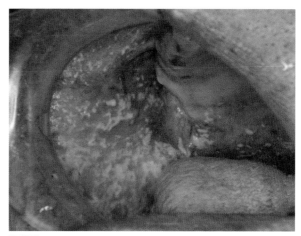

図4 カンジダ性口内炎
擦過すると剝離する白色のコロニーが多発している

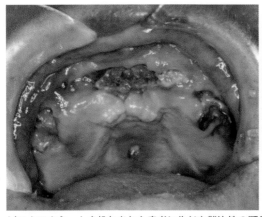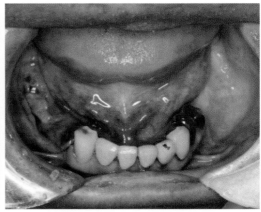

ビスホスホネートを投与された患者に生じた難治性の顎骨壊死. 歯の残根と見誤ることがあるので, 専門的評価が望ましい

図5 薬剤関連顎骨壊死

骨壊死・骨髄炎の問題もある. 古くから放射線の晩発性障害によるものが知られているが, 最近はビスホスホネートによるもの (**図5**) が話題となっている. また, ビスホスホネートとは作用機序は異なるが, やはりがんの骨病変に有効なデノスマブ (抗RANKL抗体) でも, ビスホスホネートと同程度の頻度で顎骨壊死が発症する. ベバシズマブのような血管新生阻害薬でも顎骨壊死が生じることが報告されているため, これらも薬剤を使用する前からの歯科受診が望ましい.

周管の対象患者の抽出

周管の大きな流れは, ①がんの手術など, 治療を担当する医師からの「依頼」, ②歯科医師による周管の計画 (以下, 「周計」と略) の立案, ③周管による口腔環境の整備, である. これが稼働するためには, 前項に挙げたような口腔に関連する合併症を予防することを意識して, 医師・看護師らが対象患者を「抽出」する必要がある. 歯科の受け入れに余裕があれば, 全身麻酔下の手術やがん化学療法を受ける患者すべて, というのもあり得るかもしれないが, それでは芸がないので, 大きく2つの要素から, 抽出する基準を考えてみた.

1つは歯・口腔に問題のある (もしくは, ありそうな) 患者, もう1つは術後感染 (創部感染・肺炎) や口内炎の2次感染, 顎骨壊死などの口腔に関連する合併症を生じやすい患者である[3] (**表3**).

前者は, 歯科的リスクの有無で, 医師や看護師には抽出が容易ではないが, 患者自身には, それなりに歯・口腔の問題についての自覚があるはずなので, 医療面接の中で漏れなく聴取する. 患者は, 自分が受ける予定の治療と口腔と

表3 リスク患者の抽出

歯科的ハイリスク（歯・口腔に問題がある）にあてはまる患者	感染症などの合併症を生じやすい患者
● う蝕や歯周病を未治療で放置している（歯痛・歯肉腫脹や出血〈既往も含め〉, 歯の動揺, 口臭など） ● 1年以上歯科は受診していない（歯石が多く付着しているかも） ● 歯磨きの習慣がない（または, あまり歯を磨かない） ● 歯の欠損が多い（例：60歳で残存歯が20本未満）, 歯の欠損を放置している（義歯を使っていない） ● 唾液が少ない, 口が乾きやすい	● 感染防御能が低下：造血幹細胞移植などの移植治療, 抗がん剤・免疫抑制薬などの使用 ● 誤嚥しやすい（開胸手術, 反回神経麻痺, 咽頭・食道の通過障害, 鎮静・意識障害など） ● 口腔・咽頭に手術創がある ● 長期の気管挿管（咳嗽反射の減弱・閾値亢進） ● 絶食 ● 顎骨壊死のリスク（顎骨への放射線, ビスホスホネートやデノスマブの投与）

文献3）より引用・改変

のかかわりを結びつけるのは難しい場合が多いため, 医師や看護師らが歯科受診の必要性を患者に理解させることができるかどうかが鍵であろう.

　後者については, 前項で挙げた「口腔に関連する合併症」を生じやすい治療を受ける患者を優先的に抽出する. 各施設においては治療法別にパスがあると思われ, その中に歯科への周管の依頼を組み込むのが一般的である.

　がん治療を先まで見通せば, 残念ながら手術後に再発・転移, さらにはターミナル期へ, ということもあり得る. 「今回の手術では術後合併症を起こす可能性は低い」と思われる乳がん患者でも, 将来に骨転移を生じて「ビスホスホネートやデノスマブを使用するかもしれない」という可能性を考えれば, 薬剤関連顎骨壊死（**図5**）を予防する意味で, 早めに歯科受診をするのは悪くない.

　周管の対象に緩和ケアを受ける患者も含まれるが, 「ターミナル期」で生じている口腔の問題の一部は, 周管において適切に対応されていれば, 予防できると思われる. つまり, 「ターミナル期」に入ってQOLを向上するために"あわてて口腔ケア"では手遅れであることもあり, 先を見通すことが大切である.

周計における合併症の予防に対する考え方

　どんなことでも準備を念入りにしておくに越したことはないが, さまざまな制約で実際にはそうはいかないことも少なくない. 「ひょっとすると雨が降るかもしれない」というときに, 誰もが「折りたたみ傘を持って行く」であろうか？ 「カバンの中のスペースに余裕があるので持って行く」, 「たぶん降らな

いだろうけど，もし雨が降ったらコンビ
ニで買えばよい」，「駅から近いので多
少濡れてもかまわない」など，判断が分
かれるところであろう．ところが，「お
気に入りのスーツなので濡れたら困る」
とか，事前に「駅から遠い」，「コンビニ
がないらしい」というような情報があれ
ば，「他の荷物も多いけど，念のため傘
を持って行こう」ということになるので
はなかろうか？

　周管においても，「雨」のような合併
症の種類が多くある．種々の口腔に関
連する合併症が起こる「確率」と，もし
その合併症が起こった時に「対応が可能
かどうか」，この2点について，周計を
策定する時に慎重に考える必要がある
（**表4**）．

表4 口腔に関連する合併症についての判断材料

合併症が発症する確率を予測
口腔環境が不良
● う蝕や歯周病の放置
● 不良な補綴物・欠損の放置
● 口腔衛生状態の不良，など
全身状態
● 易出血性
● 易感染性，など
手術・化学療法などの治療内容
● 嚥下障害
● 移植や異物留置の有無
● 唾液分泌の低下，　など

合併症への対応の難易度
● 重篤度：生命予後への影響，患者の苦痛の強さ
● 歯科的対応が困難：歯科の併設の有無
● 無菌室やICUへの収容，など

　患者が抜歯することに消極的でも全身麻酔の「気管挿管時に脱落しそうな
歯」であれば，危険防止のために抜歯しておくことを説得すべきであろう．一
方，残根など，抜歯の適応である歯を放置している患者は少なくないが，一般
の手術で気管挿管などに支障がなく，入院期間も長くないようであれば，「退
院後に抜歯しましょう」という対応で大丈夫な場合が多いであろう．

　しかしながら，「骨髄移植後に感染が急性化すると敗血症の原因となって危
険」，「心臓の人工弁置換術をするので，術後の抜歯は感染性心内膜炎を発症す
るリスクがあるので避けて欲しい」というような場合は，抜歯すべき歯を残し
ておくことが危険である．また，「入院が長期化しそうで，しかもその病院に
歯科がない」ということであれば，先に抜歯も含めて歯科治療を少しでもして
おこう，という選択が賢明であろう．

　この最後の「病院に歯科がない」ことは実は非常に不便なことなのである．
たとえば，インレーという詰め物が外れた歯が舌に当たって潰瘍形成，という
トラブルは，病院に歯科があればインレーを再装着することで，すぐに解決で
きる．ところが，歯科がないとそれが容易でないことは，想像がつくであろう．
手術などで入院する「前」に歯科を受診し，専門家によるアセスメント（A）を
受ければ，このようなトラブルの頻度を確実に減らすことができるのである．

周管の実践による経験から

1 食道がん手術は周管に相応しい

　周管のモデルの1つになった兵庫医科大学病院での「食道がん手術」への取り組みを紹介する.

　食道がん患者の特徴として, 圧倒的に男性が多く, ヘビースモーカー, 大酒家で, 生活習慣が乱れており, 口腔は歯周病が進行し, う蝕や欠損も放置されたまま, という場合が珍しくない. また, 最近は内視鏡の進歩で以前よりも低侵襲の手術が可能となったが, 当時は開胸・開腹によるきわめて大きな侵襲の手術が必要であった.

　現在でも, 手術後にICUで人工呼吸管理を要し, 吻合部での通過障害や反回神経麻痺など, 種々の理由で誤嚥を生じやすく, VAPを含めた術後肺炎を起こしやすいとされている. 口腔の状態が悪く, ときに致死的となるVAPを生じるリスクもある(**表3・4**)ことから, 周管によって「口腔環境を整備し, 誤嚥時のリスクを下げる」対象として相応しい.

2 術前からの介入がポイント

　術後にICUで人工呼吸管理を要する患者では, 鎮静下にあり, セルフケアが困難なため看護師が口腔ケアを担当する. 経口気管挿管され, 口腔には気管チューブとバイトブロックがある場合が多く, 患者は開口に応じず, またチューブを伝った気管への垂れ込みを生じるリスクもあり, 口腔ケアは技術的に容易でない.

　ICUでの看護師の業務は多岐にわたり, 口腔ケアの大切さはわかっていても, 口腔ケアは後回しにされがちである. そこで, 「年末に大掃除をしておけば, お正月早々から掃除しなくても, しばらくはきれい」と同様に, 「ケアの貯金」の発想を取り入れることにした. 具体的には, 口腔清掃が困難となり, 自浄性も低下する前から, つまり手術後にICUへ入室する前の時点で徹底的に清掃レベルを向上させる「術前プラークフリー法」を導入した(**図6**).

　歯科にとっては, 専用の治療ユニットがある外来診察室は「ホーム」, ICUなどのベッドサイドは「アウェイ」であり, 実施できる口腔環境の整備の質が全く異なる. 食道がん手術のように「予定」手術であれば, その手術の前に, 患者が歯科の外来まで歩いて来てくれ, ①開口に応じてくれる, ②気管チューブが口にないので処置しやすい, ③処置中の注水による誤嚥のリスクが低い, ④処置後に洗口・含嗽が可能, など, 有利な条件が揃っている. ベッドサイドで

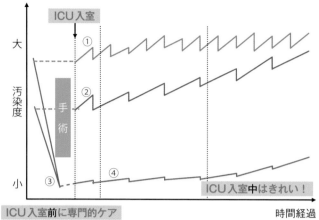

図6 術前プラークフリー法

食道がん患者では，う蝕や歯周病が放置され，口腔が汚染されたままICUに入室することが多かった（①②）．これを手術前に歯科でプラークフリー（＝歯垢ゼロ）の状態（③）にすると，ICU入室時の口腔の汚染は少なく，ICU入室中にきれいな状態が維持される（④）

のプラークフリー（PF）の達成[*1]は，使用できる器具や照明の問題など，プロである歯科衛生士でもたいへん骨の折れる作業であり，手術「前」に外来で施術できるメリットはきわめて大きい．OMとして，歯科治療（T）を提供するには専用の治療ユニットが必要であるのは言うまでもない．

3 術前プラークフリー法の成果

　食道がん手術前にPFを達成しておくことで，いくつかの成果があった．①ICU入室中の術後肺炎の発症率が20％から8.7％に減少，②看護師の口腔清掃の負担感が軽減，③MRSA（メチシリン耐性黄色ブドウ球菌）のような抗菌薬耐性菌が検出される患者がゼロに，の3つである．①は最も目標としていたことで，さらに研究を進める最大の推進力になった．②に関しては，ICUの看護師には「従来通りの口腔清掃方法で」と指示していたが，心臓や肝臓の手術後にICUへ収容される患者に比べて明らかにきれいなので，他の患者よりも「清掃に要する時間が短くて済む」，「動揺歯や歯肉出血に対する不安がない」，といった理由で，負担感が軽減したのである．③は予想していなかったが，当科で介入を開始して以降，術後のICU管理中にはMRSAやMDRP（多剤耐性緑膿菌）のような院内感染で問題となる菌が，気道分泌物やドレーンの排液などから検出されなかった．当科が介入しない他の手術後にICUへ収容される患者では，MRSAなどが散発的に検出されることから，術前PF法の成果の1つと思われた．

　ところで，手術前のPFを達成するタイミングであるが，当初は「手術前日の絶食開始後」としていた．これは，せっかくPFを達成しても，その後食事

[*1] 当科で実施しているプラークフリー法は，歯肉縁上歯石を除去し，歯垢（デンタルプラーク）の残存の有無を歯垢染色液で確認し，オレリーのプラークコントロールレコード（PCR）での0％を目指したものである．

表5 食道がん手術後の経過および肺炎の発生

	対照群	PF群	sPF群
気管挿管期間日数	3.3±3.5(1〜13)	2.3±1.7(1〜7)	1.8±2.4(1〜10)
ICU収容日数	7.3±5.3(2〜23)	6.0±3.5(2〜17)	3.4±3.4(1〜20)
発熱日数 (38.0℃以上)	3.1±3.5(0〜13)	2.2±3.2(0〜12)	1.1±1.4(0〜7)
ICUでの肺炎	20%（3/15）	8.7%（2/23）	4.1%（2/49）
MRSAの検出	20%（3/15）	0%（0/23）	0%（0/49）

＊日数はいずれも平均を標準偏差（範囲）

文献4)より引用・改変

をすればまた歯垢が再付着する，と考えたためである．しかし，その条件を緩和し，手術前日のPF達成を必須とせず，「2，3日前のPF達成で可」と変更した．その代わりに，PF達成から手術直前までは患者自身によってPFの状態をできるだけ維持できるよう，ブラッシング指導を強化した．

「手術前日のPF達成」（PF群）と「手術の2，3日前のPF達成＋セルフケアの徹底」（sPF群）とでは，「ICU入室時」にどちらのほうがきれいな口腔であったかは比較できていないが，20%から8.7%に減少していた術後肺炎の発症率を，結果的には4.1%と，さらに低下させることができた[4]（**表5**）．セルフケアの強化は非常に重要であると再認識できた．

PFの達成が手術前日でなくても有効であることを示せたことは，病院に歯科がなくても，かかりつけ歯科での入院「前」の周管の効果も期待できることにつながった．

食道がん手術以外へも応用するにあたって

手術後すぐに経口摂取が可能となるか否かは，非常に重要な情報である．食道以外の消化器外科でも経口摂取の再開まで，しばらく日数を要する場合が多い．絶食は口腔の自浄性を著しく低下させるので，絶食が長期に及ぶ場合には，自浄性が低下する分，口腔清掃をしっかり行う必要がある．また，安静にしていると，筋力が落ちたり，関節の可動性が悪くなる，といった「廃用」はよく知られているが，絶食時には咀しゃくや嚥下などの口腔機能の廃用も予防する，というセンスも大切で，これはCREATEのリハビリ（R）である．また，「たとえ絶食中でも，歯磨きをし，義歯を装着する」と患者に指導しておくことも，

CREATE の教育 (E) として重要であることが理解できるであろう.

おわりに

　周管によって, 口腔に関連する合併症が減少すれば, 患者の苦痛を減らすことができることが何よりで, また, 入院期間の短縮や, 検査や治療に要する薬剤の節約にも繋がり, 医療経済的にもメリットが大きい.

　なぜ口腔ケアだけではなくOMが必要かを, 教育 (E), アセスメント (A), そして歯科治療 (T) の3要素を常に意識することが, 周管においても重要である.

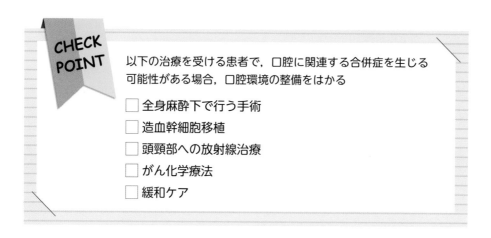

CHECK POINT

以下の治療を受ける患者で, 口腔に関連する合併症を生じる可能性がある場合, 口腔環境の整備をはかる

☐ 全身麻酔下で行う手術
☐ 造血幹細胞移植
☐ 頭頸部への放射線治療
☐ がん化学療法
☐ 緩和ケア

引用文献

1) 岸本裕充:口腔ケアの新常識. オーラルマネジメントの実務 (岸本裕充編), 日総研出版, 2010.
2) 大野友久ほか:がん患者に対するオーラルマネジメント――オーラルマネジメントに取り組もう. 高齢期と周術期の口腔機能管理 (岸本裕充ほか編), p.88~99, デンタルダイヤモンド社, 2012.
3) 岸本裕充:「周術期口腔機能管理」を活用するためのA to Z. エキスパートナース, 28(10):32~37, 2012.
4) 河田尚子ほか:食道癌術後肺炎予防のための術前オーラルマネジメント. 日本口腔感染症学会雑誌, 17(1):31~34, 2010.

院内における口腔ケア教育

「口腔ケア」を共通認識する

口腔ケアという用語が一般的になり，多職種のみならず患者や患者家族も周知する時代になった．しかし，口腔ケアを行う目的や本来の定義が曖昧になると，ときとして単なる歯磨きと同じ意味合いでとらえてしまう人もいる．院内における口腔ケア教育では，口腔ケアの定義を改めて共通認識をすることで，患者個別の目標をもち，かかわることができると考える．

近年では，口腔ケアは口腔内の細菌を減少させ，口腔粘膜を安定させ，口腔内を清潔に保つことを目的とするが，口腔ケアの定義は「口腔の疾病予防，健康保持増進，リハビリテーションにより，QOLの向上を目指した科学であり，技術である」[1]である．口腔ケアを行うことで，患者のQOLに変化が生まれる．口腔を清潔にするだけでなく，そこから派生する副次的な効果こそが口腔ケアを行う意義なのである．

ケアスキルの伝達

口腔ケアのメインスキルには，①歯を磨く（バイオフィルムの破壊），②口腔粘膜をふき取る（清拭と細菌回収），③口腔粘膜を保湿する（保湿ケア），④義歯を清掃する（義歯ケア），⑤口腔内の唾液を吸引する（細菌回収），がある．

それぞれ使用する用具は異なるが，口腔ケアに使用する口腔清掃用具は可能な限り自身で試してみることをお勧めする．また，他者から磨かれる体験を院内スタッフで相互実習として行うことも重要である．なぜなら他者へ行うケアは，力加減が難しく，きれいにしてあげようという気持ちが先行するあまり力加減が強めになり，図らずも痛みや不快感を与えてしまうことがある．また，病棟で使用する清掃用具の取捨選択

を話し合うこともできる．相互実習を行うことで，「他者から磨かれる」または「他者を磨く」という経験をもとに，互いに感じたことや改善したほうがよくなる点を話し合い，伝えることで臨床に生かすことができると考える．

口腔アセスメントとプロトコル

近年，口腔ケアのためのアセスメントツールが多くみられる．院内教育においても整容の一部分として口腔ケアを行うのではなく，口腔アセスメントツールを導入することで，自分たちが実施した口腔ケアの成果が明確になると同時に問題点が明らかになる．

たとえば，要介護高齢者における口腔問題をスクリーニングするために開発された口腔アセスメントシートにOHAT：Oral Health Assessment Tool[2]やOHAT-J：Oral Health Assessment Tool日本語版[3]（図1）がある．OHAT-Jでは，2点の項目もしくは1点の残存歯，義歯，口腔清掃の項目にチェックがあれば，歯科治療の必要性が高いため，歯科へ連携をはかるように促している．

また，Eilersらにより，骨移植や放射線治療，化学療法の治療を受ける患者に対して開発されたOAG：Oral Assessment Guide[4]や，これを高齢者向けに改訂された改訂口腔アセスメントガイドROAG：Revised Oral Assessment Guide[5]（表1）がある．これは口腔機能評価に対する多職種間での信頼性と妥当性が示されている[4,6,7]．

このように多職種のどのような人がアセスメントをしても比較的均一に行え，歯科依頼を行うタイミングも迷わず明確である．

口腔アセスメントで問題点が明らかになると，口腔ケアを実施する目的や目標がわ

ORAL HEALTH ASSESSMENT TOOL 日本語版(OHAT-J)

(Chalmers JM et al., 2005 を日本語訳)

ID:	氏名:						評価日: / /	スコア
項目	0＝健全		1＝やや不良			2＝病的		スコア
口唇		正常, 湿潤, ピンク		乾燥, ひび割れ, 口角の発赤			腫脹や腫瘤, 赤色斑, 白色斑, 潰瘍性出血, 口角からの出血, 潰瘍	
舌		正常, 湿潤, ピンク		不整, 亀裂, 発赤, 舌苔付着			赤色斑, 白色斑, 潰瘍, 腫脹	
歯肉・粘膜		正常, 湿潤, ピンク		乾燥, 光沢, 粗造, 発赤 部分的な(1-6歯分)腫脹 義歯下の一部潰瘍			腫脹, 出血(7歯分以上) 歯の動揺, 潰瘍 白色斑, 発赤, 圧痛	
唾液		湿潤 漿液性		乾燥, べたつく粘膜, 少量の唾液 口渇感若干あり			赤く干からびた状態 唾液はほぼなし, 粘性の高い唾液 口渇感	
残存歯 □有 □無		歯・歯根の う蝕または破折なし		3本以下の う蝕, 歯の破折, 残根, 咬耗			4本以上のう蝕, 歯の破折, 残根, 非常に強い咬耗 義歯使用無しで3本以下の残存歯	
義歯 □有 □無		正常 義歯, 人工歯の破折なし 普通に装着できる状態		一部位の義歯, 人工歯の破折 毎日1-2時間の装着のみ可能			二部位以上の義歯, 人工歯の破折 義歯紛失, 義歯不適のため未装着 義歯接着剤が必要	
口腔清掃		口腔清掃状態良好 食渣, 歯石, プラークなし		1-2部位に 食渣, 歯石, プラークあり 若干口臭あり			多くの部位に 食渣, 歯石, プラークあり 強い口臭あり	
歯痛		疼痛を示す言動的, 身体的な兆候なし 0 1		疼痛を示す言動的な兆候あり: 顔を引きつらせる, 口唇を噛む 食事しない, 攻撃的になる 2 3			疼痛を示す身体的な兆候あり: 頬, 歯肉の腫脹, 歯の破折, 潰瘍, 歯肉下膿瘍。言動的な徴候もあり 4	
歯科受診 （ 要 ・ 不要 ）			再評価予定日 / /					合計

日本語訳：藤田保健衛生大学医学部歯科 松尾浩一郎, with permission by The Iowa Geriatric Education Center　　avairable for download: http://dentistryfujita-hu.jp/ revised Jan 15, 2016

図1 Oral Health Assessment Tool 日本語版 (OHAT-J)

（松尾浩一郎, 中川量晴：口腔アセスメントシートOral Health Assessment Tool 日本語版 (OHAT-J) の作成と信頼性, 妥当性の検討. 障歯誌, 37：1-7, 2016.）

表1 改訂口腔アセスメントガイド (ROAG)

項目	方法	状態とスコア		
		1	2	3
声	患者と会話	正常	低い or かすれた	会話しづらい or 痛い
嚥下	嚥下を促し観察	正常な嚥下	痛い or 嚥下しにくい	嚥下できない
口唇	組織を観察し触診	平滑でピンク	乾燥 or 亀裂 and/or 口角炎	潰瘍 or 出血
歯・義歯	ペンライトとミラーを用いて歯の状態, 義歯の適合状態を観察	清潔で食物残渣なし	(1)部分的に歯垢や食物残渣 (2)齲歯や義歯の損傷	全般的に歯垢や食物残渣
粘膜	ペンライトとミラーを用いて粘膜の状態を観察	ピンクで潤いあり	乾燥 and/or 赤や紫, 白色への変化	著しい発赤 or 厚い白苔, 出血の有無にかかわらず水疱や潰瘍
歯肉	ペンライトとミラーを用いた視診と指による触診	ピンクで引き締まっている	浮腫性 and/or 発赤	指圧迫で容易に出血
舌	ペンライトとミラーを用いた視診	ピンクで潤いがあり乳頭あり	乾燥, 乳頭消失 or 赤や白色への変化	非常に厚い白苔水疱や潰瘍
唾液	ペンライトとミラーを用いた視診	ミラーと粘膜の間に抵抗なし	抵抗が少し増すがミラーは粘膜にくっつく傾向なし	抵抗が明らかに増し, ミラーが粘膜にくっつく or くっつきそうになる

文献5) より引用

かり，院内スタッフで意識の統一ができる．さらに，口腔ケアのスキルをどのように活用するか，またはどこを重点的にケアすべきなのかがわかり，患者ごとに個別化された口腔ケアを提供することができる．これをもって，口腔ケアのスキルや手順を決定することでプロトコルが作成され，院内スタッフの誰が実施しても比較的均てん化された口腔ケアを提供できるようになり，どのスタッフからのケアも心地のよいものとなると考える．

引用・参考文献

1) 山中克己：口腔ケア実践マニュアル（鈴木俊夫監），日総研出版，1994.
2) Chalmers JM, et al: The oral health assessment tool-Validity and reliability. Aust Dent J, 50: 191-199, 2005.
3) 松尾浩一郎，中川量晴：口腔アセスメントシートOral Health Assessment Tool 日本語版（OHAT-J）の作成と信頼性，妥当性の検討．障歯誌，37：1-7，2016.
4) Eilers J, et al: Development, testing, and application of the oral assessment guide. Oncol Nurs Forum, 15: 325-330, 1988.
5) 白石愛ほか：高齢入院患者における口腔機能障害はサルコペニアや低栄養と関連する．日本静脈経腸栄養学会雑誌，31（2）：711-717，2016.
6) Konradsen H, et al: Evaluation of interrater reliability assessing oral health in acute care settings. Int J Nurs Pract, 20: 258-264, 2014.
7) Ribeiro MT, et al: Validity and reproducibility of the revised oral assessment guide applied by community health workers. Gerodontology, 31: 101-110, 2014.

18 災害被災地における口腔ケア

災害時におけるストレスと感染症罹患リスクの増大

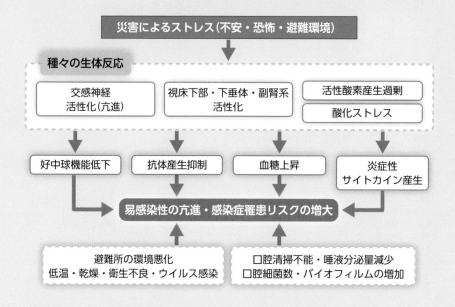

災害によるストレス（不安・恐怖・避難環境）

種々の生体反応

- 交感神経活性化（亢進）
- 視床下部・下垂体・副腎系活性化
- 活性酸素産生過剰
- 酸化ストレス

- 好中球機能低下
- 抗体産生抑制
- 血糖上昇
- 炎症性サイトカイン産生

易感染性の亢進・感染症罹患リスクの増大

避難所の環境悪化
低温・乾燥・衛生不良・ウイルス感染

口腔清掃不能・唾液分泌量減少
口腔細菌数・バイオフィルムの増加

災害時における生活不活発病と誤嚥性肺炎

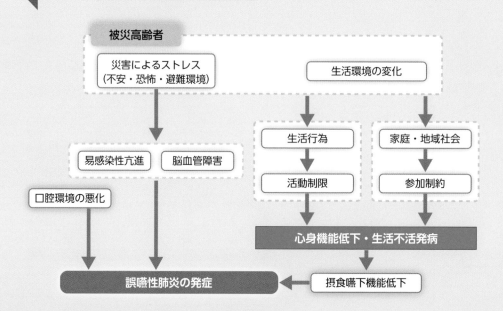

被災高齢者

災害によるストレス
（不安・恐怖・避難環境）

生活環境の変化

- 易感染性亢進
- 脳血管障害

生活行為 → 活動制限

家庭・地域社会 → 参加制約

口腔環境の悪化

心身機能低下・生活不活発病

摂食嚥下機能低下

誤嚥性肺炎の発症

災害被災地でなぜ口腔ケアが必要か？

　大規模な災害時の医療支援は，発災直後の急性期においては，被災地でトリアージが行われ，緊急救出医療が優先される．しかし，避難生活が長期化した慢性期では，災害関連疾病により不幸な転帰をたどる被災者が高齢者を中心に増加する．阪神淡路大震災（1995）では，こうした災害関連死が919名にのぼり，死亡者総数6,402名の14.4%を占めたことから，後に発災した新潟県中越地震（2004），新潟県中越沖地震（2007）では，震災関連疾病予防のために，被災住民に対する継続的な健康保健対策が強化された．被災地で行われた歯科保健医療支援活動も，巡回口腔ケアや啓発活動により，災害関連疾病の一つである高齢者における誤嚥性肺炎の予防対策としての重要な役割を担った．

　一方，東日本大震災（2011）の被災地では，ライフラインの途絶により飲料水確保にも制限が加わるなか，発災以来数週間にわたり，義歯を外していない高齢者や口腔清掃を行っていない被災者が多数見受けられ，義歯の汚染や口腔環境の悪化が顕著に認められた（**図1**，第4章「10. 開口障害のある患者の口腔ケア」〈p.136〉）．また被災地で発症した肺炎の原因として，口腔環境の悪化に警鐘を鳴らす呼吸器専門医も少なくなかった．厚生労働省が，平成23年3月18日にホームページ上において「被災地での健康を守るために」として被災者，医療従事者にむけて避難生活における健康対策を公表した（**図2**）．それには「病気の予防」の項目に，「歯と口の清掃（口腔ケア）・入れ歯」が加えられ，はじめて災害時の誤嚥性肺炎に対する注意喚起と口腔ケアに対する啓発が行われた．そこで，延べ1,500名を超える歯科医師，歯科衛生士が被災地において巡回口腔ケアなどの歯科保健医療支援活動を行った．

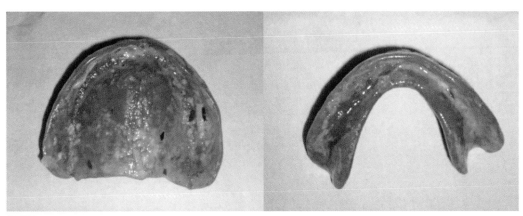

図1 被災高齢者の汚染義歯

被災地での健康を守るために

厚生労働省
平成23年7月25日

2. 病気の予防
(6) 歯と口の清掃（口腔ケア）・入れ歯

避難生活では，水の不足等により，歯・口・入れ歯の清掃がおろそかになり，食生活の偏り，水分補給の不足，ストレスなども重なって，むし歯，歯周病，口臭などが生じやすくなります．特に高齢者では，体力低下も重なり，誤嚥性肺炎などの呼吸器感染症を引きおこしやすくなります．

できるだけ歯みがきを行い，歯みがきができない場合でも，少量の水でできるうがい（ぶくぶくうがい）を行いましょう．また，支援物資には菓子パンやお菓子も多いですが，食べる時間を決めるなどして，頻回な飲食を避けるようにしましょう．

入れ歯の紛失・破損，歯の痛みなどで食べることに困っている方は，避難所の担当者や歯科医師等に相談しましょう．

図2 被災地での健康を守るために　文献7）より引用

表1 東日本大震災における震災関連死の死者数（都道府県別）　復興庁調べ　令和元年9月30日現在

都道府県	年齢別			合計
	20歳以下	21歳以上65歳以下	66歳以上	
岩手県	1	64	404	469
宮城県	2	118	808	928
山形県	0	1	1	2
福島県	2	226	2,058	2,286
茨城県	2	6	34	42
埼玉県	0	1	0	1
千葉県	0	1	3	4
東京都	1	0	0	1
神奈川県	0	1	2	3
長野県	0	0	3	3
合計	8	418	3,313	3,739

災害関連疾病とは

災害のもたらす様々なストレスや環境因子から引き起こされる疾病を災害関連疾病といい，とくに免疫機能の低下による重症感染症や心血管系疾患の発症，増悪は，しばしば生命予後を左右する．復興庁が公表した2019年9月30日現在の東日本大震災被災地における災害関連死の死者数（東日本大震災による負傷や避難生活に係る疾病等による死亡者で，災害弔慰金の支給等に関する法律に基づき，当該災害弔慰金の支給対象となった被災者）は3,739名にのぼり，66歳以上の高齢者が3,313名（88.6%）を占めていた（**表1**）．

1 感染症罹患リスクの増大

　災害による不安や恐怖，不慣れな避難環境からもたらされるストレスは，交感神経の亢進と副腎系の活性化などに代表される種々の生体反応をきたす．そして，好中球機能が低下し，抗体産生が抑制されることから，免疫抑制状態となる．さらに血糖上昇と炎症性サイトカインの過剰産生が，局所的な易感染性因子を増大させ，生体の感染防御能は著しく低下する．そこに，避難所の負の環境因子として，温度・湿度環境，居住環境，衛生状態の悪化，各種ウイルス感染症の流行などが加わることにより，感染症の罹患リスクが著しく増大する．

　一方，被災者は飲料水の不足やトイレの問題から水分を控える傾向にあることに加え，交感神経の亢進により唾液腺機能が抑制され，唾液分泌量が減少する．唾液分泌量の減少は，唾液のもつ自浄，抗菌作用を失うことになる．そこで，十分な口腔清掃の機会が確保できなければ，口腔内細菌数や歯面や舌苔などのバイオフィルムが増加し，口腔内環境は悪化の一途をたどる．そして，慢性細菌性感染症の急性増悪や誤嚥性肺炎などの呼吸器感染症へと連鎖していく．

2 生活不活発病と誤嚥性肺炎

　被災高齢者は，避難生活のストレスや環境の変化により，さまざまな生活行為に活動制限が加わり，家庭や地域社会への参加制約を余儀なくされ，心身機能が低下する生活不活発病（廃用症候群）を発症する．

　その症状は廃用性骨・筋萎縮，関節拘縮や心肺機能低下，消化器機能低下などの全身的症状の他，知的活動の低下，抑うつ傾向などの精神・神経症状にまで及ぶ．避難所を利用した非要介護認定高齢者が，長期化する避難生活によって，著しいADLの低下をきたす恐れがあるのである．

　このようなADL，心身機能の低下は，口腔機能や嚥下機能の低下にもつながり，不顕性誤嚥をひき起こし，脳血管障害の増加，口腔衛生状態の悪化と易感染性の亢進から誤嚥性肺炎の発症リスクが増大すると考えられている．

避難所巡回口腔ケアの実際

　避難所の巡回口腔ケア，口腔衛生指導は，災害関連疾病（誤嚥性肺炎・生活不活発病）の予防や歯科疾患増加の抑止（う蝕・歯肉炎予防）を目的として，避難所（福祉避難所），社会福祉施設，仮設住宅，居宅等を巡回し，被災高齢者（要支援・要介護者），障害者，子どもを対象に，避難生活における口腔清掃の重要性を啓発するとともに口腔清掃器材等を配布し，支援が必要な被災者には，口腔ケア・義歯清掃サービスの提供と口腔衛生指導が行われる．巡回中に，歯

科医療需要を確認した場合は，速やかに応急歯科医療救護班に連絡して対応する．

1 避難所における口腔ケアマニュアル

　巡回口腔ケアには，多くの支援者が外部から介入してくることから，質の担保が重要で，支援活動における地域共通のマニュアルが必要となる．これは，平時より準備し，簡便で水が不足する状態での口腔ケアを想定したものが望ましい．

(1) 巡回避難所の選定と巡回口腔ケア班の編成

　組織的な巡回口腔ケアには，司令塔となり全体を統括する専任の現地コーディネーターが欠かせない．被災地の保健事情に精通し，行政，歯科医師会と顔の見える連携をとれる者が，ある一定期間専任することになる．地域の諸事情はあるが，行政職員の歯科医師または歯科衛生士，さらには近隣の歯学部の教職員歯科医師，歯科衛生士などが望ましい．マニュアルに明記し，平時から顔の見える連携関係を構築しておくことが肝要である．新潟県中越沖地震 (2007) では，柏崎市職員の歯科衛生士が新潟県歯科医師会の要請を受けて，被災地での活動を統括した．

　現地コーディネーターは，日々，行政の災害対策本部に集約される各避難所の担当保健師からの情報をもとに，巡回予定の避難所を前日までに選定する．選定には，避難所の避難人数と，年齢構成，口腔清掃用具などの支援物資の充足状況，ライフラインの復旧状況，歯科医療需要などの情報をもとに，優先順位を決定する．さらに複数の避難所を巡回する場合は，交通アクセスなど道路の復旧状況も重要な因子で，効率よく巡回できるように地理的な状況も加味して決定すべきである．日中，人がまばらになる避難所も多く，食事の配給時間前後に人が戻ることがあるため，巡回時間も考慮しなくてはならない．

　口腔ケア班の人数構成は，歯科医師 1 ～ 2 名に，歯科衛生士 2 ～ 4 名の編成が望ましい．避難所の数と，被災地域の広さにより，何班編成するかを決定する．現地コーディネーターは，編成数をもとに外部支援者の必要人数を換算し，外部の支援活動コーディネーターに報告し，人的支援を要請することになる．そして，被災地の地理に精通した運転手兼活動調整員を兼ねた人員が確保できれば，より活動がスムーズになる．

(2) 準備器材 (図3)

- **基本セット**：紙コップ (洗口用，義歯預かり用)，歯ブラシ (学童，幼児用も準備する．指導後無料で提供する)，筆記用具 (油性ペン・ボールペン)，手袋 (ディスポーザブル，サイズ適宜)，バケツ (義歯洗浄用)，洗面器・膿盆 (ガーグルベースン，発泡スチロール製どんぶりでも可)，ゴミ袋，水 (ポリタンクもしくはペットボトルで用意する．避難所の生活用水はできるだけ使用し

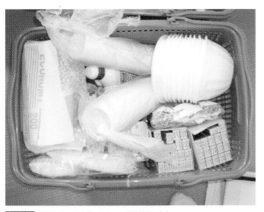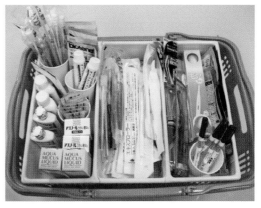

図3 巡回口腔ケア　準備器材

ない)，口腔ケア啓発用パンフレット，口腔ケア記録用紙，速乾用手指消毒薬，ティッシュペーパー，ライト，マスク，個人防護具 (PPE．必要に応じて)

PPE
personal
protective
equipment
個人防護具

- **配備が望ましい器材**：診査用ミラー・ピンセット (ディスポーザブル)，スポンジブラシ，舌ブラシ，歯間ブラシ (サイズ適宜)，保湿剤，消毒用含嗽剤 (ポビドンヨードまたはベンゼトニウム塩化物)，消炎用含嗽剤 (アズレンスルホン酸ナトリウム)，口腔ケア用ウェットテュシュ，義歯安定剤，義歯ケース，洗口液など

器材は支援物資や備蓄物資を用い，前日までに巡回予定を考慮して，スーパーの買い物カゴ等にセット組みをしておく．

(3) 各種書類

巡回口腔ケアは，支援活動の一環であり，被災者の個人情報に留意して記録を残すことが重要である．この記録をもとに，被災者の口腔状態などが分析され，被災地の健康保健対策事業として継続的な口腔ケアが行われることも少なくない．

①口腔ケア啓発チラシ (図4，5)

指導用に，被災高齢者や子どもの口腔衛生と災害関連疾病に関する内容の啓発チラシを用意しておく．サイズは小さいものが望ましい．ゴミの処理が困難な被災地では，チラシを配布せず，説明用パンフレットを作成し，説明後持ち帰ることも必要な配慮である．

②従事者用の簡易マニュアル

巡回する出務者は，地域外からの支援者も含めて多岐にわたる．そこで提供する口腔ケアと指導の内容に関する質を確保するために，簡易マニュアルを作成し，徹底することが必要となる．マニュアルには，口腔ケアの手順のほか，被災者への声かけや同意いただけない場合の対応，子どもへの対応などを明記しておく．

避難所での生活でもお口のお手入れは、必要なの？

阪神淡路大震災の後、避難所生活をされていた方で肺炎などで亡くなる方がたくさんいらっしゃったそうです。その中のなん割かの人は、お口のなかの汚れが原因の誤嚥性肺炎であったといわれ、元気をだす為にも口腔ケア（お口のお手入れ）が必要であったと指摘されています。

○ 夜、寝る前には歯磨きをしましょう。

○ 入れ歯の方もお手入れが必要です。

○ うがいは何回もしましょう。

○ 汚れた空気の所では、マスクをする様にしましょう

がんばれ 元気 新潟！！　　新潟県歯科医師会・柏崎市歯科医師会

避難生活でも、お口の清潔を保ちましょう！

慣れない避難生活では、そのストレスから抵抗力が弱まり、むし歯・歯周病の悪化や口内炎がおこりやすくなります。特に高齢の方では、口の中の汚れが原因で、誤嚥性（ごえんせい）肺炎にかかり易くなる恐れがあります。お口の中を清潔に保つことにより、これらの病気の予防に努めましょう。

○ 夜寝る前には、できるだけ歯みがきをしましょう。

○ 歯みがきが出来ない時は、ブクブクうがいをしましょう。
　うがい薬でのうがいが理想ですが、手元になければ、水道水をお口に含んでブクブクうがいを15秒間行いましょう。3回繰り返すと有効です。

○ 入れ歯のお手入れが必要です。
　食後には、歯ブラシで丁寧に、内面と歯の部分を磨きましょう。磨いた後で義歯洗浄剤につけると、より効果的でしょう。

○ よく噛んで食べましょう。
　よく噛むと、唾液がたくさん出て、口の中の汚れを洗い流す効果があります。

○ 子どもたちは、甘いものの食べ過ぎに気をつけましょう。
　食べたら、歯みがきやうがいを心がけましょう。

お口の中で、気になるところがあれば、早めに最寄りのスタッフもしくは＿＿＿＿＿歯科医師会（電話　　　　　　　）にご相談ください。

新潟県　　新潟県歯科医師会

図4　中越沖地震の際に用いられた口腔ケア啓発チラシと東日本大震災の際に被災地に配布された口腔ケア啓発ポスター

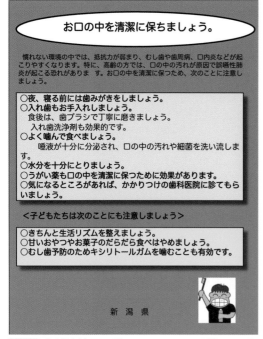

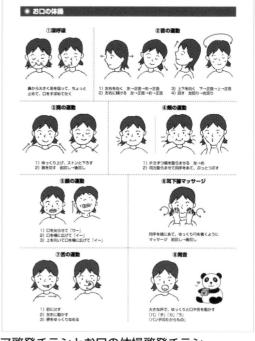

図5　中越沖地震の際に用いられた子供用口腔ケア啓発チラシとお口の体操啓発チラシ

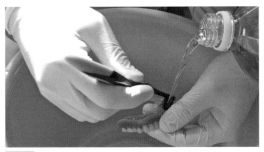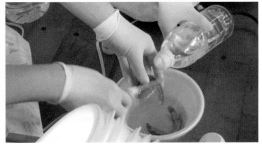

図6 ペットボトルを用いた義歯清掃

③アセスメント票

　福祉避難所に避難している被災者や，定員外利用者を収容している社会福祉施設などを巡回する際には，簡単なアセスメント票を準備しておく．複数回巡回する可能性が高いために，対象者個々の問題点が把握でき，個別化した口腔ケアが提供できるほか，長期的な経過観察が可能となる．

④活動記録用紙

　医療支援では，記録を残すことが重要となる．最低限，巡回避難所別のケアを行った人数，性別，年齢（年代でも可），ケア内容の記録は残し，1日の支援活動終了後にまとめて提出する日計表を用意しておく．

（4）高齢者への巡回口腔ケア

　被災者が積極的でない場合は，ケアを無理強いすることなく，口腔衛生の啓発用パンフレットを用いて，口腔ケアの重要性を啓発し，支援物資である歯ブラシを手渡すことが望ましい．また，避難所はプライバシーが確保されない空間であり，人前で口を開け，義歯を外すことに抵抗がある被災高齢者は少なくない．口腔ケアの必要性をお話しながら，心の扉を開いてもらうことが肝要である．この際，被災体験などを一方的に語る被災者も多いが，傾聴し，共感を示すことで，心のケアにもつながるので，十分に心がけておきたい．

①チェックポイントを参考に，対象者の状況を把握し，ケアや指導の参考とする．熱や体調不良のある場合は，ケアを中止するとともに，嚥下困難や食事内容に問題のある場合も含めて，避難所の担当保健師に報告する．

②義歯を紙コップに預かる．この際，氏名と年齢を聞いて，紙コップに必ず記名する．

③用意してあるバケツで，義歯を清掃する．この際，2人1組で，ペットボトルの水をかけながら，歯ブラシで洗い流す（**図6**）．

④高齢者には口腔内の食物残渣の有無をチェックし，洗口剤もしくは水でうがいをしてもらい，洗面器か膿盆に吐き出させる．歯垢や舌苔が著しい場合は，口腔内をスポンジブラシ（舌ブラシ），歯ブラシで清掃する（**図7**）．この際，

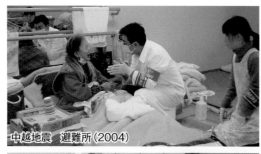 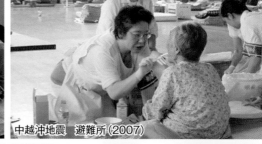
中越地震　避難所（2004）　　　　　中越沖地震　避難所（2007）

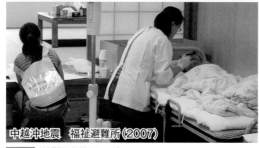 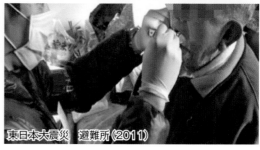
中越沖地震　福祉避難所（2007）　　東日本大震災　避難所（2011）

図7　避難所巡回口腔ケア

　指導が可能な高齢者には，チラシ（パンフレット）を用いて口腔ケアの重要性を指導する.

⑤きれいになった義歯と歯ブラシを渡す.

⑥時間に余裕があるときは，ゆっくりお話を聴く.

⑦口腔ケア記録用紙に，氏名，性別，年齢，ケア内容を記録する.

（5）子どもへの巡回口腔ケア

　子どもの口腔環境では，避難生活による生活習慣の乱れから，歯みがき回数の減少や食生活の乱れることなどにより，う蝕，歯肉炎罹患率が上昇することが考えられる.　避難所では，急性期には食料として緊急的におにぎりや菓子パンが配布されることが多く，その後食料支援物資の供給が軌道にのると，菓子パンや菓子類，イオン飲料などさまざまなう蝕罹患リスクを増加させる飲食物が数多く配給される.　避難所では，多くの子どもがこれらの支援物資を制限なく食べている姿が見受けられたため，食生活支援を含めた口腔ケア，口腔衛生指導が必要とされた.

　ケアに際しては，保護者がいる場合には，口腔ケアの重要性を説明して同意を得て行うものとし，嫌がる場合には無理強いせずに，歯ブラシを渡すことに留める.

①チェックポイントを参考に，対象者の状況を把握し，ケアや指導の参考とする.　事前に，避難所の飲食物支援物資の供給状況について確認することが望ましい.

②年齢に適合した学童・幼児用歯ブラシを手渡して，刷掃指導を行う.

> ①水で湿らせたティッシュペーパーを準備，軽く口唇を拭く．
>
> ②洗口2回分の水（約30mL）をコップAとして用意する．
>
> ③別のコップB（歯ブラシすすぎ用）に約20mLの水を用意し，その水で歯ブラシを濡らしてから，歯磨きを開始する．この際，歯磨剤は用いない．
>
> ④歯ブラシが，汚れたら①のティッシュペーパーで歯磨きの汚れを吸い取り，③のコップBで歯ブラシをすすぎ，また歯磨きを繰り返す．
>
> ⑤最後に②のコップAの水で2回（1回あたり15mL）洗口する．

図8 水の使用を最小限にしたい場合の口腔ケア法　　　文献8)より引用・一部改変

③歯垢，食物残渣など汚れが著しい場合は，歯面清掃を行い，水でうがいしてもらい，バケツか膿盆に吐き出させる．

④口腔ケア記録用紙に，性別，年齢，ケア内容をチェックする．

不足する生活用水と口腔ケア

被災地では，ライフラインの途絶により生活用水が不足することが多く，口腔清掃の大きな阻害因子となる．巡回避難所口腔ケアでは，外部支援者が口腔ケア用の水を持参することが望ましいが，日常的な口腔ケアにおいては，対策が必要となる．日本口腔ケア学会は，被災直後からホープページ上で「水の使用を最小限にしたい場合の口腔ケア法」（**図8**）を紹介し推奨しているほか，そのような事態を想定して，歯磨きの代用となりうる口腔ケア用ウェットティッシュや水希釈が不要な洗口液，キシリトール入りガムなどを災害備蓄物資に導入している自治体もある．

災害時の食べるを支える口腔ケアへ

近年，口腔ケアの普及とともに，口腔の衛生管理を行うと同時に口腔機能の維持・向上をはかり，摂食嚥下機能，食支援につなげていくという動きが加速している．介護保険施設や病院では，関連する多職種が利用者や患者の食事の様子を観察し，個々の食事形態や摂食嚥下機能を評価し，栄養状態の改善に向けてカンファレンスを行うミールラウンドが普及しつつある．

被災地においても，大規模災害リハビリテーション支援関連団体協議会チーム（JRAT）や日本栄養士会災害派遣チーム（JDA-DAT）などが派遣され，避難所等で口腔ケア介入した歯科保健医療支援チームと協働し，被災者の食支援を

JRAT
Japan Rehabilitation Assistance Team
大規模災害リハビリテーション支援関連団体協議会チーム

JDA-DAT
The Japan Dietetic Association-Disaster Assistance Team
日本栄養士会災害派遣チーム

行う事例が増えている．被災地では，被災者個々の全身状態やADL，摂食嚥下機能，口腔状態にマッチした食事の提供が困難で，栄養状態の悪化が危惧されている．口腔から食べるを支える歯科保健医療支援チームは，口腔清掃だけでなく，摂食嚥下機能や食事内容にも配慮し，他職種と連携していくことが求められている．

CHECK POINT

【すべての避難者】
☐ 発熱や体調不良はないか
☐ 口の中に腫れや痛みはないか
☐ 歯ブラシは確保されているか
☐ 歯磨き回数は被災前とくらべてどうか
☐ 洗口用の水は確保されているか

【子ども】
☐ 間食（菓子パンやお菓子）をしているか
☐ イオン飲料やジュースの摂取頻度

【高齢者】
☐ 水分は十分に補給しているか
☐ 口の渇きはないか
☐ 自分で口腔清掃ができるか
☐ 義歯の洗浄をしているか
☐ 食事の硬さや量は十分か
☐ 食事のときの姿勢はどうか
☐ 食事の飲み込みにくさやムセはないか

引用・参考文献

1）足立了平：大規模災害における口腔ケアの重要性．震災関連死をふやさないために，月刊保団連，862：35〜40．2005.
2）田中彰：大規模災害時における歯科保健医療支援活動．日本歯科医師会雑誌，62：6〜18，2009.
3）田中彰：大規模災害時における被災高齢者に対する歯科保健医療支援活動．老年歯科医学，24（3）：284〜292，2009.
4）田中彰：大規模災害時の歯科保健医療支援活動〜感染症対策としての口腔ケア〜．バムサ会誌，23（3）：7〜11．2011.
5）中久木康一編著：歯科における災害対策，第1版，砂書房，2011.
6）中村俊美ほか：微酸性電解水の口腔内細菌に対する効果ならびに歯肉線維芽細胞への影響，日歯保誌，53（6）：570〜578，2010.
7）厚生労働省：「被災地での健康を守るために」平成23年7月25日.
　http://www.mhlw.go.jp/bunya/kenkou/hoken-sidou/disaster.html（2020年12月28日閲覧）
8）日本口腔ケア学会：水の使用を最小限にしたい場合の口腔ケア.
　http://www.oralcare-jp.org/saigaiji/pdf/minimum_water.pdf（2020年12月28日閲覧）

19 訪問診療における口腔ケア

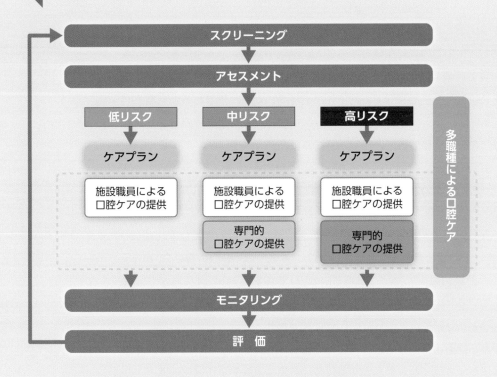

訪問診療における口腔ケアマネジメントの考え方

スクリーニング

アセスメント

| 低リスク | 中リスク | 高リスク |

ケアプラン / ケアプラン / ケアプラン

施設職員による口腔ケアの提供

専門的口腔ケアの提供

多職種による口腔ケア

モニタリング

評　価

「治す医療」から「支える医療」へ

　平均寿命の延伸に伴い，1990年代には後期高齢者の人口が716万人（全人口の5.8%），2020年には1,867万人（14.9%）に，さらに2030年までの四半世紀の間に2,200万人へと倍増する．そして，2030年には年間死亡者数は160万人に近づくとされ，その受け入れ先はこれまでの主流であった病院ではなく，在宅や施設などの生活の場であるといわれている．

　これを支える医療体制として，地域完結型医療が推進されている．病院における急性期医療と回復期のリハビリテーション治療を連携させ，患者を生活の場である居宅に戻し，外来診療に加えて在宅医療を推進することになる．いわ

ば，「治す医療」から「支える医療」への転換である．訪問診療における口腔ケアの重要性が高まってくる．

訪問診療・在宅医療とは

　在宅医療で対応するということは，単に「患者が日常生活動作能力の低下によって外来診療を受診することが困難になったために，代替えとして患者宅を訪問して行う」といったことではない．

　そもそも，とくに歯科医療においては，在宅では診療機材が限られること，診療にあたって患者の体幹保持をすることが困難であることから診療範囲が限られ，さらに診療の精度は低下を余儀なくされる．訪問診療の対象は，「診療を実施するにあたり生活環境での対応によって高い効果が望まれると判断される患者」であると考える．生活の場を基盤とする訪問診療は患者の生活を支援する意義においてその効果が期待できるからである．

要介護高齢者患者の口腔内状況

　2016（平成28）年に実施された歯科疾患実態調査の結果，8020達成者（80歳で20本以上の歯を有する者の割合）は51.2％を示し，前回調査の2011（平成23）年の調査結果40.2％，2005（平成17）年の調査結果24.1％から急速に増加しているという結果である．まさに，多歯時代の到来である．

　一方，ひとたび口腔ケアの自立が困難になったり，全身さらには口腔にも運動障害がみられるようになった場合，その様相は一変する．口腔内の自浄作用の低下と，バイオフィルムを除去するために必要な上肢や手指機能の低下，さらには認知機能の低下も認められるようになると，残存した歯は食物残渣やバイオフィルムに覆われ，口腔内は容易に崩壊する（**図1**）．

　バイオフィルムは，細菌自らが分泌した菌体外多糖と呼ばれる粘着力の強い成分を介して歯や義歯に共凝集する．したがって，歯の増加に従い口腔内の細菌数の増加が認められることになる．これらが，う蝕や歯周病の原因ばかりでなく，ときとして誤嚥性肺炎の引き金にもなると考えられる．

　要介護高齢者で歯の多い者は唾液中の口腔内細菌が多いことが知られており[1]，唾液中の細菌数が多い者は肺炎の発症リスクが高まる[2]．歯の存在が誤嚥性肺炎発症などのリスクファクターにならないように，徹底した口腔管理が必要となる．

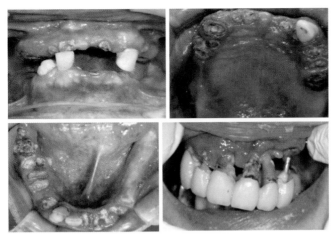

図1 崩壊した在宅高齢者の口腔内

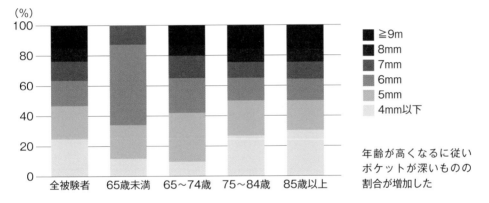

年齢が高くなるに従い
ポケットが深いものの
割合が増加した

図2 年齢別の最も深い歯周ポケットの割合（要介護高齢者）

文献3）より引用

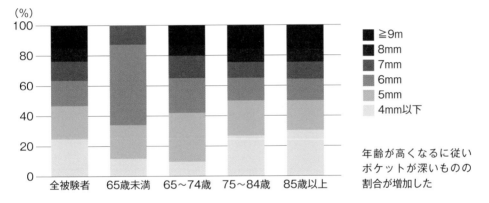の凡例:
- ≧9mm
- 8mm
- 7mm
- 6mm
- 5mm
- 4mm以下

要介護高齢者に対する
口腔ケアマネジメントの効果

　要介護高齢者は口腔ケアの自立度が低下し，口腔の自浄作用の低下も相まって口腔衛生状態が悪化する．特別養護老人ホームに入居に対する調査では，約40％の者に6mm以上の歯周ポケットがみられ（**図2**），76.5％に5mm以上のアタッチメントロスがあり，歯の喪失リスクが高いことがわかった[3]．

　老人ホームの入所者に対する歯科衛生士の介入は，歯周病のリスクを下げることがわかっている．さらに，肺炎発症のリスクも下げることが示されている．「口腔ケアマネジメント」すなわち，リスク評価に基づき，施設職員への口腔ケア指導に加えて歯科衛生士による直接介入も実施することで，よりその効果が明らかになることが示されている（**図3**）[4]．

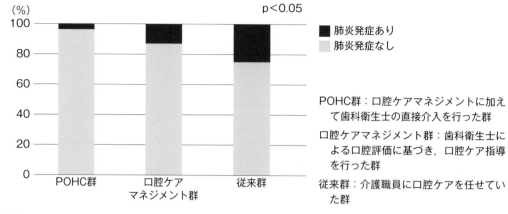

図3 歯科衛生士の介入方法の違いによる肺炎発症者の割合

POHC群：口腔ケアマネジメントに加えて歯科衛生士の直接介入を行った群

口腔ケアマネジメント群：歯科衛生士による口腔評価に基づき，口腔ケア指導を行った群

従来群：介護職員に口腔ケアを任せていた群

要介護高齢者に対する口腔ケアマネジメントとは

　口腔ケアマネジメントは，口腔ケアリスクのスクリーニングとアセスメントからから始まる．

　その目的は，口腔ケアの実施に際し，施設職員の関与や歯科専門職の関与が必要かどうかを判断することにある．たとえば，これまで口腔ケア自立と判断されており，本人の口腔ケアに任せられていた施設利用者について考える．

　口腔ケアリスクのスクリーニングとアセスメントにおいて，口腔内状況や口腔機能を評価したところ，比較的良好な口腔衛生状態が保たれ，口腔機能も良好であった．この場合には，「低リスク」と判断し，一定期間後のモニタリング時における評価まで，特別な関与はしない．

　一方，口腔ケアが自立困難として判断され，施設職員による口腔ケアが本人の口腔ケアに加えて一部実施されていた者の場合には「中リスク」と判断し，施設職員による口腔ケアプランを策定し，実行する．

　また，口腔衛生状態が保たれていないばかりか，口腔機能の低下がみられ，口腔ケアの際に誤嚥を生じるおそれがあると評価されたとする．このような場合には，「高リスク」とし，誤嚥しにくい体位の設定や吸引装置の利用など，口腔ケアの際のリスク回避を考慮に入れたケアプランの策定が必要になる．この利用者には，歯科医療者の頻繁な介入が必要となるかもしれない．

　このように，評価された口腔ケアリスクに応じて口腔ケアプランを策定し，一定期間実施した後，モニタリングを実施する．モニタリングの結果により，良好な評価が得られればプランは継続して実施し，また，十分な評価が得られ

ないときにはその原因を探り，ケアプランの再策定を行いケアプランに沿って実施する．

在宅患者への口腔ケア

　在宅患者においても上記の口腔ケアマネジメントの考え方にて，口腔内の状態，本人の口腔ケアの自立度や家族などの状況をアセスメントのうえケアプランを策定する．本人の口腔ケアの自立度を的確に判断する必要があり，足りないところに看護師や介護福祉士による口腔ケアを提案することになる．

　歯科医療職は，口腔内の状態や本人の自発性，認知機能，上肢を中心とした運動機能などを総合的に判断する必要がある．家族による口腔ケアの支援も必須であるが，介護負担も考慮しながら過不足のない口腔ケアプランを策定し，実践することが求められる．

CHECK POINT

- ☐ 歯の存在が誤嚥性肺炎発症などのリスクになっていないか
- ☐ リスク評価に基づいた介入をしているか
- ☐ スクリーニング・アセスメントによる口腔ケアを提供しているか
- ☐ モニタリング・評価を行っているか

引用・参考文献

1) Tohara T, et al: Multicentered epidemiological study of factors associated with total bacterial count in the saliva of older people requiring nursing care. Geriatr Gerontol Int, 17(2): 219-225, 2017.
2) Kikutani T, at al: Relationship between oral bacteria count and pneumonia onset in elderly nursing home residents. Geriatr GerontolInt, 15: 417-421, 2015.
3) 関野愉ほか：介護老人福祉施設入居者の歯周疾患罹患状況，日歯周誌，51(3)：229-237，2009.
4) 菊谷武ほか：介護施設における歯科衛生士介入の効果．日本口腔リハビリテーション学会雑誌，24(1)：65-70，2011.
5) 関野愉ほか：介護老人福祉施設入居者における年間の専門家による定期的な歯面清掃の効果，老年歯学，27(3)，2012.

20 COVID-19における歯科口腔ケア

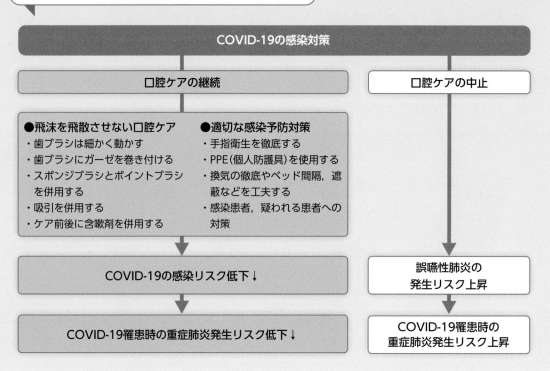

COVID-19への対応が必要な状況下での対策マップ

COVID-19の感染対策

口腔ケアの継続

●飛沫を飛散させない口腔ケア
・歯ブラシは細かく動かす
・歯ブラシにガーゼを巻き付ける
・スポンジブラシとポイントブラシを併用する
・吸引を併用する
・ケア前後に含嗽剤を併用する

●適切な感染予防対策
・手指衛生を徹底する
・PPE（個人防護具）を使用する
・換気の徹底やベッド間隔，遮蔽などを工夫する
・感染患者，疑われる患者への対策

COVID-19の感染リスク低下↓

COVID-19罹患時の重症肺炎発生リスク低下↓

口腔ケアの中止

誤嚥性肺炎の発生リスク上昇

COVID-19罹患時の重症肺炎発生リスク上昇

CDC による暫定的なガイダンス

米国疾病予防管理センター（CDC）は，COVID-19への対応が必要な状況下での歯科治療における感染予防および制御に関する暫定的なガイダンスを公開した[1].

ガイダンスのなかでCDCは，「COVID-19によるパンデミックが継続していても，ヘルスケアの環境が整っている状況下では，緊急性のない歯科治療や口腔ケアであっても提供する必要がある」としている．さらに，治療やケアを提供する場合は，「患者と歯科医療従事者へのリスクを最小限に抑えながら，必要なサービスを提供すべき」としている．

そしてCDCは，COVID-19パンデミック期間中に緊急性の少ない口腔ケア

CDC
Centers for
Disease Control
and Prevention
米国疾病予防管理センター

を提供するための医療システムのフレームワークを提案している.

1 通常歯ブラシによっても飛沫が産生する

COVID-19を引き起こすウイルスであるSARS-CoV-2は，感染者が咳，くしゃみ，または会話をすると，主に呼吸器の飛沫を介して拡散すると考えられている.

COVID-19は新しい感染症であり，COVID-19はどのように広がり，またそれが引き起こす疾病の重症化のメカニズムについてもまだ不明な点が多くある．ウイルスはエアロゾル中で数時間，金属，ガラス，プラスチックなどの無生物の表面では数日間生存するとの報告があり，またCOVID-19は，症状がない感染者からも感染することがわかっている.

歯科診療における歯の切削機器の使用だけでなく，通常歯ブラシによっても，水，唾液，血液，微生物，およびその他の粒子を含む可能性のある飛沫を産生する（日常の歯ブラシを行っている洗面の鏡に多くの飛沫が付着していることから，容易に想像できるであろう）.

また，サージカルマスクは口や鼻の粘膜を飛沫から保護するが，エアロゾル中の感染性物質の吸入に対する完全な保護にはならない.

2 適切な対策により口腔ケアは可能

歯科診療はSARS-CoV-2による感染リスクがきわめて高い状況下で行われるが，現在まで歯科診療中に生じたとされるSARS-CoV-2感染に関する報告はない．これまで米国や日本において病院や介護施設で医療従事者のCOVID-19の集団感染は多数確認されているが，エアロゾルが発生する機会が多く，歯科医療従事者と患者との距離がきわめて近い歯科診療を行っている，歯科医療施設や歯科医療従事者の集団感染の報告はない[2, 3].

つまり，適切な対策をとれば，看護師が入院患者や介護施設利用者の口腔ケアを行っても，感染を予防できる可能性があるということになる.

そこで，CDCのCOVID-19への対応が必要な状況下での歯科治療における感染予防および制御に関する暫定的なガイダンスを参考に，入院患者や介護施設利用者の口腔ケアへの対応について検討した.

入院患者や介護施設利用者の口腔ケア

1 特別の手技を検討する

CDCのガイダンスでは冒頭に，「歯科医療施設内とその周辺地域の

COVID-19感染者と感染対策の状況を把握する必要がある」としている．つまり，"病院や介護施設内およびその周辺地域のCOVID-19感染者と感染対策の状況を把握し，口腔ケアの提供体制を整える必要がある"ということである．

つまり，感染対策と医療体制が十分に整っていない状況では，感染リスクの高いいくつかの口腔ケアの手技（口腔ケアに非協力的な患者への歯ブラシなど）については特別の手技を検討する必要があるということである．

病院や介護施設内，周辺地域の状況については施設の感染対策の管理者が把握していることが多く，状況の把握と対応はこれら管理者と協議することになる．しかし，感染対策の管理者のなかには口腔ケアに対する認識が十分でない者が少なくなく，今回のCOVID-19の感染拡大のなかで，口腔ケアを中止ないし清拭のみとした施設が相当数あった．

2 口腔ケアによる肺炎予防が重要

口腔ケアが肺炎予防に効果があることは多くの報告によって明らかにされている．したがって，COVID-19の感染拡大を予防するために，口腔ケアを中止して口腔内細菌による肺炎発症のリスクを増加させることは，現場の看護師として看過できるものではない．

とくにSARS-CoV-2は肺に大きなダメージを生じさせることがわかっており，口腔内細菌による肺炎の存在は，重症化のリスクを高めることになる．したがって，口腔ケアで肺炎を予防することはきわめて重要と思われる．

口腔ケアを行わないことは，排便後の清拭を行わないことと同様である．また，食器や食具を洗わずに，残った食事に細菌が繁殖した状態で，次の食事を載せて提供するのと同様である．便中にもSARS-CoV-2が多く含まれていることがわかっているが，排泄ケアを中止したという施設は聞いたことがない．

このような口腔ケアに対する認識を感染対策管理者とも共有し，食事のケアの一部であり，排泄ケアと同じ日常ケアである口腔ケアをCOVID-19への対応が必要な状況下で，どのように提供すべきか検討しなければならない．

3 患者の評価を慎重に行う

次にガイダンスでは，「歯科医療施設に入るすべての人にCOVID-19に関連する発熱と症状を積極的にスクリーニングし，患者がCOVID-19と一致する症状を示さない場合でも，患者を慎重に評価し，治療を延期した場合の患者のリスクとCOVID-19の歯科医療従事者への感染リスクを考慮し治療を行う」とある．

入院患者や介護施設利用者においても同様に，症状を慎重に評価し，どのような口腔ケアを提供するのか検討することになるが，病院や介護施設では日常

的に行われていることであり，今回のCOVID-19の感染拡大下でさらに徹底されたと思われる．

　さらにガイダンスでは，個人用防護具（PPE）と感染対策の備品を確認し，PPEとその供給が限られている場合は，必要性が高い患者を優先するとしている．つまり，口腔ケアの必要性に関するアセスメントをこれまで以上に行っていく必要があるということになる．

　また，施設内や地域でCOVID-19の感染が流行していない場合は標準予防策を厳守することで，歯科治療や口腔ケアを提供できるとしている．ただし，発症前または無症状の患者であってもウイルスが拡散する可能性があることを十分考慮し，適切な対策のもと口腔ケアを行う必要がある．

PPE

personal
protective
equipment

個人用防護具

口腔ケアの実施にあたって

1 セルフケアにより看護師の負担を減らす

　COVID-19への対応が必要な状況下では，セルフケアが可能な患者や入所者には可能な限りセルフケアを実施してもらい，ケア後の口腔内の確認や不十分な部分の支援など，必要最小限の口腔ケアを実施することで，看護師の口腔ケアにかかる負担を減らすべきである．

　患者に発熱がなく，それ以外の症状もない場合は，口腔ケアは標準的な感染対策を行えば提供できる．しかし，後にCOVID-19であることが確認された患者が発生する可能性があるため，口腔ケアを提供した患者，利用者の経過については継続的に把握していく必要がある．

　また，患者，利用者と看護師は呼吸器衛生と咳エチケット，および手指衛生を徹底しなければならない．そのために手指衛生には60〜95％のアルコールを含むアルコールジェル，痰などの分泌物を廃棄するためのティッシュペーパーや廃棄用の容器の準備などが必要である．

2 飛沫やエアロゾル飛散の予防方法

　口腔ケアを行うときには，必要な物品を容易に手が届く範囲に準備し，口腔ケアに必要な物品は可能な限りディスポーザブルとすべきである．一方，口腔ケアに必要のない物品は，引き出しやキャビネットなどの覆われた場所に保管し，汚染しないように配置する．

　口腔周囲はドレープで覆い，覆うことができないリネンなどは汚染されていると考え，口腔ケア後に取り換える必要がある．

　図1に，口腔ケアの方法・口腔ケア用具別の飛沫の飛散状況を示す．

❶歯ブラシを大きく動かした場合

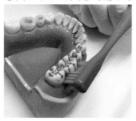 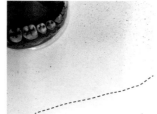 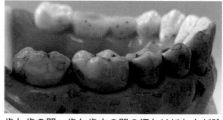

かなり広範囲に飛散
（赤破線部分まで）

歯と歯の間，歯と歯肉の間の汚れはほとんど除去できている

❷歯ブラシを小刻みに動かした場合

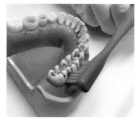 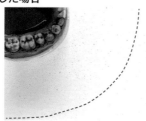 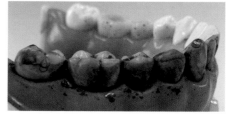

❶よりも範囲は小さいが，ある程度飛散（赤破線部分まで）

歯と歯の間，歯と歯肉の間の汚れはほとんど除去できている

❸歯ブラシにガーゼを巻き付けて小刻みに動かした場合

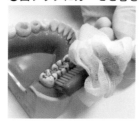 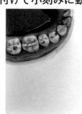 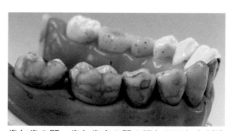

ほとんど飛散していない

歯と歯の間，歯と歯肉の間の汚れはほとんど除去できている

❹スポンジブラシを使った場合

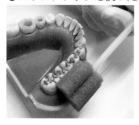 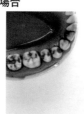 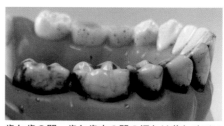

ほとんど飛散していない

歯と歯の間，歯と歯肉の間の汚れは落とせていない

❺ポイントブラシを使った場合

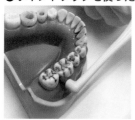 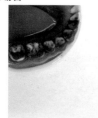 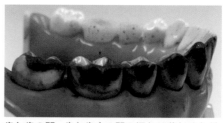

ほとんど飛散していない

歯と歯の間，歯と歯肉の間の汚れは落とせたが，歯の横の面や上の面（咬合面）の汚れが残っている

図1 口腔ケアの方法・物品ごとの飛沫の飛散状況

口腔ケアでは可能な限り，エアロゾルを発生させないよう注意する．歯ブラシは強く，大きく動かすことで飛沫を発生させる可能性がある．前歯の内外側のブラッシングを行う場合は，部位が口の外に近く口を閉じることができないため，できるだけ細かくブラシを動かし，飛沫を発生させないように注意する必要がある．

また，発生した飛沫の飛散を防止するため，歯ブラシにガーゼを巻いたり，吸引しながらブラッシングを行う．奥歯のブラッシングでは，できるだけ開口を少なくして口腔外に飛沫が飛散することを防止しなければならない．

粘膜ブラシだけでは歯のある患者の口腔衛生状態を改善できないので，飛沫の発生が少ないポイントブラシなどの使用を検討する．また，口腔ケア時の分泌物などの垂れ込みによって誤嚥が生じ，ムセなどが生じないよう，分泌物は適宜吸引ないし，ガーゼなどに染み込ませて回収する．

3 口腔ケア前後の洗口剤の使用

ガイダンスでは，「SARS-CoV-2のウイルス量を減らす，または感染予防の効果について術前洗口剤の臨床的有効性に関する証拠はない」としている．しかし，「殺菌消毒剤（クロルヘキシジングルコン酸塩，ポビドンヨードまたは塩化セチルピリジニウム）を含む術前洗口剤は，口腔ケア中に発生するエアロゾル中の口腔微生物のレベルを低下させる可能性がある」としている．

また，62〜71％エタノールや0.5％過酸化水素水，0.1％次亜塩素酸ナトリウム液は，SARS-CoV-2が付着した面の消毒（口腔内への適用ではなく環境表面での実験）により，1分以内に効果的に不活化し，0.05〜0.2％ベンザルコニウム塩化物や0.02％クロルヘキシジングルコン酸塩，0.5％ポビドンヨード，0.3％塩化セチルピリジニウムなどの消毒薬は，それらよりも効果が劣るがある程度の効果が期待されるとの報告もある[4]．

含嗽剤にはこれらの成分を含むものは多く，基本的に歯周病予防のために配合されているものであるが，COVID-19への対応が必要な状況下においては，口腔ケア前後にこれらの含漱剤を併用することは検討すべきである．

4 口腔ケア時の環境

口腔ケア中は換気が必要である．口腔ケアを行う場所から，他の患者やスタッフがいる場所に汚染された空気が移動しないように換気する必要がある．口腔ケア中と，可能であれば口腔ケア後最大2時間換気することが推奨されている．また，携帯型の空調空気ろ過器の使用も検討すべきとしている．

口腔ケアは可能な限り，個々の病室，ケアエリアで行う．個室でない場合はカーテン等で遮蔽し，ベッドの間を約2メートル（6フィート）以上あけること

を推奨している．ベッドを遮蔽することで携帯型空調空気ろ過器の効果を高めることもできる．

また，口腔ケアを実施する看護師は，可能であれば換気の気流の方向に平行なポジションをとり，気流を遮らないようにするとともに，患者の頭ができるだけ換気口の近くになるよう配慮する．さらに，部屋の数，施設のレイアウト，患者数と清掃，消毒に必要な時間を考慮して安全に口腔ケアを行う患者の数を決める必要がある．

口腔ケア後，液滴が空気中から落下する時間を確保するために，少なくとも15分間待って部屋の清掃，消毒を開始する必要があるとの指摘もある[5]．

口腔ケアの実際

口腔ケアの実施に際しては，事前にその手技を確認してから行うことが重要である．手指衛生を含め，患者との接触の前後，感染の可能性のある物との接触，および手袋を含む個人用防護具の着用前と取り外しの前，個人用防護具を除去した後の手指衛生は，素手に移った可能性のある病原菌を除去するためにとくに重要である．

1 適切な手指衛生

手指衛生は，60 ～ 95％のアルコールを含む擦式アルコール製剤（ABHR）を使用するか，石けんと水で少なくとも20秒間洗う．手が明らかに汚れている場合は，ABHRの前に石けんと水を使用し汚れを落とす．

口腔ケアを実施する場所では，手指衛生用品はすぐに利用できるようにしておく必要がある．

ABHR
alcohol-based
hand rub
擦式アルコール製剤

2 フェイスマスクの着用

口腔ケア実施者は，常にフェイスマスクを着用する必要がある．布製の表面カバーよりもサージカルマスクが推奨されている．マスクの表面に触れたり調整したりする必要がある場合は，触れる前と後に手指衛生を行うことが推奨されている．

フェイスマスク等は自身の呼吸分泌物で汚染される可能性がある．汚れたり湿ったりして通気しづらい場合には交換する必要がある．このとき，適切に交換し廃棄または消毒する手順書を作成し，全スタッフに周知しておく必要がある．

表1 推奨される PPE 脱着の手順

❶病室やケアエリアに入る前
①手指衛生を実施する
②血，唾液，またはその他の感染物質で汚れている可能性のある衣服や皮膚（前腕など）を覆う清潔なガウンを着用する ・ガウンは汚れた場合は交換する
③サージカルマスクを着用する
④目の保護具を着用する（個人の眼鏡やコンタクトレンズは保護具ではない）
⑤手指衛生を実施する
⑥清潔なディスポーザブル非滅菌手袋を着用する
⑦病室，ケアエリアに入室する
❷口腔ケア後
①手袋を外す
②ガウンを脱ぎ，廃棄物またはリネン専用のコンテナに入れる
③病室またはケアエリアを出る
④手指衛生を行う
⑤目の保護具を取り外す ・保護具を上方に引っ張り，眼から遠ざけ慎重に取り外す．保護具の前面に触れないようにする ・再利用する場合は再処理手順に従って，洗浄および消毒する ・使い捨ての保護具は廃棄する
⑥サージカルマスクを取り外して廃棄する ・マスクまたはマスクの前面に触れないよう，紐のみを持って慎重に顔から離す
❸手指衛生の実施

3 サージカルマスク，眼の保護具，ガウンの着用

　口腔ケア中は唾液等の体液が飛散する可能性があり，サージカルマスク，眼の保護具（ゴーグル，サイドシールドがしっかり付いた保護眼鏡，または全面シールド），およびガウンまたは保護服を着用する必要がある．

　表1にPPEの脱着手順を示す．

4 感染患者，疑われる患者への口腔ケア

　感染患者や感染が疑われる患者に口腔ケアを実施する場合は，エアロゾルの発生が少ない手技と飛散を防止する手段をとる必要がある．また，口腔ケア実施者はN95マスクと顔全面を覆うシールドを使用すべきとしている．これが使用できない場合はエアロゾルが発生する手技は行わないとしている．また，これら患者に対する口腔ケアは感染が疑われない患者の後に行うとしている．

新たな感染症に備えるために

　約100年前のスペインインフルエンザのパンデミック時に行われた調査では，歯周病など歯科感染症のあった群ではインフルエンザに罹患したものが72％に達し重篤患者が多かったのに対し，歯科感染症のなかった群の罹患率は半分以下の32％であったとの報告がある．

　口腔ケアによって口腔衛生状態を正常に保つことは，口腔内細菌叢と口腔粘膜，唾液の分泌などを正常に保つことになり，これら口腔内の感染防御機構を正常に保つことでもある．つまり，口腔ケアはCOVID-19による感染リスクを低下させ重篤化を抑えることに貢献しているかもしれない．

　COVID-19は新しい感染症であり，いまだ不明な点が多く，今後の報告を慎重に吟味して，正確な情報をもとに感染対策をアップデートしながら対応していく必要がある．

　口腔ケアは日常のケアであり，看護業務の基本ケアの一つでもある．しかし，今回のような口腔咽頭に多量のウイルスがみられる感染症への対応が必要な状況下では，とても高度で専門的な対応が求められるケアでもある．ヴァージニア・ヘンダーソンが「患者の口腔の状態は看護のケアの質を最もよく表すものの1つである」と述べているように，このような状況下だからこそ，看護の専門性を発揮してこの難局を乗り越えなければならない．

　そのためには感染対策のスキルをアップデートするとともに，口腔ケアについても適切な方法を開発・検証し，標準化して今後も続発する可能性のある新たな感染症にも備えていく必要がある．

引用・参考文献

1) Centers for Disease Control and Prevention Guidance for Dental Settings.
https://www.cdc.gov/coronavirus/2019-ncov/hcp/dental-settings.html（2020年6月15日閲覧）
2) Heinzerling A, et al：Transmission of COVID-19 to Health Care Personnel During Exposures to a Hospitalized Patient—Solano County, California, February 2020. MMWR Morb Mortal Wkly Rep, 69(15)：472-476, 2020. DOI: http://dx.doi.org/10.15585/mmwr.mm6915e5external icon.
3) McMichael TM, et al：COVID-19 in a Long-Term Care Facility—King County, Washington, February 27-March 9, 2020. MMWR Morb Mortal Wkly Rep, 69：339-342, 2020. DOI: http://dx.doi.org/10.15585/mmwr.mm6912e1external icon.
4) Kampf G, et al：Persistence of coronaviruses on inanimate surfaces and their inactivation with biocidal agents. J Hosp Infect. 104(3)：246-251, 2020.
5) Baron, P：Generation and Behavior of Airborne Particles (Aerosols). Presentation published at CDC/NIOSH Topic Page：The Aerosols, National Institute for Occupational Safety and Health, Centers for Disease Control and Prevention, Public Health Service, U.S. Department of Health and Human Services, Cincinnati, OH.

CHECK POINT

- ☐ 口腔ケアのメリットとリスクについての知識をスタッフが共有しているか
- ☐ 飛沫の飛散を防ぐ手技やエアロゾルを発生させない対策をしているか
- ☐ 適切な手指衛生がすぐに行えるか
- ☐ 物品は可能な限りディスポーザブルになっているか
- ☐ PPE (フェイスマスク, サージカルマスク, 眼の保護具, ガウンなど) を着用しているか
- ☐ ケアを行うときの換気やベッド間隔などの環境に配慮しているか
- ☐ 感染患者や疑われる患者のケアを行う場合のN95マスク, 顔全面を覆うシールドを用意しているか

INDEX

英　文

CDC ……………………………… 218
COVID-19 ………………………… 218
CREATE …………………………… 187
GCS ………………………… 63, 64
JCS ………………………………… 63
K-Point ……………………… 95, 141
MRSA ……………………… 68, 72
MSSA ……………………………… 72
NST ……………………… 7, 15, 134
OHAT-J …………………………… 200
PPE ………………………………… 225
ROAG ……………………………… 200
VAP ………………………… 12, 72

あ 行

アフタ性口内炎 ……… 144, 178
アルツハイマー型認知症 …… 91
アングルワイダ― ……………… 140
易感染 ……………………… 67, 68
意識障害 …………………………… 62
　　――の評価スケール ……… 63
意識レベル ……………………… 111
易損傷 …………………………… 67
糸ようじ ………………………… 39
医療拒否 ………………………… 119
インスリン抵抗性 ……… 13, 163
咽頭・口腔内分泌物の吸引 …… 77
インフルエンザ菌 ……………… 72
うがい …………………………… 97
う蝕
　……… 8, 57, 88, 107, 165, 172
　――予防 ……………………… 172
運動障害 ………………………… 101
運動麻痺 ………………………… 83
運動野 ……………………………… 6
エアロゾル ……………………… 221
栄養管理 ………………………… 124
栄養サポートチーム
　……………………… 7, 15, 134

栄養補助食品 …………………… 125
エナメル質 ………………… 29, 30
嚥下 ………………………… 34, 35
　液体の―― ……………… 34, 35
　固形物の―― ………………… 35
　――時の舌の位置 …… 35, 36
　――の過程 …………………… 34
　半固形物の―― ……………… 35
　――反射 ………………… 10, 11
　――リハビリテーション … 14
オーラルジスキネジー
　（オーラルディスキネジア）…… 101
オーラルバイトワイド ……… 139
オーラルマネジメント ……… 187

か 行

ガーグルベースン ……… 42, 43
カーテン徴候 …………………… 87
開口器 ………… 32, 33, 59, 74
開口筋 …………………………… 23
開口障害 ………………… 69, 136
開口法 …………………………… 95
開口保持用器具 ………………… 41
外傷 ……………………………… 151
咳嗽反射 ………………… 10, 11
回想法 …………………………… 94
外側翼突筋 ……………………… 22
介入レベルの判定 …………… 156
潰瘍性口内炎 ………………… 145
下顎運動 ………………………… 24
下顎骨 …………………………… 22
下顎の咀しゃく運動 ………… 24
化学療法 ………………………… 127
過緊張 …………………………… 66
顎関節脱臼 ……………………… 68
顎口腔ジストニア …… 136, 137
喀出困難 ………………………… 64
顎堤 ……………………………… 28
可撤性義歯 ……………………… 51
顎下腺 ……………………… 28, 29
過敏 ………………… 109, 115, 155

カフ圧 …………………………… 78
　――の確認 …………………… 75
咬み合わせ ……………………… 31
カルシウム拮抗薬 …………… 150
がん ……………………………… 122
　――化率 …………………… 182
感覚異常 ………………… 58, 109
ガンジダ性口内炎 …………… 191
緩衝作用 ………………………… 172
感染症 ……… 12, 202, 205, 226
感染性心内膜炎 ………………… 12
感染予防 ……………… 151, 152
含嗽 ………………… 51, 126
顔面神経麻痺 …………………… 84
顔面の運動機能評価 ………… 81
機械的清掃 ……………………… 6
義歯 ……… 51, 57, 179, 183
　――洗浄 ……………………… 97
　――洗浄剤 ……… 42, 43, 145
　――の痛み …………………… 158
　――の構造 …………………… 52
　――の清掃用品 ……………… 42
　――の装着方法 ……………… 52
　――の手入れ ………………… 52
　――の名称 …………………… 51
　――紛失予防策 ……………… 98
義歯性潰瘍 …………………… 166
義歯性口内炎 ………… 144, 166
義歯用歯ブラシ ……………… 42
キシリトール …………………… 53
気道感染予防 ………… 80, 118
虐待 ……………………………… 119
吸引 ………………… 75, 78, 97
給水・吸引機能つき歯ブラシ
　……………………… 38, 39
吸盤つき義歯用自動ブラシ …… 53
球麻痺 …………………………… 85
仰臥位 …………………………… 59
　――低血圧症候群 ………… 175
頬粘膜 ……………………… 26, 49
筋機能の異常 ………………… 108

金属床義歯 ……………………… 51
筋の弛緩 ……………………… 66
グラスゴー・コーマ・スケール
……………………………… 63
クリティカルケア ……………… 7
グルコース ……………………… 167
ケアへの拒否 ………………… 111
経管栄養 ………………………… 58
経口摂取困難・不能 …………… 64
経鼻経管栄養チューブ … 58, 68
頸部姿勢 ………………………… 112
血糖コントロール ……… 13, 164
犬歯 ……………………… 26, 28
構音障害 ………………………… 86
構音点 …………………… 32, 34
構音方法 ………………… 32, 33
口蓋 ……………………… 40, 49
口蓋垂 …………………………… 26
口角 ……………………………… 21
口角炎 …………………………… 151
抗がん薬 ……… 128, 129, 130
咬筋 ……………………………… 22
口腔アセスメント ……………… 199
口腔・咽頭のしくみ …………… 33
口腔衛生 ………………………… 155
口腔過敏 ………………………… 155
口腔がん ………………………… 146
口腔環境 ………………………… 156
口腔環境の整備 ………………… 189
口腔カンジダ症 ……… 166, 179
口腔乾燥
…… 59, 67, 71, 151, 154, 157
――の随伴症状 …………… 157
口腔乾燥症 …………… 153, 159
口腔機能 ………………………… 155
口腔ケア教育 …………………… 199
口腔ケア拒否 …………… 87, 155
口腔ケア啓発チラシ …………… 207
口腔ケア時の体位 ……… 47, 59
口腔ケアの基本 ………………… 5
口腔ケアの定義 ………………… 4

口腔ケアの目的 ………………… 4
口腔ケア用湿潤剤 ……………… 160
口腔清拭ガーゼ ………………… 41
口腔清掃 ………………………… 50
――の自立度 …………………… 3
口腔潜在的悪性疾患 …………… 181
口腔前庭 ……………… 26, 28, 49
口腔内細菌叢の変化 …………… 68
口腔内清掃用綿棒 ……………… 41
口腔内の汚染状態 ……………… 118
口腔粘膜炎 …………… 128, 191
口腔粘膜疾患 ………… 177, 184
口腔粘膜清掃用スポンジブラシ
……………………………… 160
口腔粘膜清掃用品 ……………… 40
口腔粘膜の清掃 ………………… 50
口腔のしくみ …………………… 26
口腔麻痺 ………………………… 81
高血糖 …………………………… 167
咬合 ……………………………… 31
硬口蓋 …………………………… 28
口臭 ……………………… 49, 118
拘縮 ……………………………… 110
溝状舌 …………………………… 27
口唇 ……………………………… 28
――出血 ………………………… 150
――ヘルペス …………………… 151
好中球 …………………………… 167
行動抑制法 ……………………… 98
口内炎 …………………… 143, 146
紅板症 …………………………… 181
高齢者のう蝕 …………………… 9
高齢者の口腔衛生状態 ………… 10
高齢者の自立支援 ……………… 6
高齢者の治療・介護方針決定
のポイント ………………… 120
高齢者への巡回口腔ケア … 209
誤嚥 …………………… 59, 60, 166
――防止 ………………… 47, 90
誤嚥性肺炎 ……… 9, 56, 93,
118, 157, 203, 205

――の予防 ……………………… 10
呼吸障害 ………………… 66, 112
黒毛舌 …………………… 27, 180
個人防護具 ……………………… 225
固定テープの除去 ……………… 75
子どもへの巡回口腔ケア … 210
コミュニケーション障害 …… 112
コミュニケーション能力の
低下 ……………………………… 65
コラーゲンの合成阻害 ……… 168
孤立性アフタ …………………… 178

さ 行

坐位 ……………………………… 59
災害関連疾病 …………………… 204
細菌カウンタ …………………… 44
細小血管症 ……………………… 168
再石灰化 ………………………… 172
在宅医療 ………………………… 214
在宅患者 ………………………… 217
再発性アフタ …………………… 178
サイレントアスピレーション
…………………… 11, 68, 73
――の対策 ……………………… 74
三叉神経 ………………………… 115
酸素投与 ………………………… 32
残存歯の有無 ………… 154, 159
子音 ……………………………… 159
シェーグレン症候群 … 115, 119
耳下腺 …………………………… 29
歯冠 ……………………………… 30
歯間ブラシ ……………………… 39
歯垢 …… 9, 32, 49, 118, 155
自己チェック表 ………………… 130
歯根 ……………………………… 30
歯根膜 …………………… 30, 31
歯式 ……………………… 30, 31
歯周炎 …………………………… 31
歯周組織 ……………… 29, 31, 48
歯周病 ………… 9, 13, 31, 57,
164, 165, 171, 176

自浄作用……3，107，122，153
歯髄……30
ジスキネジア……66
姿勢……46，47，111，175
　——の問題……59，110
歯槽骨……30，31，171
肢体不自由……107，110
舌の運動機能評価……84
舌のしくみ……27
舌ブラシ……41
湿潤剤……120
歯肉……26，31，32
　——腫脹……165
　——出血
　　……149，165，170，182
　——増殖症……150
　——のしくみ……31
歯肉炎……31，171
自発痛……128
歯磨剤……42，43
歯面清掃用品……38
視野の確保……76，116
ジャパン・コーマ・スケール……63
周術期の口腔機能管理……187
重症心身障害……107
集団誘導……94
周辺症状……92
手指衛生……224
手術療法……125
出血傾向……148
術後ケア……126
術前ケア……125
術前プラークフリー法……196
巡回口腔ケア班……206
巡回避難所……206
小臼歯……26，28
食形態の工夫……16
食形態の指導……15
食行動の変化……6
褥瘡性潰瘍……145，179，191
食道がん手術……195，197
食物残渣……50
　——の除去……50

——の停滞……88
触覚過敏……111
真菌症……166
神経障害……167
神経難病……100，101，103
人工呼吸器……12，71
　——関連肺炎……12，72，73，80
　——関連肺炎の感染経路……72
　——関連肺炎発症のメカ
　　　ニズム……73
人工唾液……59，10，134
心疾患……12
浸潤麻酔……116
振戦……86
錐体外路系の障害……86
錐体路……83
　——の障害……85
水疱……146，183
スケーリング……13，173
ストレプトコッカス・
　ミュータンス……9，172
スポンジガーゼ……40
スポンジブラシ
　……40，41，140，160，161
生活不活発病……202，205
清拭……75
舌……26，49
　——運動……27，134
　——口蓋閉鎖……87
　——・歯肉の痛み……157
　——・軟口蓋閉鎖……35
　——・粘膜出血……150
舌圧計……28
舌下神経麻痺……84
舌下腺……29
舌骨下筋群……23，24
舌骨上筋群……23，24
摂食嚥下障害……56，57，103，112
摂食嚥下リハビリテーション……14
摂食開始時のケア……127
絶食時のケア……126
接触痛……128
舌苔……27，41，49

舌痛……157，158
舌乳頭萎縮……180
セメント質……29，30
前屈位……47
洗口剤……43，223
洗浄……78
前頭側頭型認知症……91
全部床義歯……51
挿管チューブ……74，78，179
総義歯……51，52
象牙質……29，30，172
側臥位……47，60，175
側切歯……26，28
側頭筋……22，69
咀しゃく……35
　——運動……24，25
咀しゃく筋群……22
染め出し……50

た 行

体位調整……74
大臼歯……26，28
帯状疱疹……184
唾液……10，27，172
　——分泌量
　　……67，68，153，165，167
唾液腺……28
　——機能不全……128，134
　——のしくみ……29
　——マッサージ
　　……59，76，110，134
多形滲出性紅斑……183
脱感作……48，75，109
多発性う蝕……165
単純ヘルペス……184
チークバイト……84
チームアプローチ……13，18，134
智歯周囲炎……173
中核症状……92
中切歯……26，27
つわり……173
低栄養……16，64
　——状態……15

低血糖 ……………………… 168
低出生体重児 ……………… 176
デンタルミラー …… 47，48，96
電動歯ブラシ ………… 39，101
天疱瘡 ……………………… 183
頭頸部がん ……… 122，123
疼痛 ……………… 126，178
糖尿病 ……………… 13，163
　──腎症 ………………… 167
ドライマウス ……… 153，159

な 行

内側翼突筋 ………………… 22
内分泌の変化 ……………… 174
軟口蓋 ……………… 26，28
　──の運動 ………………… 86
　──の運動の評価 ………… 88
　──の役割 ………………… 86
　──閉鎖 …………………… 35
　──麻痺 …………………… 89
難治性潰瘍 ………… 145，179
軟毛ブラシ ………………… 40
妊娠悪阻 …………………… 173
妊娠性エプーリス ………… 172
妊娠性歯肉炎 ……………… 171
認知症 ……………… 92，119
人中 ………………… 81，84
妊婦 ………………………… 170
粘膜下出血 ………………… 182
粘膜の貧血 ………………… 183
脳血管障害
　……… 64，81，82，88，115
脳血管性認知症 …………… 91
脳性麻痺 …………… 58，107

は 行

歯 ………………… 29，48
パーキンソン病 ……… 100，105
肺炎球菌 …………………… 72
バイオフィルム
　………… 5，32，68，73，214
　──の形成 ………………… 5
　──の破壊 ………………… 5

バイトブロック
　………… 40，76，139，179
廃用症候群 ………………… 154
歯ぎしり ……… 101，102，108
バクテリア・トランスロケー
　ション …………………… 12
白斑症 ……………………… 181
白板症 ……………………… 181
破傷風 ……………………… 136
8020 運動 …………………… 3
発音 ………………………… 25
発語 ………………………… 32
発声 ………………………… 32
歯のしくみ ………… 29，30
歯の修復 …………………… 31
歯の動揺 …………………… 173
歯ブラシ …………… 38，50
反射抑制姿勢 ……… 66，110
鼻咽腔閉鎖 ………………… 87
微小循環障害 ……………… 168
鼻唇溝 …………… 21，22，81
ビスホスホネート …… 192，193
避難所巡回口腔ケア ……… 205
避難所における口腔ケア
　マニュアル ……………… 206
皮膚糸状菌症 ……………… 166
飛沫 ………………………… 219
　──の飛散状況 ………… 222
表情筋 …………… 20，21
　──の麻痺 ………………… 21
表面麻酔 …………………… 116
貧血 ………………………… 182
フェイシャルバンド ……… 102
服薬の影響 ………………… 109
不顕性誤嚥 ………… 11，67
不随意運動
　………… 66，108，109，145
フッ素 …… 43，45，51，166，172
物理的清掃 ………………… 6
部分床義歯 ………………… 51
ブラキシズム ……………… 101
ブラッシング
　…… 13，50，78，96，126，155

フロス ……………… 30，31
分泌物の吸引 ……………… 77
平滑舌 ……………… 27，180
閉口障害 …………………… 69
ヘルペス …………………… 184
　──性口内炎 …………… 146
扁平苔癬 …………………… 182
母音 ………………………… 32
放射線療法 ………… 127，130
放置 ………………………… 119
訪問診療 …………………… 214
保湿 ………… 79，157，160
頬 …………………… 28，40

ま 行

マッサージ …… 144，156，157
麻痺 ……………… 21，58，81
味覚 ………………………… 27
　──異常 ………………… 158
　──障害 ………………… 158
ミュータンスレンサ球 …… 9
無歯顎者 …………………… 35
盲目的ブラッシング ……… 96
モダイオラス ……………… 21

や 行

薬物の影響 ………… 59，174
要介護高齢者患者 ………… 214
抑制法 ……………………… 71

ら 行

リハビリテーション
　……………… 57，144，156
流涎 ………………………… 84
緑膿菌 ……………… 68，72
類天疱瘡 …………………… 183
レジン床義歯 ……………… 51
レビー小体型認知症 ……… 91
老人性顔貌 ………………… 22